健身气功

大舞

马王堆导引术

十二段锦

导引养生功十二法

太极养生杖

国家体育总局健身气功管理中心 编

人民体育出版社

健身气功新功法丛书（二）编委会

主　　任：晓　敏
副主任：冀运希　黄凌海　王　岚　吕实明
编　　委：黄　伟　张　征　王　飞　张广德　邱丕相　杨柏龙　石爱桥
　　　　　王玉林

编创健身气功新功法课题评审组

组　　长：郭善儒
副组长：周荔裳　陶祖莱
成　　员：（按姓氏笔画为序）
　　　　　丁雪琴　王崇行　石爱桥　刘天君　刘俊骧　江百龙　汤慈美
　　　　　孙福立　杨柏龙　宋天彬　张广德　张明亮　虞定海

健身气功·太极养生杖课题组

组　　长：王玉林
成　　员：王培勇　杨鑫荣　施仲源　竺玉明　郝锁柱　马志富　郭惠珍
　　　　　马勇志　龙非筱　傅兰英　刘静民

健身气功·导引养生功十二法课题组

组　　长：张广德
成　　员：王安利　杨柏龙　胡晓飞　刘玉萍　张　健　杨玉冰　熊开宇
　　　　　张恩铭

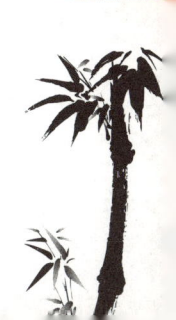

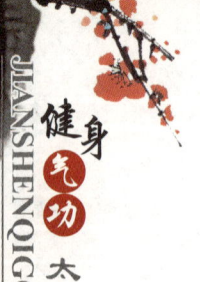

健身气功·十二段锦课题组

组　　长：杨柏龙

成　　员：王安利　张明亮　刘玉萍　胡晓飞　杨玉冰　杨　慧　庄永昌
　　　　　熊开宇　徐　刚

健身气功·马王堆导引术课题组

组　　长：邱丕相

成　　员：虞定海　王　震　张云崖　李志明　刘　静　谢业雷　赖剑慧
　　　　　付文生　刘先萍　李　琳

健身气功·大舞课题组

组　　长：石爱桥

成　　员：雷　斌　项汉平　叶　俊　曾于久　王广兰　余水清　袁　威
　　　　　华　桦　贾海如

总 序

　　健康和养生是现代人们普遍关心的问题。在众多保健方法中，健身气功得到越来越多人的喜爱和认同。它作为一种独特的养生方法，起源于中华远古时期，并在历代得到发展。

　　健身气功是一项通过调身、调息、调心锻炼，调顺人体系统功能状态，改善身体健康状况，使身心臻于高度和谐的技能。其区别于其他肢体运动锻炼之处，不仅在于赋予了调心、调息内容，而且强调"三调合一"的境界。

　　健身气功是中国优秀传统文化的重要组成部分，其中包含着中医学的养生理论，蕴涵着儒家、道家、佛家等修身养性、追求超越的文化理念，又与中国古代哲学思想融合在一起，强调人与自然、人与社会合一，进而达到身心和谐的完美境界。

　　健身气功肢体运动松静自然，呼吸吐纳深细匀长，运用意念使心情怡悦，具有促进身体阴阳平衡、经络疏通、强筋健骨等全面改善身体素质功能，且动作简单、老少皆宜、经济实用。健身气功作为民族传统体育项目，具有独特文化魅力和广泛群众基础，在全民健身活动中发挥着不可替代的作用。

　　健身气功在某种意义上是一门关于和谐的学问，在理论上以人体生命整体观为指导，在实践上以"三调合一"为基准，既体现了中华传统文化智慧，也符合现代养生学理念，是当今人们健身养生的一种时尚运动。

　　——从运动养生角度看，运动养生讲究精神要放松，形体要运动。健身气功运动风格柔和缓慢，既可避免大强度运动后给人体造成损伤，也可在节能的情况下提高人体生理机能，且注重形神共养、内外兼修，这与现代养生理念不谋而合。科学测试表明，坚持习练健身气功能够增

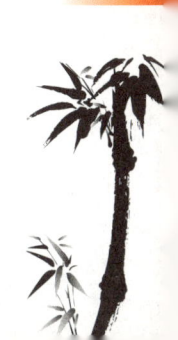

强体质，增进心理健康，延缓智力衰退，优化生理功能，改善血液生化指标，增强内脏及各个器官系统功能，使人体整体健康状态有明显改善。

——从中医养生角度看，中医认为，人的形体是由五脏、六腑、五体（筋、脉、肉、皮、骨）、七窍组成的一个有机整体，相互协调、相互为用。气功健身养生机理就是在调身、调息、调心的不同搭配下，通过阴阳平衡规律，协调脏腑阴阳、气血的偏盛偏衰，促进人体朝着阴平阳秘的健康状态发展；通过五行生克制化规律，协调脏腑相互间任一脏器因失去平衡而发生疾病或衰弱；通过疏通经络加强五脏六腑、四肢百骸、七窍上下内外的沟通和精、气、血、津液的充养，进而优化人体的生命活动。

——从现代医学角度看，现代医学认为，人体具有神经体液自我调节系统，以几近完美的方式维护着内环境的稳定。健身气功锻炼能够改善并增强神经体液系统的调节功能，激发人体的自愈能力，从而达到祛病强身的效果。调身是在意念引导下进行的全身规律性运动，通过启动运动中枢和外周感受器构成的复杂反馈活动，将身体保持在最适生理状态；调息可凭借主动干预呼吸方式、频率等来影响植物性神经功能的作用，从而间接对人体内脏的功能产生影响；调心入静时，前脑额叶的神经活动促使脑垂体增加愉悦感的β－内啡肽分泌，进而通过遍布全身的受体改善人体的自我调节功能。

——从心理健康角度看，心理学认为，情绪变化可影响到人的生理变化，这种变化很容易诱发生理功能失衡。健身气功锻炼通过主动的自我心理活动调整机体的生理功能平衡，进而改变生理状态。运动心理学研究发现，不同的锻炼方式对心理功能的影响效果也不同，健身气功等中国传统养生术对调节情绪状态效果更佳。对健身气功锻炼前后受试者的心理健康状况进行综合评价发现，通过3个月或6个月的健身气功锻炼，练功者在恐怖、人际、抑郁、焦虑、敌对等情绪指标上都有不同程度的改善。

胡锦涛总书记在党的十七大报告中指出："中华文化是中华民族生生

不息、团结奋进的不竭动力。要全面认识祖国传统文化，取其精华，去其糟粕，使之与当代社会相适应、与现代文明相协调，保持民族性，体现时代性。"这对于健身气功的发展具有重要的指导意义。传统气功在中华民族养生文化史上占据着十分重要的地位，但随着人类的进步、科学的发展，传统气功同样需要继承创新，以便更好地造福人类健康。

为挖掘整理更多的优秀传统健身功法，向习练群众提供更多的功法选择，在国家体育总局编创推广健身气功·易筋经、五禽戏、六字诀、八段锦的基础上，总局健身气功管理中心又于2007年开始了编创健身气功新功法的工作。这次编创工作以国家体育总局科教司管理的科研课题向社会进行了公开招标，经过众多院校、科研单位的竞争和专家的严格评审，清华大学中标编创"健身气功·太极养生杖"课题，北京体育大学中标编创"健身气功·十二段锦"和"健身气功·导引养生功十二法"课题，上海体育学院中标编创"健身气功·马王堆导引术"课题，武汉体育学院中标编创"健身气功·大舞"课题。

各课题组承担任务后，以科学发展观为统领，按照从内涵到外延不断综合、开拓、创造和更新的原则，进行了大量的文献检索考证和广泛的交流研讨，分别组织了不同类型的观摩研讨会，进行了教学实验和科学测试，在长达两年的编创时间里，反复论证，博采众长，几易其稿，付出了艰辛的努力。这次编创工作从招标到结题，始终是在稳定的专家评审组指导下进行的。专家评审组成员来自多个学科，具有较高的学术造诣和学科权威。在评审工作中，他们以对中华气功多年的深厚感情，以严谨的科学态度和独到的学术见解，始终坚持实事求是、解放思想、与时俱进、科学发展的思想路线，在新功法的编创工作中发挥了巨大的作用，作出了卓越的贡献。在本丛书编写过程中，周荔裳、黄伟、王飞、丁丽玲、刘阳、牛爱军、司红玉等做了大量的组织和统稿工作。在此，我们由衷地感谢各课题组、专家评审组和上述同志付出的辛勤劳动和作出的智力奉献！

这次新功法的编创是国家体育总局健身气功管理中心组织的又一次有益尝试。新编的5套功法各有特色，其共性特点：一是集历史功法之

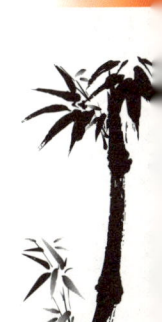

精华，融入现代相关学科理论，在整合、融合、结合上下真功，众多专家学者参与了编创工作，是集体智慧的结晶，充分体现了科学性。二是以中西医、体育以及相关现代科学理论为基础，在编创功法中进行了科学实验，功理和功效一并考量，取得健身养生效果明显的可靠根据，充分体现了实践性。三是5套功法风格各异，其中吸纳了坐势和器械类功法，并且从功法源流、特点、基础和技术要领等方面进行了通俗易懂的论述，充分体现了应用性。在课题结题评审会上，专家们认为：本次新功法编创选题优秀，方法严谨，程序完善，5套新功法类型多样，科学有效，简单易学，很适宜在群众中推广普及。

  从2003年正式推出4种健身气功到再编创推出5套新功法，无疑为不同人群提供了更多的功法选择。编创推出新功法是我们工作的一部分，更重要的是扎扎实实地在群众中推广普及，并且还需要在实践中进一步做好科学测试工作，使新功法不断补充，日臻完善。但愿5套新功法成为全民健身活动中的标志性项目，但愿健身气功工作为建设体育强国作出应有的贡献。

目 录

健身气功·太极养生杖

第一章 健身气功·太极养生杖功法源流 ………………（3）

第二章 健身气功·太极养生杖功法特点 ………………（5）

第三章 健身气功·太极养生杖功法基础 ………………（7）

    第一节 器械介绍 ……………………………………（7）

    第二节 基本手型、手法 ……………………………（8）

    第三节 基本步型 ……………………………………（13）

    第四节 呼吸、意念 …………………………………（14）

    第五节 基本功练习 …………………………………（14）

第四章 健身气功·太极养生杖功法技术 ………………（21）

    第一节 动作名称 ……………………………………（21）

    第二节 技术要领、注意事项及功理作用 …………（21）

健身气功·导引养生功十二法

第一章 健身气功·导引养生功十二法之渊源 …………（67）

    第一节 导引、养生概述 ……………………………（67）

    第二节 健身气功·导引养生功十二法之定义 ……（70）

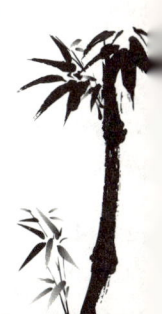

1

第二章　健身气功·导引养生功十二法之特点及作用 ………… （73）

第三章　健身气功·导引养生功十二法之动作说明 ………… （84）

　　第一节　动作名称 …………………………………………（84）

　　第二节　健身气功·导引养生功十二法（站势）………（84）

　　第三节　健身气功·导引养生功十二法（坐势）………（124）

健身气功·十二段锦

第一章　健身气功·十二段锦功法源流 ………………………（159）

第二章　健身气功·十二段锦功法特点 ………………………（162）

第三章　健身气功·十二段锦功法基础 ………………………（165）

　　第一节　手型、身型 ………………………………………（165）

　　第二节　呼吸、意念 ………………………………………（167）

　　第三节　基础练习 …………………………………………（170）

第四章　健身气功·十二段锦功法技术 ………………………（172）

　　第一节　动作名称 …………………………………………（172）

　　第二节　技术要领、注意事项及功理作用 ………………（172）

健身气功·马王堆导引术

第一章　健身气功·马王堆导引术功法源流 …………………（209）

第二章　健身气功·马王堆导引术功法特点 …………………（213）

第三章　健身气功·马王堆导引术功法基础 …………………（215）

　　第一节　健身理念 …………………………………………（215）

第二节　手型步型 …………………………………………（216）
　　第三节　呼吸意念 …………………………………………（217）

第四章　健身气功·马王堆导引术功法技术 ……………（219）
　　第一节　动作名称 …………………………………………（219）
　　第二节　技术要领、注意事项及功理作用 ………………（219）

健身气功·大舞

第一章　健身气功·大舞功法源流 ………………………（259）

第二章　健身气功·大舞功法特点 ………………………（261）

第三章　健身气功·大舞功法基础 ………………………（264）
　　第一节　精神放松　气定神敛 ……………………………（264）
　　第二节　呼吸自然　气随形运 ……………………………（264）
　　第三节　刚柔相济　柔和圆润 ……………………………（265）
　　第四节　神韵相随　应律而动 ……………………………（265）

第四章　健身气功·大舞功法技术 ………………………（267）
　　第一节　动作名称 …………………………………………（267）
　　第二节　动作图解、技术要领及健身作用 ………………（267）

附录　穴位示意图 …………………………………………（314）

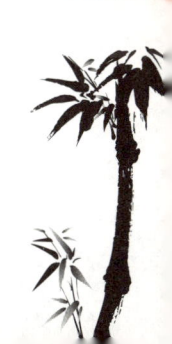

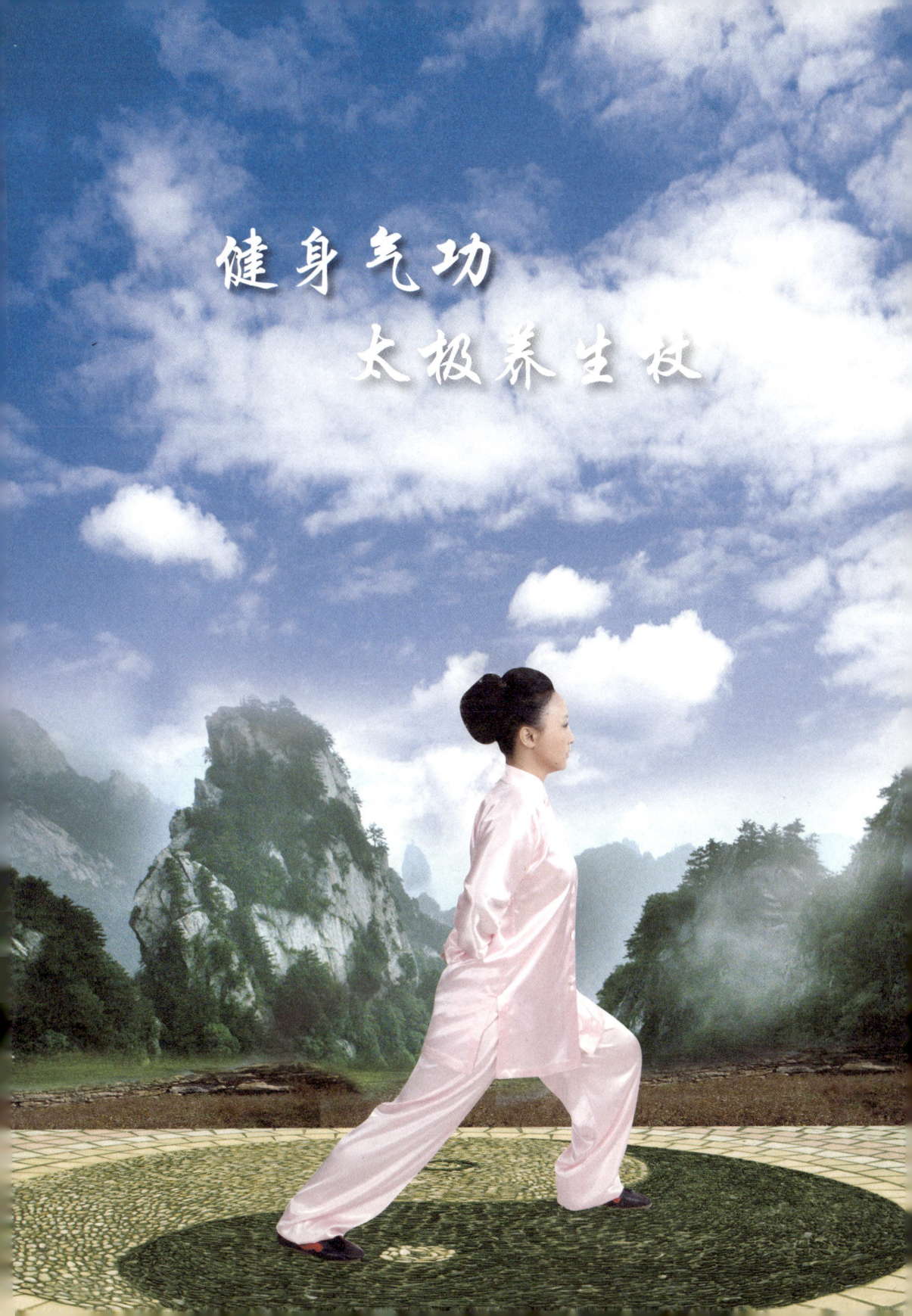

健身气功
太极养生杖

第一章

健身气功·太极养生杖功法源流

杖，泛指棍棒，是人类最早使用的工具之一。在我国传统养生文化中，以杖作为器械进行身体锻炼的历史非常久远。现存最早文献史料记载见于1973年湖南长沙马王堆3号汉墓出土的《导引图》，其中有两幅手持长杖做出不同姿势的图像（图1、图2），这是目前所知运用杖来导引肢体进行养生锻炼的最早资料。据湖南省考古研究所周世荣研究员《马王堆导引术》一书对《导引图》中持杖图像考证："作屈身转体运动状，双手持杖，两手左上右下，文字注释为以丈（杖）通阴阳。"说明利用杖导引、行气达到养生健体的方法，已被人们所认识和运用。从古代最原始形态祛病健体的"舞"，到导引、仿生、按跷、行气等多种气功养生方法的发展脉络中，看到有用"杖"导引肢体的形式，表明了历史上曾出现的一种利用器械辅助导引的方法。

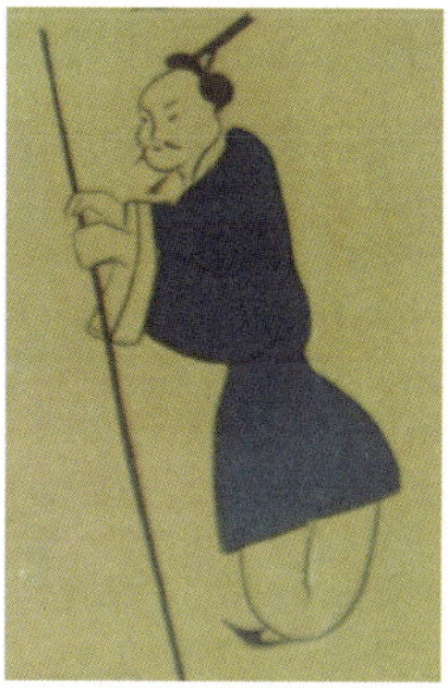

图1

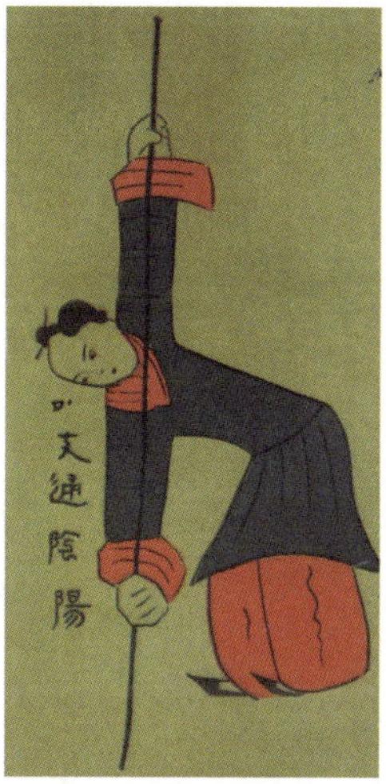

图2

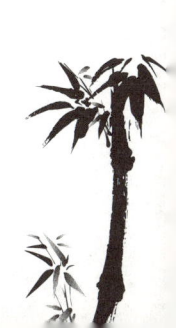

从文献史料看，《吕氏春秋》第五卷仲夏纪（古乐）记载："昔陶唐之始，阴多滞伏而湛积，水道壅塞，不行其源，民气郁阏而滞著，筋骨瑟缩不达，故作舞以宣导之。"春秋战国时期的《庄子》第六卷外篇（刻意）篇记载："吹呴呼吸，吐故纳新，熊经鸟伸，为寿而已矣……"将导引和行气术结合了起来。《黄帝内经·素问》卷第四异法方宜论记载："中央者，其地平以湿，天地所以生万物也众，其民食杂而不劳，故其病多痿厥寒热，其治宜导引按蹻，故导引按蹻者，亦从中央出也。"指导引和按摩术的结合（按蹻即按摩）。大量史料记载和《导引图》中杖的利用，揭示了古代气功健身机理以及多种形式的练功方法相互之间必然的联系和发展关系，这是我们挖掘、继承、编创健身气功功法的重要理论依据。从《导引图》到近代赵中道的"太极棒"（又称"太极尺"）等功法，都说明了使用杖进行养生锻炼的历史源远流长，并延续至今。

　　课题组在继承《导引图》持杖动作的基础上，以结合史料中记述的有关导引、吐纳、行气动作原理为编创线索，并借鉴太极棒等传统功法的成功经验，编创了这套健身气功·太极养生杖。

第二章

健身气功·太极养生杖功法特点

健身气功·太极养生杖取意"太极"阴阳和合、天人合一、内外相谐等传统文化理念，借鉴《导引图》中持杖图像和"以丈（杖）通阴阳"表现功法特征，继承了传统持杖功法的精要，整套功法动作柔和缓慢，舒展连绵，动静相间，意境优美，意气相随，好学易练，易于推广普及。

一、以杖导引，形神统一

形，指形体，包括皮肉、筋骨、脉络、脏腑等，是人体生命活动的物质外壳；神，指思维活动，包括精神、意念等，是人体生命活动的内在主宰。

外，不仅指身形姿势、肢体动作，还指持杖手法、行杖方法等一切外在表现；内，不仅指呼吸、意念，还指劲力、意境等所有内在活动。

健身气功·太极养生杖的运动理念，以杖为导，引气运行，养神为先，以形相随。凡动静、开合、屈伸、进退，皆为杖动气起，杖到气至。在杖的上下、左右、前后诸方位的导引中，平心静气，意在气先，精神内守，形与神俱。

二、腰为轴枢，身械协调

健身气功·太极养生杖在运动过程中强调以腰为轴进行拧、转、屈、伸等全方位运动，并通过腰部动作带动脊柱进行运动。

在健身气功·太极养生杖功法练习时，要求松腰、松胯，保持身形中正、安舒，做到腰部松、活、灵，以腰的圆转、虚实变化贯穿全身上

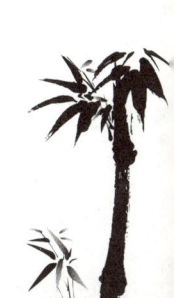

下，使周身与器械协调统一。如杖向上举，则腰向下松沉，气沉丹田；杖向下落，则竖腰，百会向上虚领；杖划平圆，则腰转如磨盘，以腰带身，以身使臂。这些都体现了以腰为主宰和枢纽的重要作用。

腰为肾之府，肾为先天之本，通过正确的腰部运动，配合呼吸、意念，可以有效地调补先天，补益后天，扶正培本，使人元气充足，增进健康。

三、按摩行杖，融为一体

持杖练功，杖不仅引导着肢体动作与呼吸密切配合，更大幅度地抻拉筋骨，而且还起到了按摩穴位、经络、脏腑的作用。如两手环握，在持杖运动中对腹部等部位进行摩运，使按摩行杖融为一体，深入刺激相关脏器，则加强了健身气功·太极养生杖的健身效用。

四、杖行弧线，圆转四方

杖的运行路线要处处带有弧形，往复衔接不起棱角，既有平圆和立圆运动，又有前后、上下、左右各方位的运行。

中国古人认为"天圆地方"，并"以天为法"，"法于阴阳"，"如天行健"，"天动地静"，"天道有自然之秩序"，所以健身气功·太极养生杖以柔和、缓慢、连贯的圆周运动为主，以"天人合一"为指导思想。

五、两手握杖，相牵相系

杖是手臂的延长，使杖与练习者融为一体。两手握杖，腰为轴枢，相牵相系，带动全身运动。杖引肢体，牵动脏腑，内外相互照应，变化配合，两者相辅相成，相依相靠，相承相接。

这套功法既可成套练习，又可专门练习单式或多式组合。通过以杖引导肢体的运动，特别是手腕的卷旋、颈椎的屈伸和脊柱的旋转，得以舒筋调脉，促进全身气血流通，调节人体阴阳平衡，达到健身、健美、健康的目的。

第三章

健身气功·太极养生杖功法基础

第一节　器械介绍

　　杖可用白蜡杆、松木、硬杂木、竹子、藤木等多种材质制成，粗细均匀，表面光洁，也可以雕刻吉祥图案及养生文字。器械规格可根据身高和手掌大小及持握感觉确定，其长105～125厘米，直径2.3～2.8厘米（图3—图5，杖的两端都雕有"祥云"，中间的图案不同）。

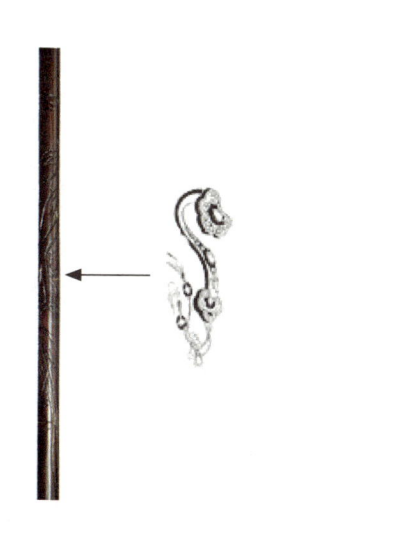

图3　松木"如意"图案　　　　　　图4　松木"凤"图案

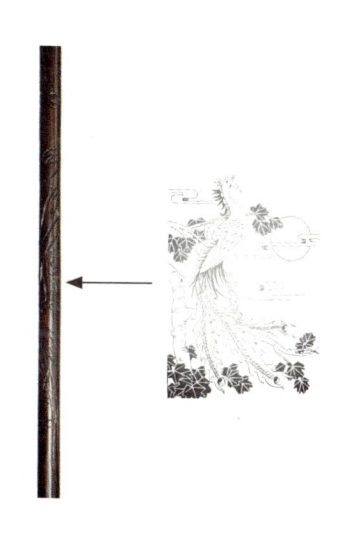

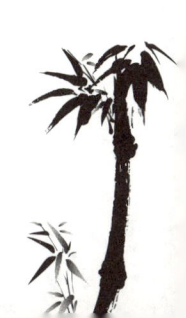

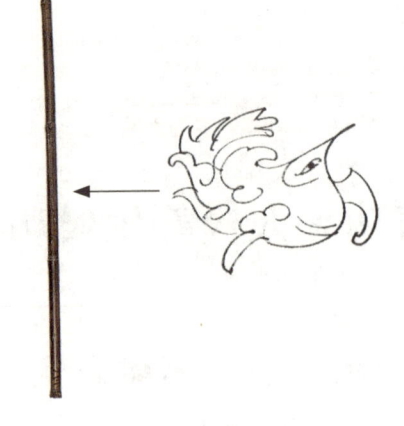

图5 竹子"天宝"图案

第二节 基本手型、手法

一、基本手型

（一）持杖

食指伸直贴于杖上，其余指自然屈握杖（图6）。

图6

（二）环握

握杖时掌心虚空，拇指自然压于食指第一指节，呈环握状（图7）。

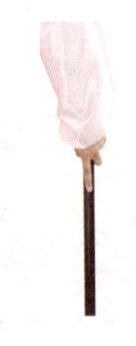

图7

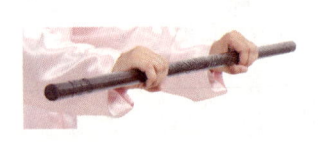

（三）夹持

手掌自然舒展，用虎口夹杖（图8—图10）。

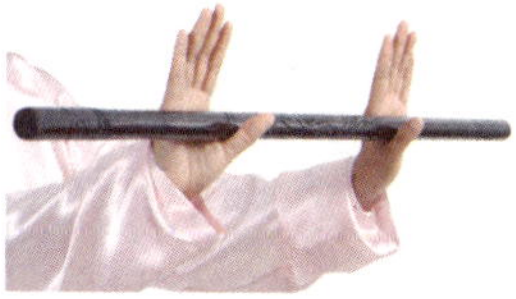

图8

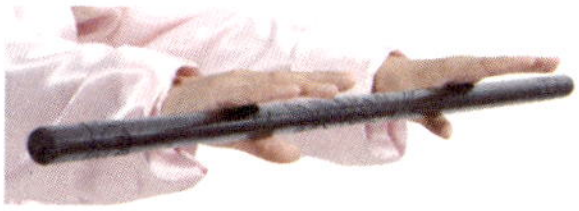

图9

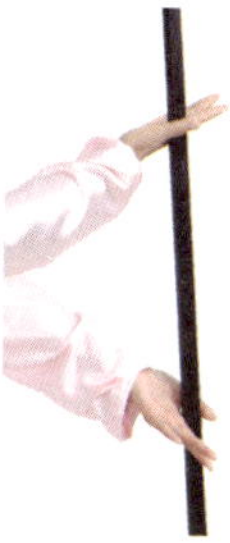

图10

（四）托杖

手掌自然舒展，杖托于掌心上（图11）。

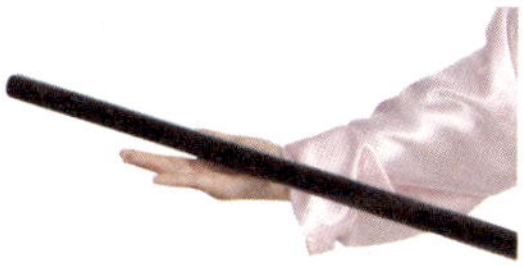

图11

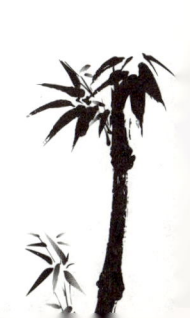

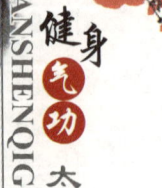

二、基本手法

（一）卷杖

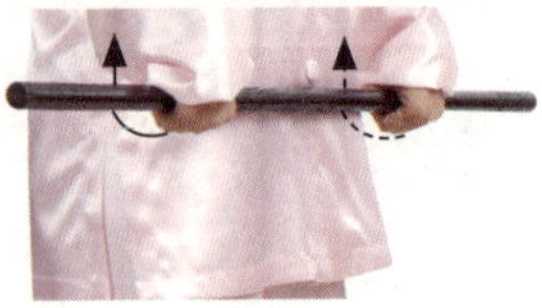

环握，向内卷屈手腕（图12）。

图12

（二）旋杖

两手环握，一手臂外旋至手心向上成夹持；另一手自然配合杖在手中的转动（以左手为例，图13、图14）。

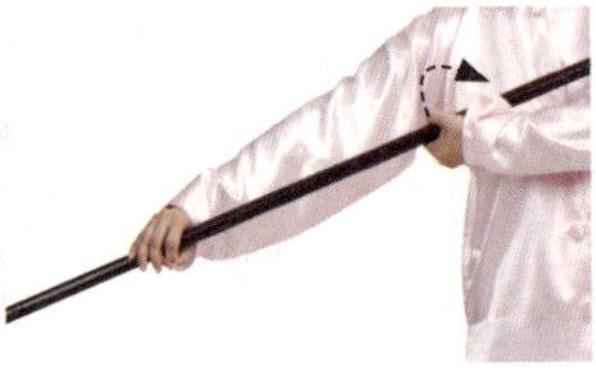

图13

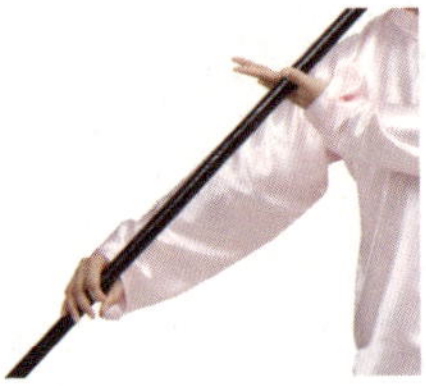

图14

（三）卷旋

两手手心向上，虎口夹杖；内侧手屈腕，由小指开始依次握杖，内旋手腕，两手变环握杖；同时杖上下转动大于90°（图15—图17）。

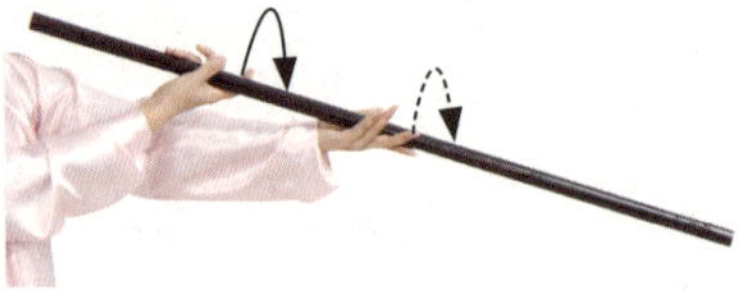

图15

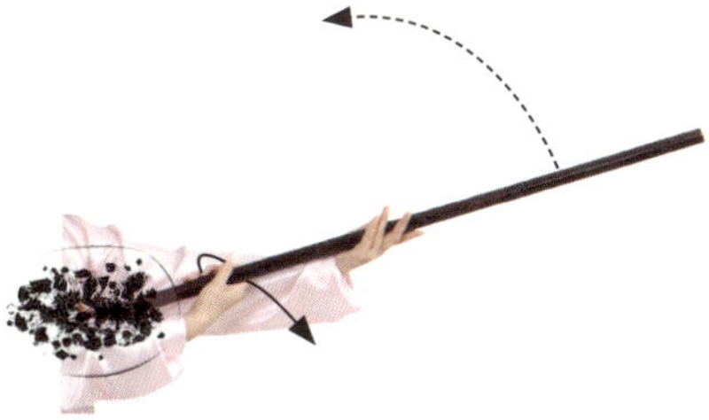

图16

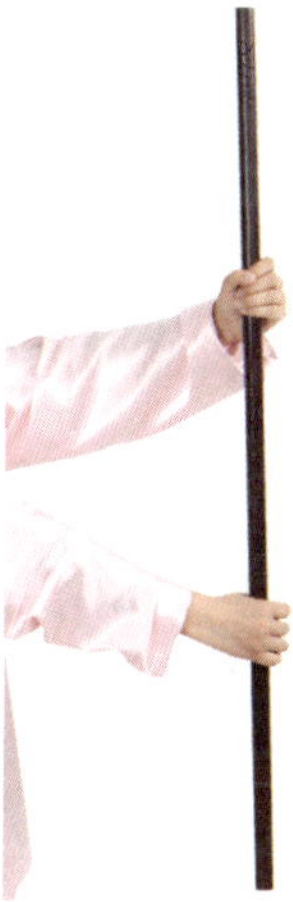

图17

（四）滑杖

一手环握固定，另一手沿杖滑动（以右手为例，图18—图21）。

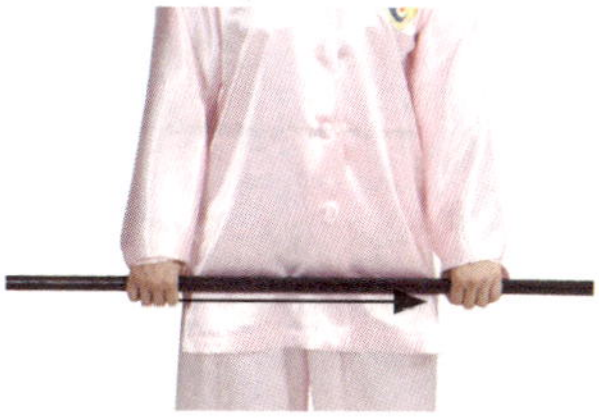

图18

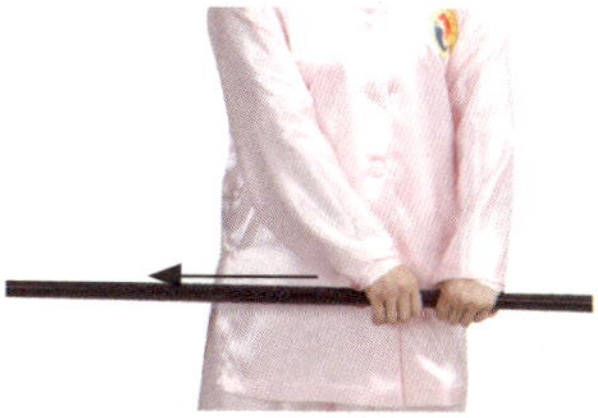

图19

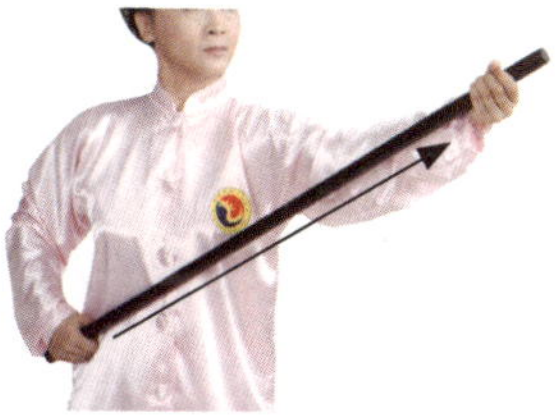

图20

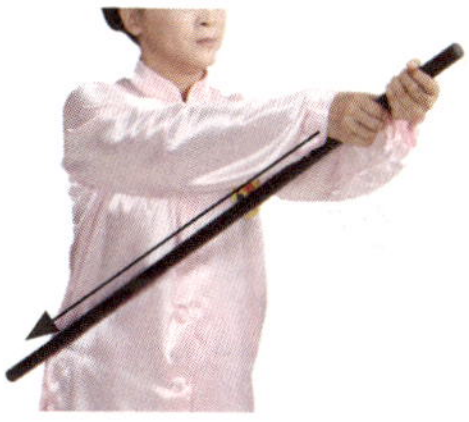

图21

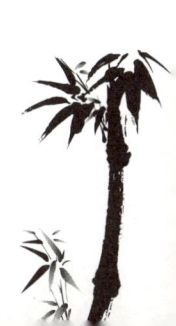

（五）绞杖

一手环握于杖端，由外向上、向内、向下划圆，变成手心向下（以右手为例，图22、图23）。

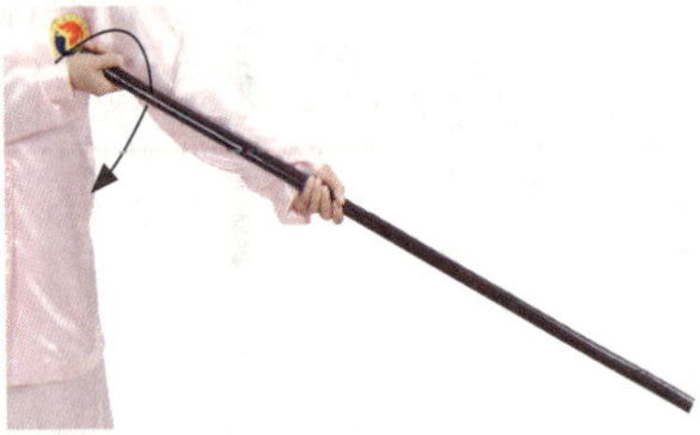

图22

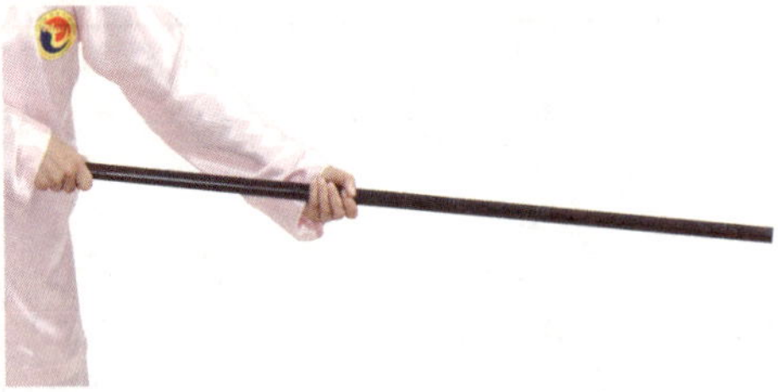

图23

（六）摩运

两手环握，约与肩同宽，轻按杖于体表，边动作边缓慢按摩运行杖（以体前屈卷提摩运腹腿为例，图24—图26）。

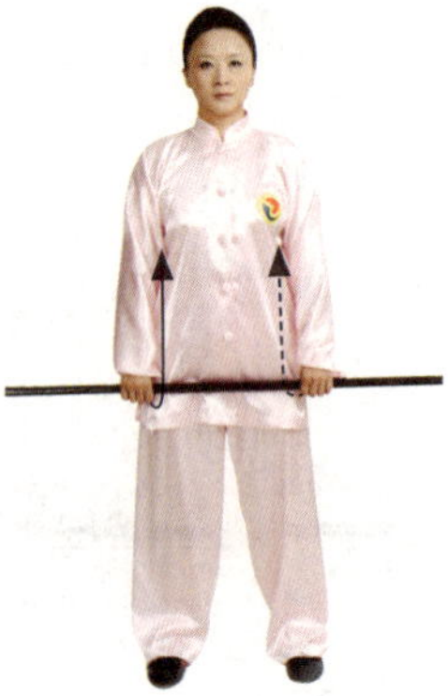

图24

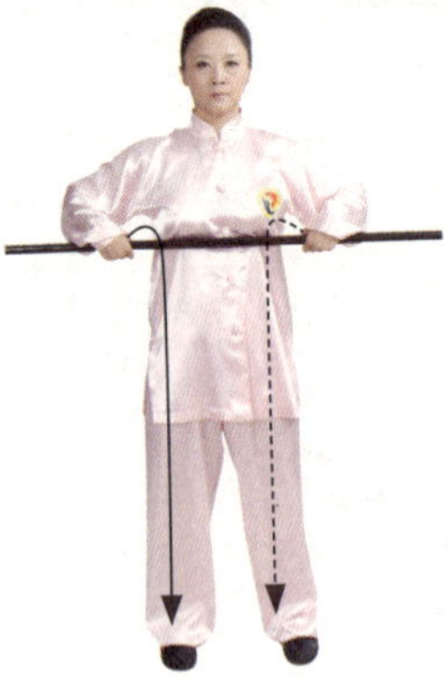

图25

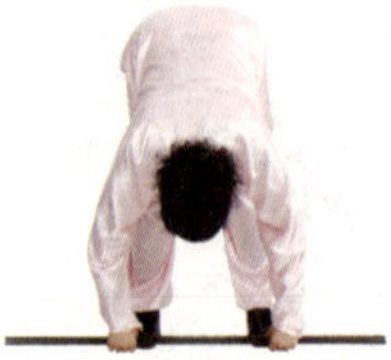

图26

第三节　基本步型

一、弓　步

一腿屈膝前弓，膝与脚尖上下相对，脚尖微内扣；另一腿自然伸直，脚跟向后蹬转。两脚横向约与肩同宽（图27）。

图27

二、高歇步

一腿向另一腿后侧方交叉，两腿屈膝下蹲，后腿的膝关节抵压前腿的承山穴（图28）。

三、低歇步

一腿向另一腿后侧方交叉，两腿屈膝全蹲，臀部坐在后脚跟上（图29）。

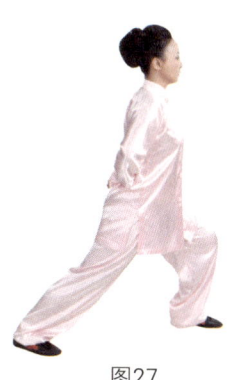

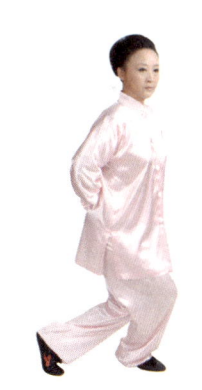

图28

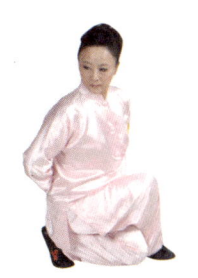

图29

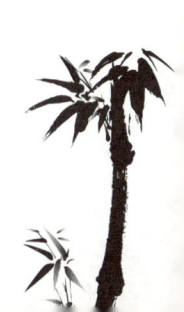

第四节　呼吸、意念

一、呼　吸

初学者以自然呼吸为主，随着习练者对动作要领的熟练掌握和技术水平的逐步提高，可以逐渐过渡到以腹式呼吸为主。动作和呼吸的配合基本遵循以下几个规律：起吸落呼；开吸合呼；杖远离身体时吸气，靠近身体时呼气；卷杖时吸气，舒放时呼气等。

二、意　念

健身气功·太极养生杖功法的意念以象形取意为主要特点，并随动作的进行而产生变化，如水中摇橹、风中荷叶、岸边背纤、探海寻物等，以一念代万念，使人沉醉于美好的意境中，甚至达到物我两忘的境界。如此引导练功者在身心放松的状态下，在清静淡定中，专注于练功要领，并逐步达到意、气、形合一的境界。

第五节　基本功练习

一、卷杖练习

自然站立，两手环握置于腹前，两手距离约与肩同宽，做手腕卷曲、舒伸的屈伸练习（图30、图31）。

图30

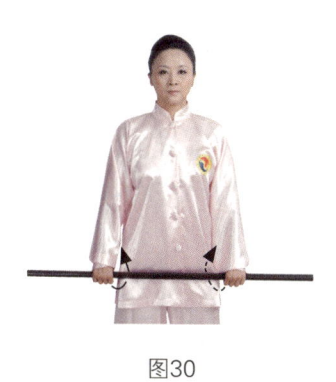

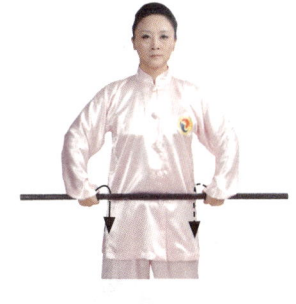

图31

二、旋杖练习

自然站立，两手环握置于腹前，两手距离约与肩同宽；一手臂外旋，掌心向上、夹持，随即内旋手臂复原环握；另一手自然配合杖在手中的滑动、旋转。两手可交替练习（图32、图33）。

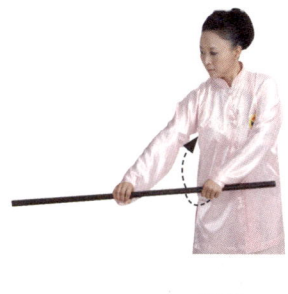

图32

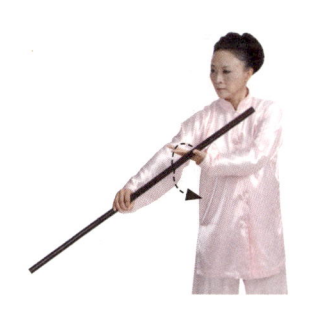

图33

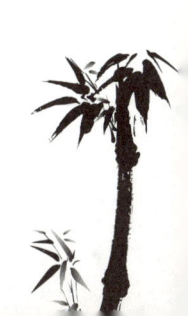

三、滑杖练习

自然站立，右手心向上、左手心向下环握杖，置于腹前，两手距离约与肩同宽；右手由右向上移动，左手由左向下转动，转动杖竖立在面前（图34、图35），同时，两手相向沿杖滑动，环握，杖转动180°，变左手心向上、右手心向下环握杖，置于腹前（图36、图37）。反方向两手交换练习。

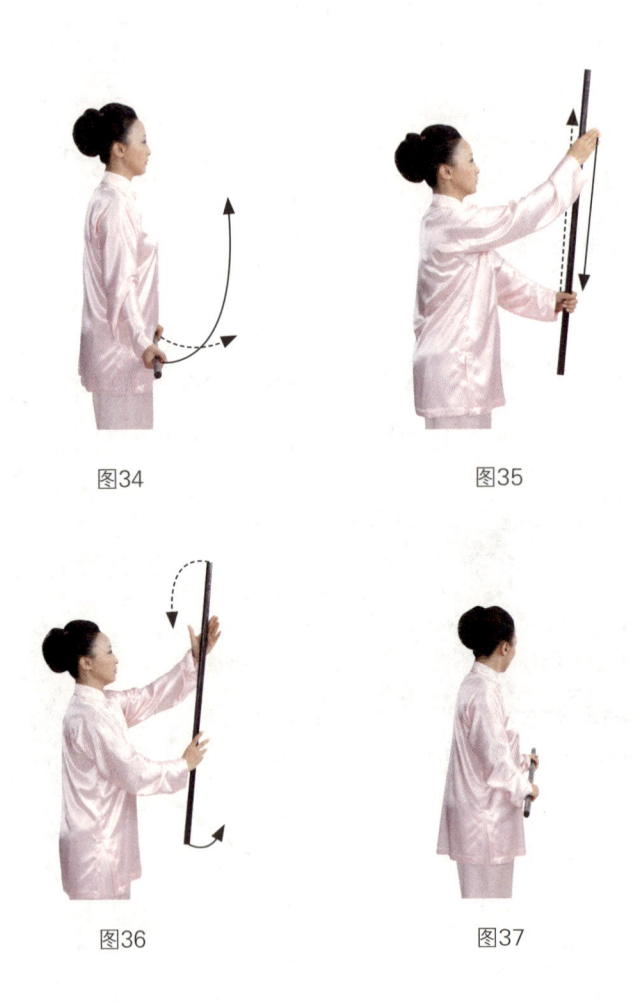

图34

图35

图36

图37

四、划圆练习

（一）平圆

以向左划圆为例。两腿屈膝半蹲，两脚平行，距离约与肩同宽；腰由右向左转，同时两手由环握杖变为虎口夹杖，舒伸手指，手心向下，杖由腹前向右前、向左侧划圆（图38—图40）；随即两腿伸膝、站立，屈指环握、卷杖弧形收至腹前（图41）。可以往复向一个方向划圆练习，也可以一次向左、一次向右交替划圆练习。

图38

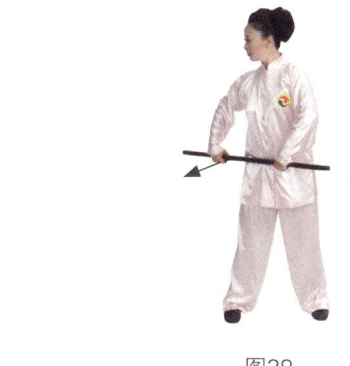

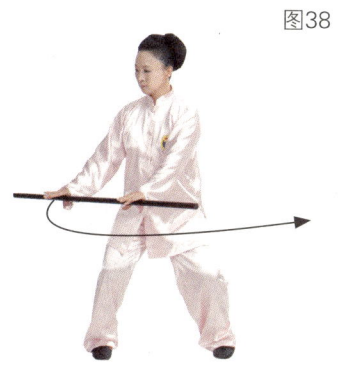

图39

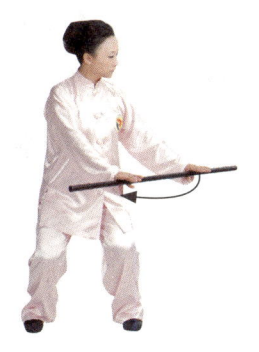

图40

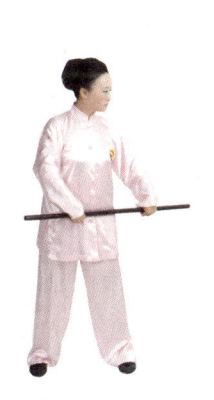

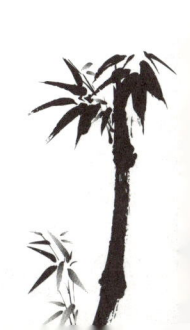

图41

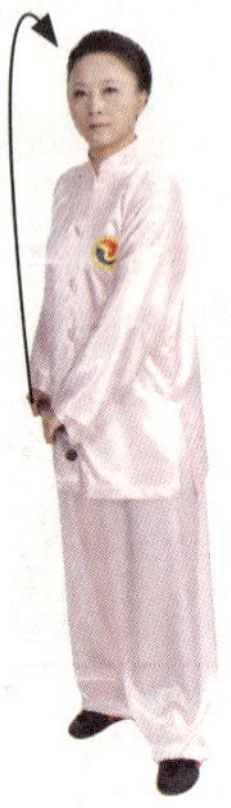

图42

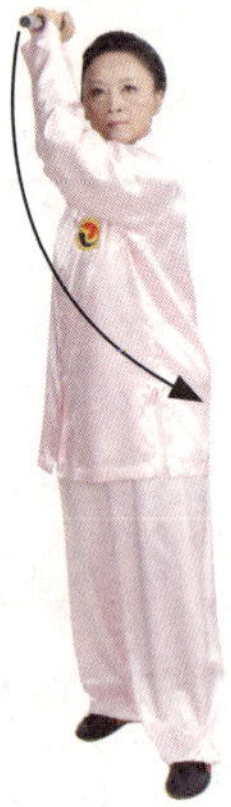

图43

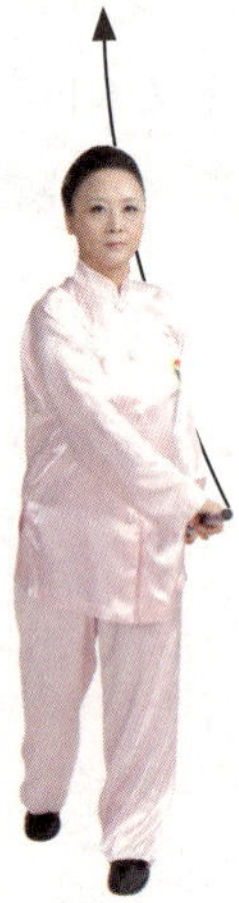

（二）立圆

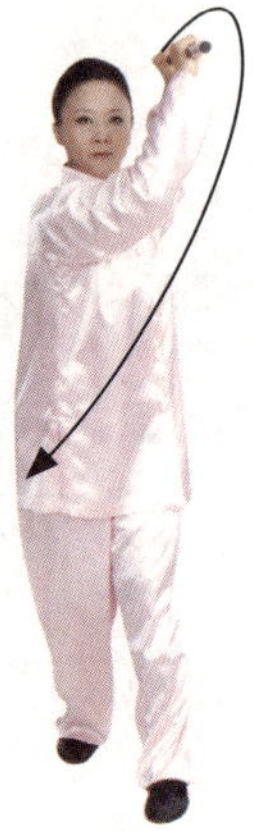

1. 两脚前后站立，随着两腿的屈伸，腰向左、右转，两手环握杖，由侧下向后、向上、向前再向另一体侧下方连续划立圆练习（图42—图45）。

图44

图45

2. 以向左划立圆为例。两脚间的距离约与肩同宽，两手环握杖置于腹前，由体右侧向上划圆弧经头上向体左划立圆（图46—图48）。左、右可依次练习，也可交替练习。

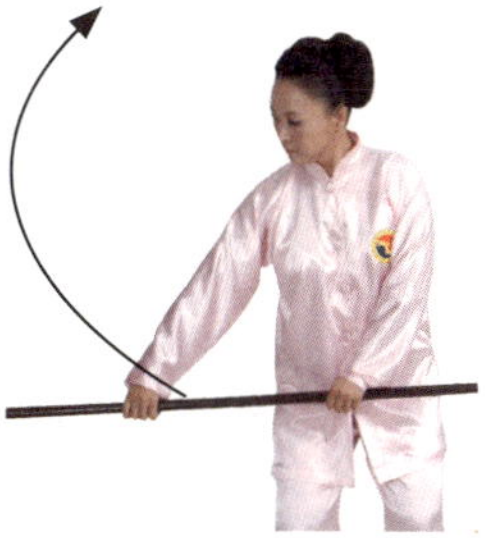

图46

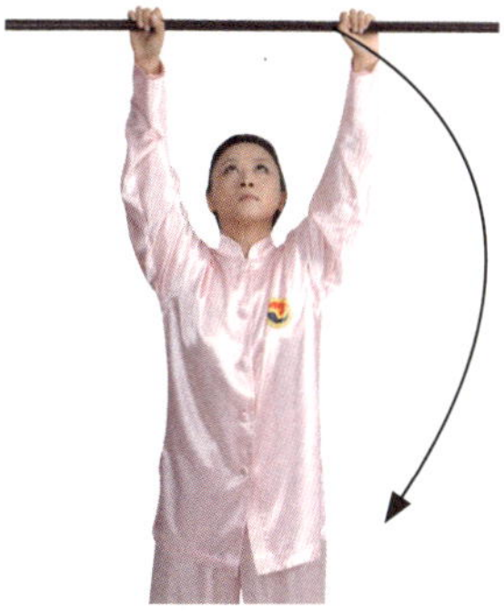

图47

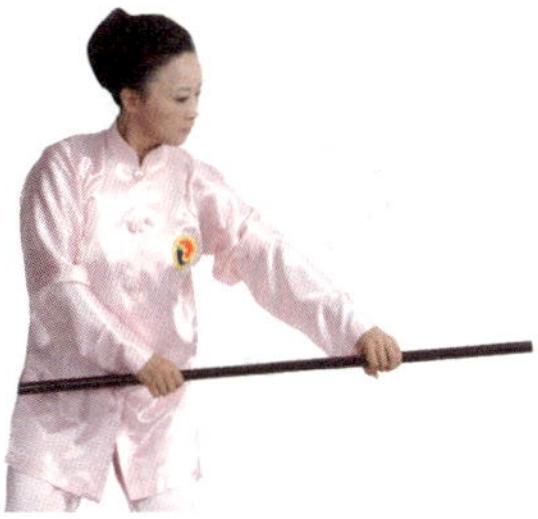

图48

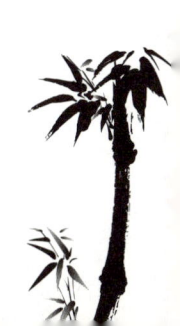

五、按摩穴位

（一）大椎穴

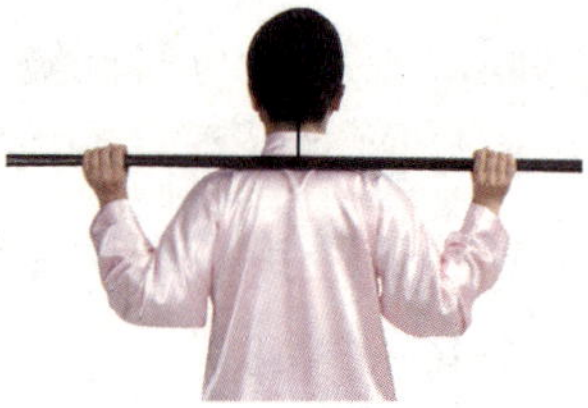

自然站立，两手环握杖置于肩上，从大椎穴沿颈椎向上滚动至玉枕穴，再滚动返回大椎穴（图49、图50）。

图49

（二）肩井穴

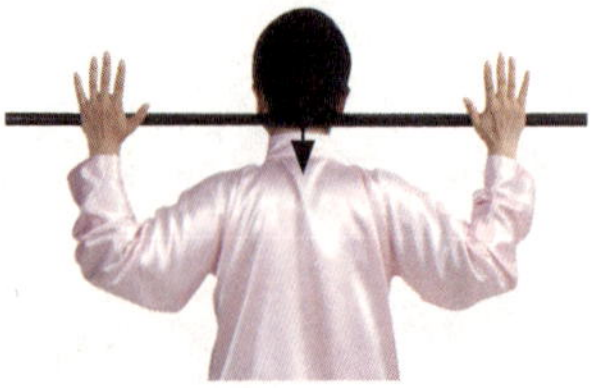

自然站立，两手环握杖置于肩上，可以随着左右转腰，用杖按压左或右肩井穴。

图50

（三）承山穴

两腿交叉屈膝下蹲成高歇步，后腿膝盖抵压前小腿的承山穴（图51、图52）。两腿前后交换练习。

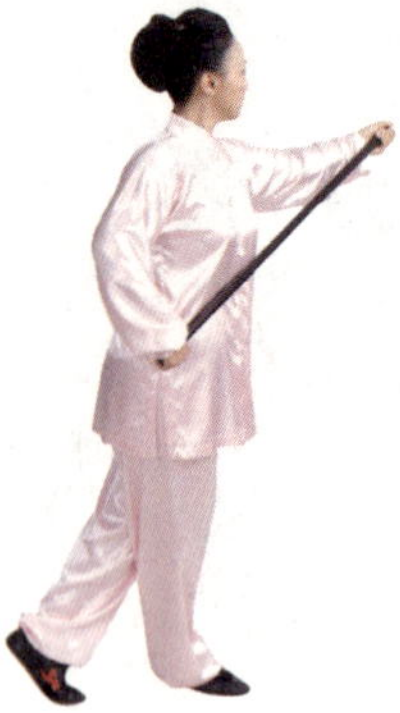

图51

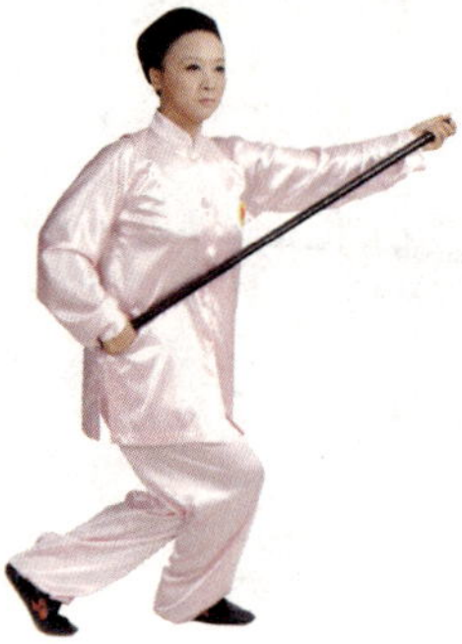

图52

第四章

健身气功·太极养生杖功法技术

第一节　动作名称

预备势　　　　　　　第五式　神针定海
第一式　艄公摇橹　　第六式　金龙绞尾
第二式　轻舟缓行　　第七式　探海寻宝
第三式　风摆荷叶　　第八式　气归丹田
第四式　船夫背纤　　收　势

第二节　技术要领、注意事项及功理作用

预备势

【技术要领】

动作一：并步站立，身体正直，全身放松，左手持杖的下1／3处，两臂垂于体侧；目光平视，松静片刻（图53）。

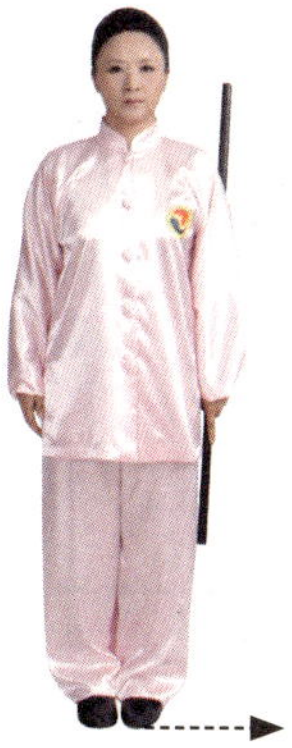

图53

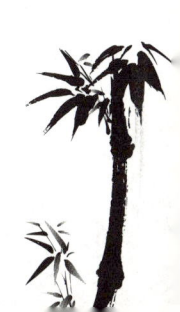

动作二：左脚侧开约与肩同宽，两脚平行站立；左手持杖的下端向内抬起，右手于腹前接握杖，左手滑杖，两手水平环握杖与肩同宽；目视前方（图54）。

动作三：轻贴腹部卷杖上提至两乳下，然后沿腹向下摩运至两臂自然伸直；目视前方（图55、图56）。

重复动作三2遍。

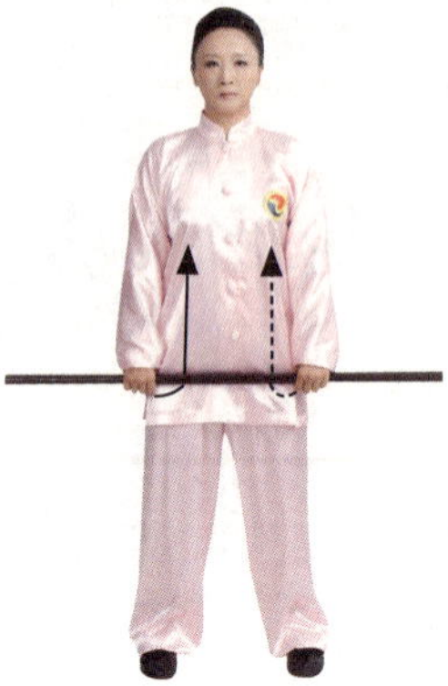

图54

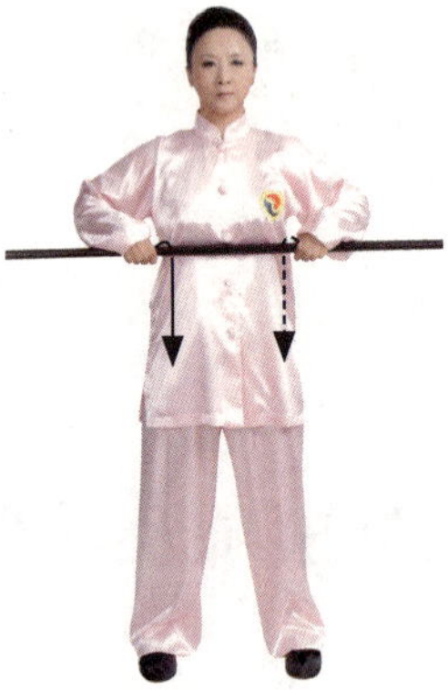

图55

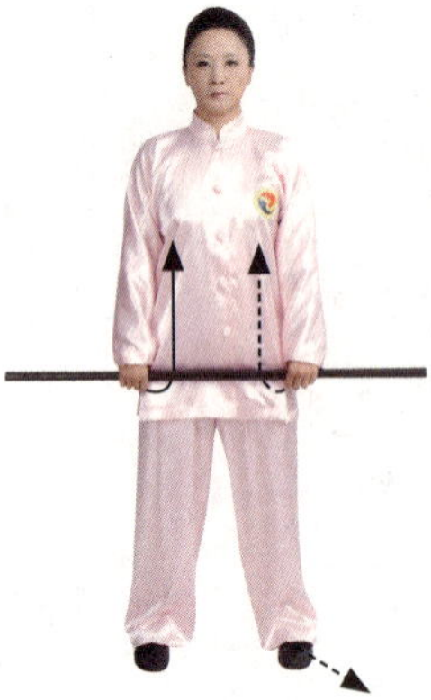

图56

【注意事项】

1．站立时，两腿自然伸直，身体中正，百会向上虚领，下颌微收，沉肩、虚腋、松腰、敛臀，凝神静气，思想专注。

2．卷杖上提时，卷腕、屈肘、上提要依次连贯完成，吸气与之自然配合；向下伸腕、伸臂落杖与呼气自然配合。

【功理作用】

1．以杖引导动作，使人心静体松，排除杂念，三调合一。

2．呼吸与动作相配合，利于排出体内浊气，吐故纳新。

第一式　艄公摇橹

【技术要领】

左式

动作一：接上式。两腿屈膝下蹲，左脚向左前45°上步，勾脚尖向上，足跟着地；身体左转45°，两手卷杖至两乳下，翻腕，屈肘（图57）；随即左脚落平，重心前移成左弓步，同时，两手夹杖向上、向前、向下弧形摇杖至与腰同高；目视杖的方向（图58、图59）。

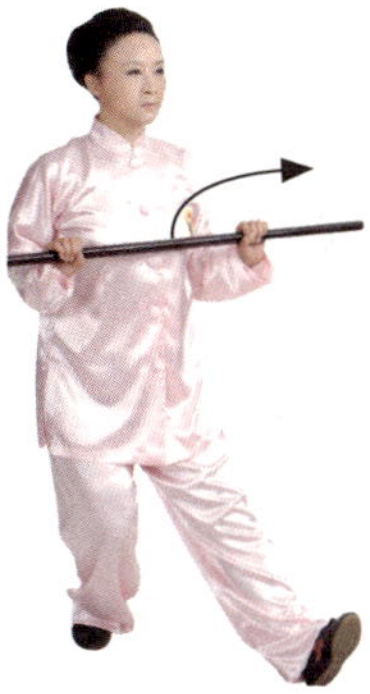

图57

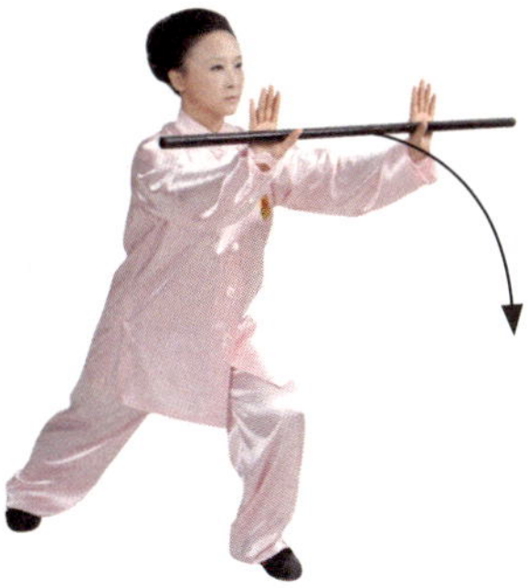

图58

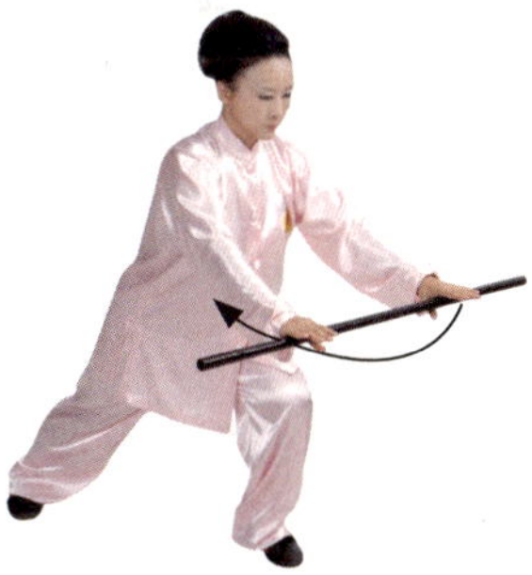

图59

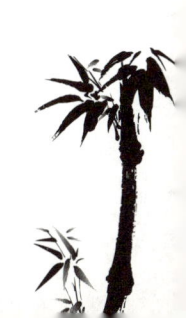

动作二：重心后移，右腿屈膝、屈胯，左腿自然伸直，勾脚尖向上，足跟着地；腰右转转正再向左前45°转，两手环握杖划弧至腹前，卷杖提至两乳下，翻腕（图60、图61）；随即左脚落平，重心前移成左弓步；同时，两手夹持杖向上、向前、向下弧形摇杖至与腰同高；目视杖的方向（见图58、图59）。

动作三：重复动作二1遍。

动作四：重心后移，右腿屈膝，左腿自然伸直，勾脚尖向上，足跟着地，两手环握杖划弧至腹前，再卷杖提至两乳下（见图60、图61），收左脚与右脚并拢，两腿由屈到伸，自然站立；同时，两手向前摇转杖划圆落至腹前（图62、图63）。

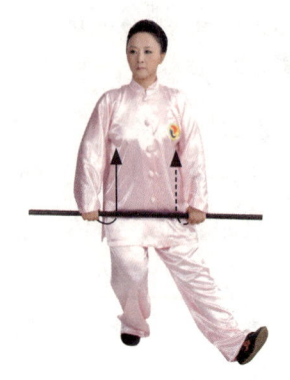

图60

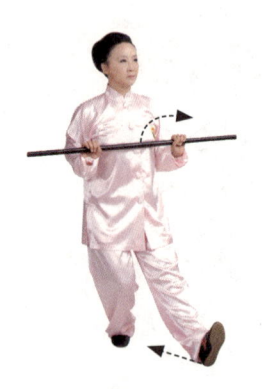

图61

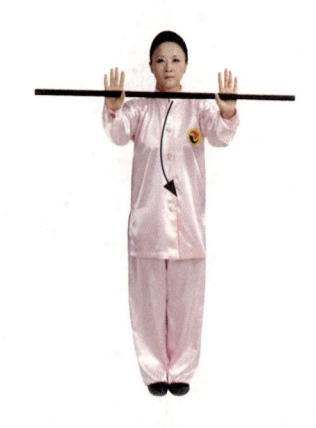

图62

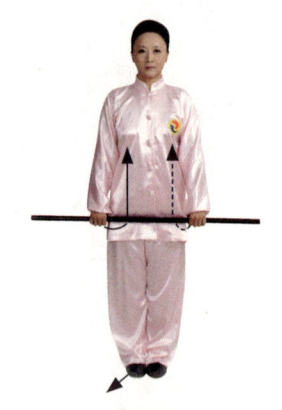

图63

右式

右式与左式动作、次数相同，唯左右方向相反（图64—图70）。

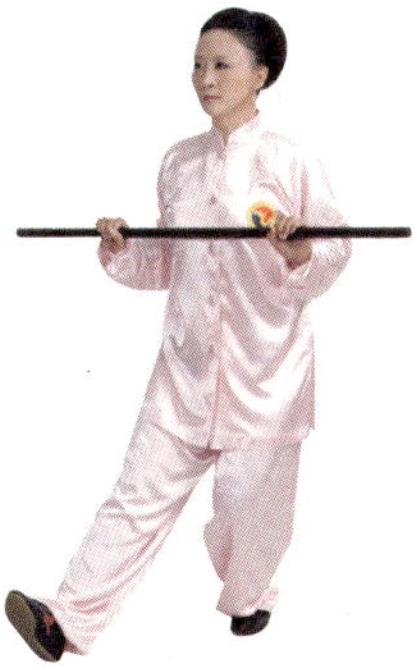

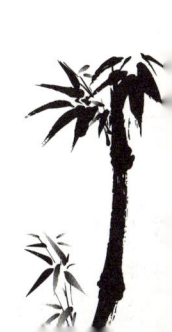

图64

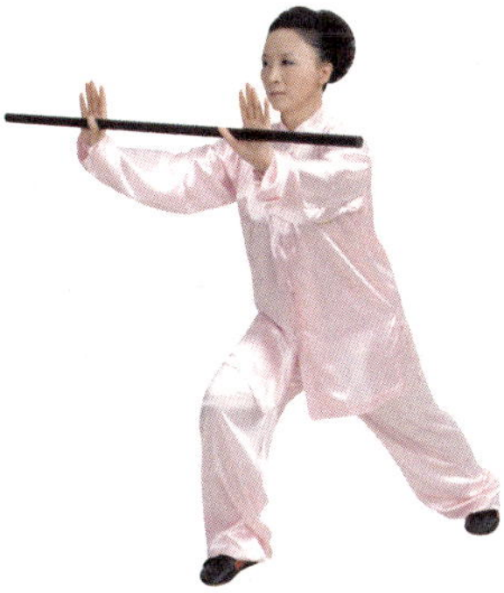

图65

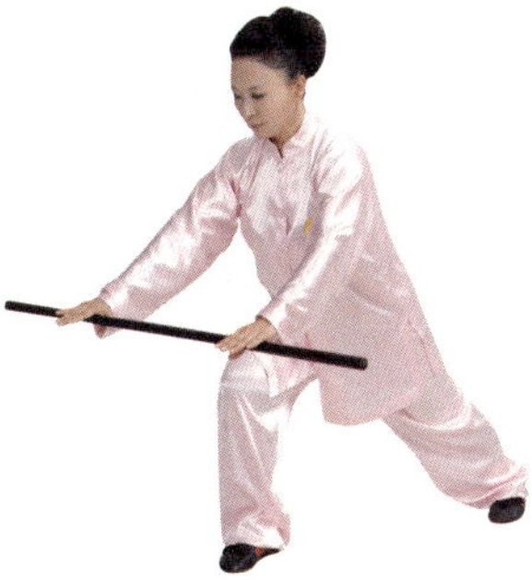

图66

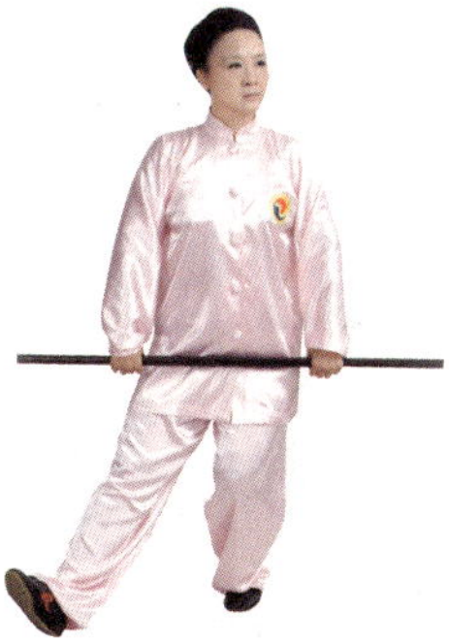

图67

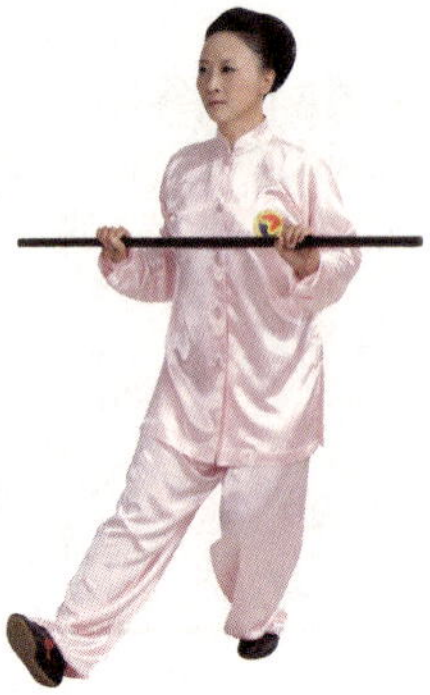

图68

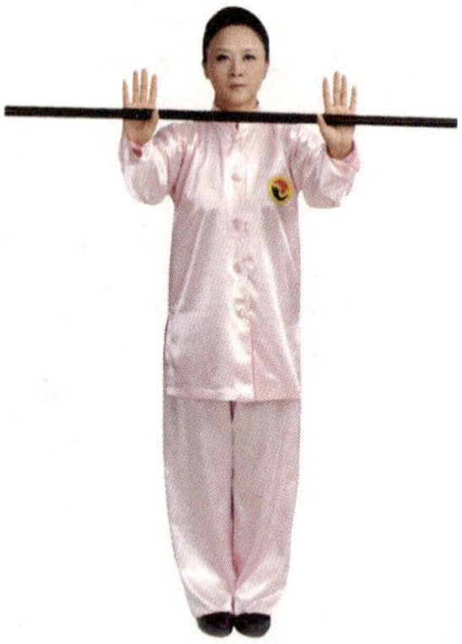

图69

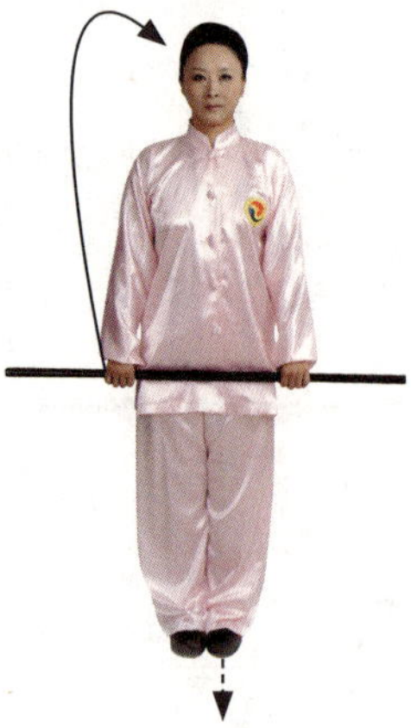

图70

【注意事项】

1. 弓步时，练习者要根据个人身体素质状况选择合适的步幅，注意因人而异，循序渐进，切勿撅臀。

2. 杖在体前摇转划圆时，上下肢动作配合要协调、自然、流畅。摇杖的幅度在肩、腰之间，向前摇杖肘要随，肩要送，肘关节保持自然微屈；注意百会上领，气息深长。

【功理作用】

1. 手腕有节律地屈伸运动，可以有效刺激腕部的原穴，对手少阴心经、手厥阴心包经、手太阴肺经有一定的刺激、疏导作用，可以起到养心、安神作用。

2. 有节奏地、柔和地屈伸手腕动作有利于缓解腕部肌肉的过度紧张，减小因工作、生活造成腕部周围肌肉或肌腱产生劳损的程度。

第二式　轻舟缓行

【技术要领】

左式

动作一：接上式。两腿屈膝，左脚向前一步，勾脚尖向上，足跟着地；腰右转，两手环握杖由体右侧经后下方向上划圆弧举至头右侧上方（图71-1），然后右手指舒伸，手心向上贴杖，外旋手腕180°环握（图71-2侧）；随即重心前移，两膝伸直，左脚落平，右脚脚尖点地；腰向左前45°转，杖向前、向体左侧后下方划圆弧，右手划至左腰侧，似撑船动作；目视前方（图72）。

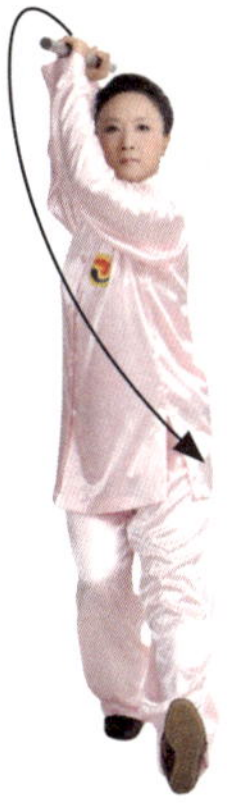

图71-1

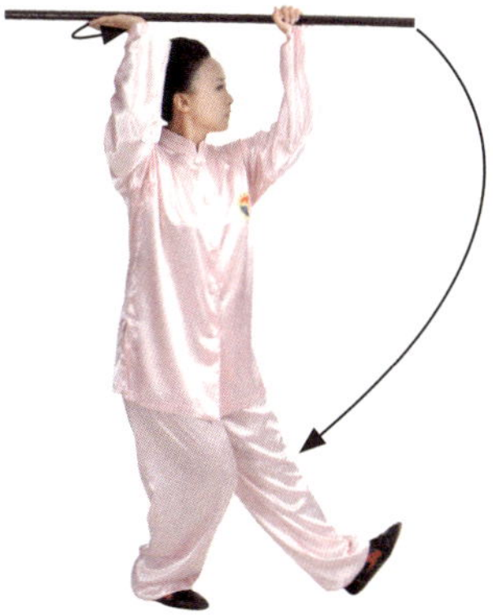

图71-2侧

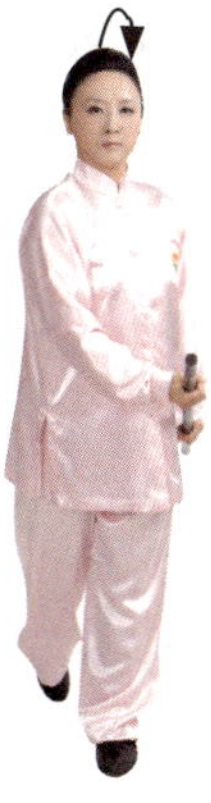

图72

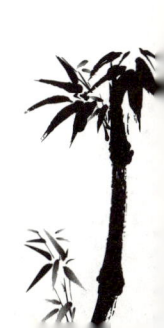

动作二：重心后移，右腿屈膝、屈胯，左腿自然伸直；同时，腰继续左转，杖由体左侧经后下方向上划圆弧举至头左侧上方（图73-1）；然后右手指舒伸，手心向上贴杖，内旋手腕180°环握（图73-2侧）；随即左脚经右踝内侧向后一步，左腿屈膝、屈胯，右腿自然伸直，勾脚尖向上，足跟着地；腰向右前45°转，杖经体前向体右侧后下方划圆弧，左手划至右腰侧，似撑船动作；目视前方（图74）。

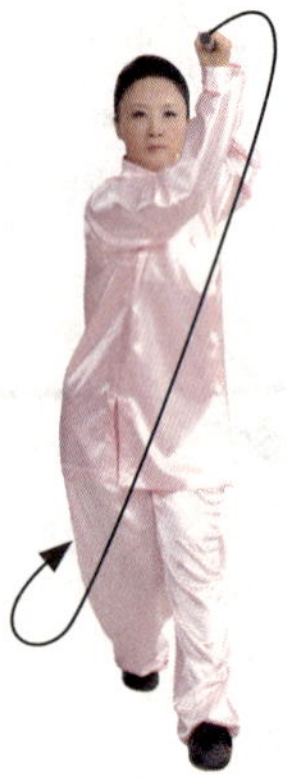

图73-1

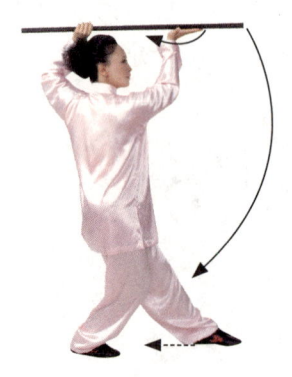

图73-2侧

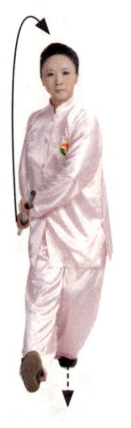

图74

动作三：右脚落平，左脚向前与右脚并拢，屈膝半蹲；同时，腰继续向右转，杖由体右侧经后下方向上划圆弧举至头右侧上方（图75）；随即两腿伸膝，自然站立，腰向左前45°转，杖向前、向体左侧后下方划圆弧，右手划至与腰同高，似撑船动作；目视前方（图76）。

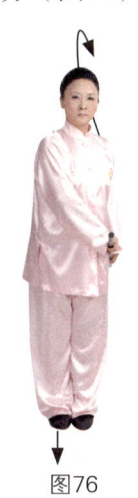

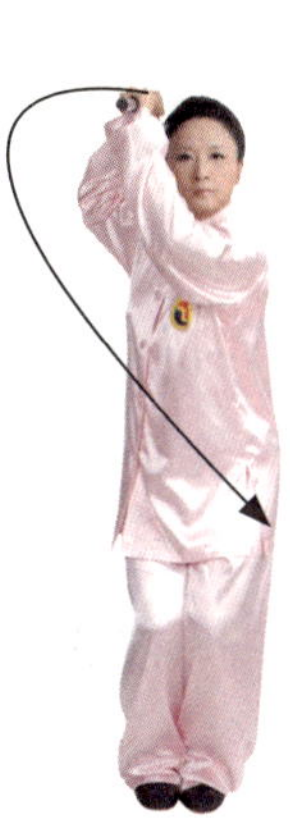

图75　　　　　　　　　　图76

右式

右式与左式动作相同，唯左右相反（图77—图82）。

本式一左一右为1遍，共做2遍。

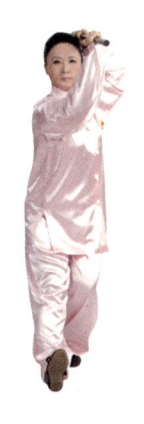

图77-1　　　　　　　　图77-2侧

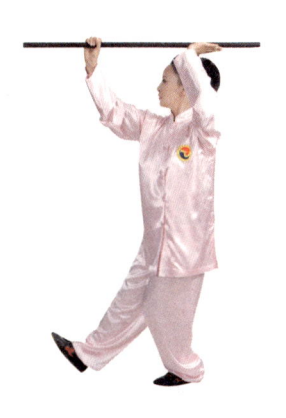

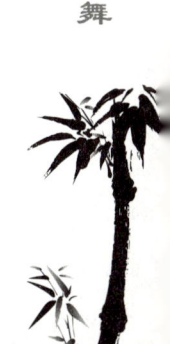

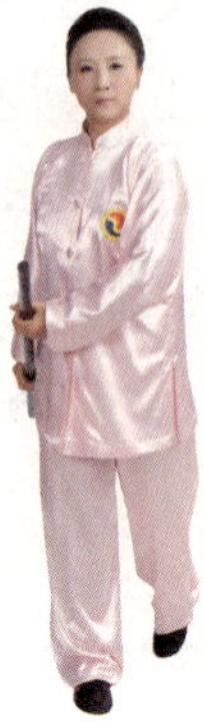

图78

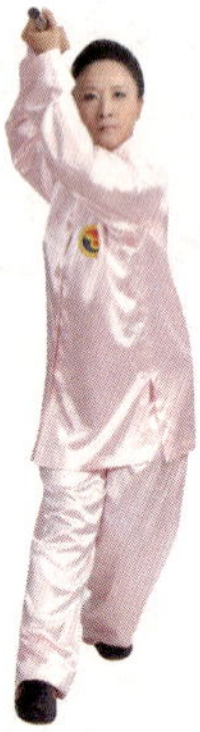

图79-1

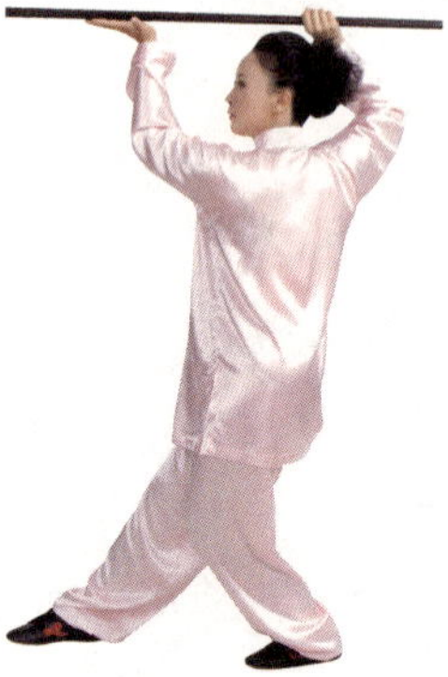

图79-2侧

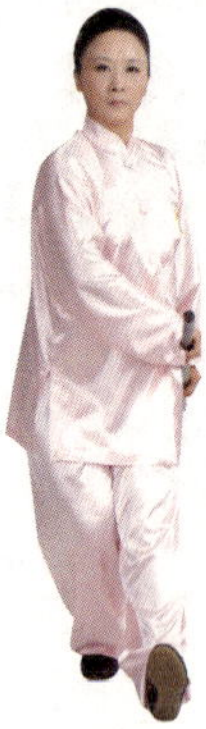

图80

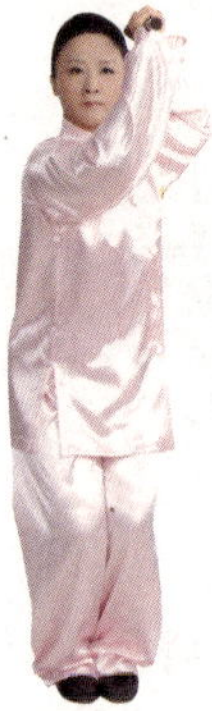

图81

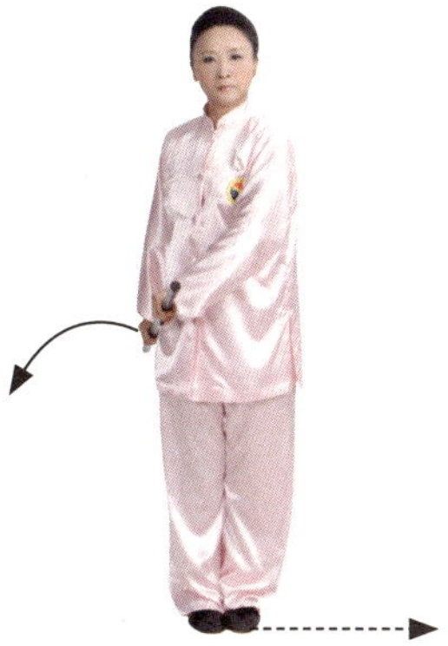

图82

【注意事项】

1. 杖在体侧划圆时，腰自然转动与之相配合，视线随杖变化，呼吸遵循起吸落呼的规律。

2. 撑杖时，以杖向下传递劲力，气沉丹田。

3. 初学者在上步、退步时，两脚间距可稍宽一些。待技术熟练以后，下肢平衡能力增强，两脚内侧应站在一条直线上。

4. 有肩关节活动障碍的练习者可单独练习此式，并灵活掌握动作幅度和速度。

【功理作用】

1. 划桨撑船，突出了手腕的旋转和肩部的圆转运动，进一步加强了对手三阴、手三阳经络的刺激程度。肺经与大肠经、心经与小肠经、心包经与三焦经相表里。本式动作有助于促进水谷运化，消食导滞。

2. 踝关节的屈伸动作可以加强对足三阴、足三阳经络的刺激程度，有利于疏肝利胆，通调膀胱。

3. 肩部的圆转运动，有利于防治肩周病，缓解肩部病痛。

第三式 风摆荷叶

【技术要领】

左式

动作一：接上式。左脚侧开，两脚平行，距离约与肩同宽，两腿屈膝下蹲；腰由右向左前45°转，两手由环握变为虎口夹持杖，手心向下，经腹向左前方划平圆（图83、图84）；两腿伸膝自然站立；两手环握杖，卷腕，弧形收杖于腹左侧；目视左前下方（图85）。

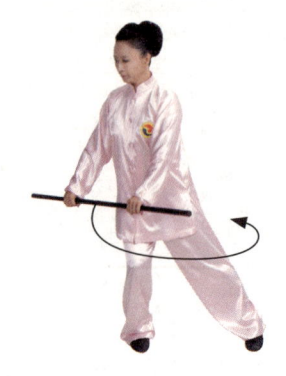

图83

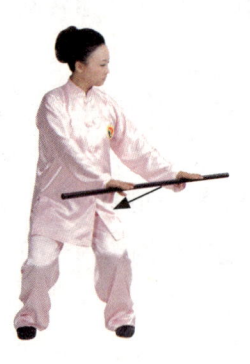

图84

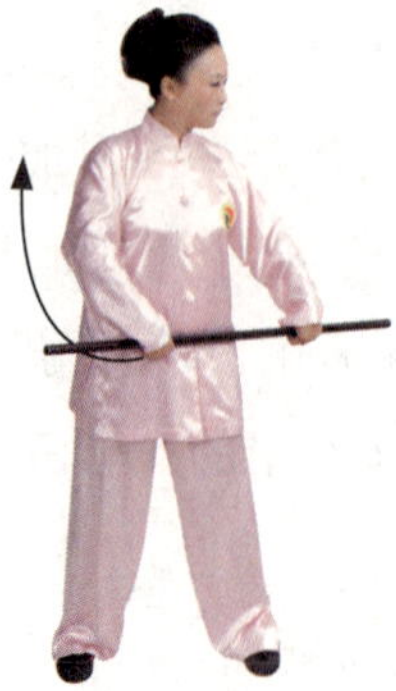

图85

动作二：两腿不变；腰右转，杖由左向右横向摩运小腹，右手引杖至右肩斜后方，左手环握杖行至右肋胁处（图86）；随即两腿屈膝半蹲；腰转正，左右两手分别向右、向左交错划圆，右臂在上、左臂在下交叠于胸前；目视前方（图87）。

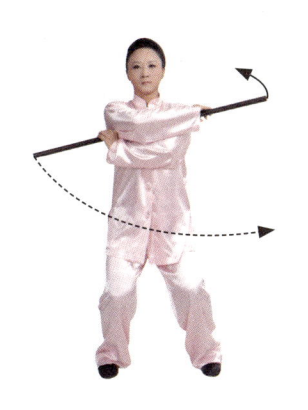

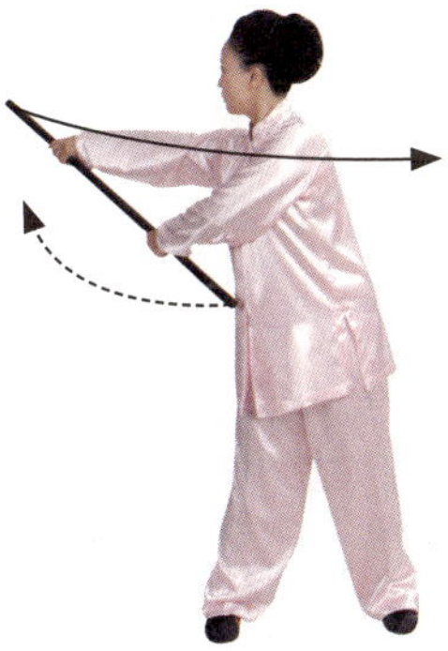

图86　　　　　　　　　　图87

动作三：两腿伸膝，自然站立；左手握杖经腰前向体左侧后方划平圆，至左脚脚跟后缘向左的延长线上，左手约同腰高，右臂自然伸直，贴于右耳侧，上体成左侧屈，杖斜立，停于体左侧斜后方（图88）；随即两手十指自然伸直，夹持杖，稍停；目视杖的方向（图89）。

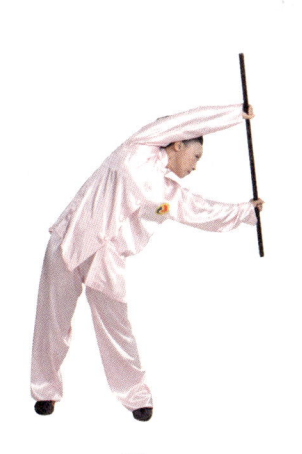

图88　　　　　　　　　　图89

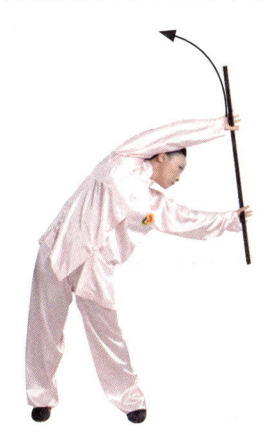

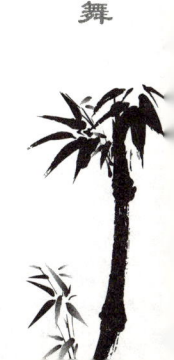

动作四：两腿不动；身体直立，仰头，杖向上弧形举至头上方，直腕，十指向上，两臂自然伸直，目视上方（图90）；随即两腿屈膝下蹲，杖下落至胸前，再由两乳向下摩运至腹，两手手心向下；收左脚与右脚并拢，自然站立，两手环握杖，置于腹前；目视前方（图91、图92）。

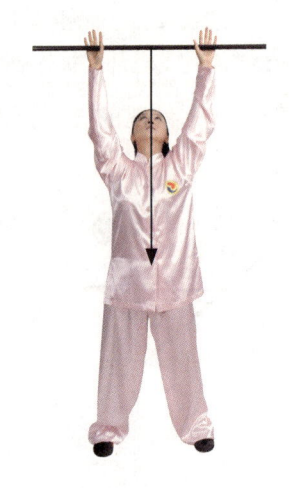

图90

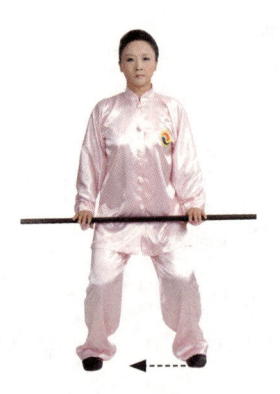

图91

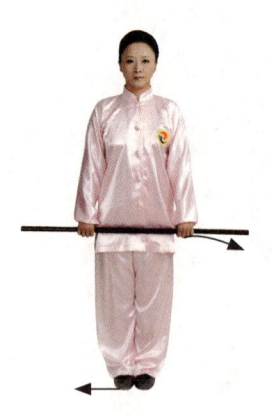

图92

右式

右式与左式动作相同，唯左右方向相反（图93—图102）。
本式一左一右为1遍，共做2遍。

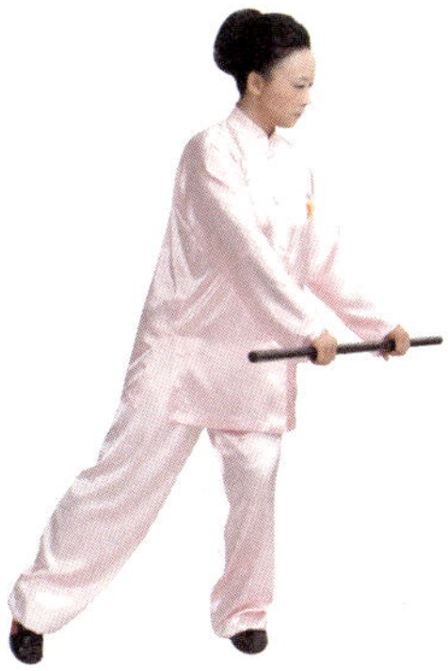

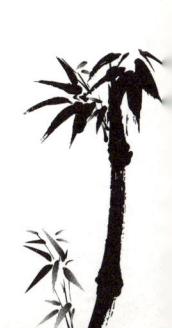

图93

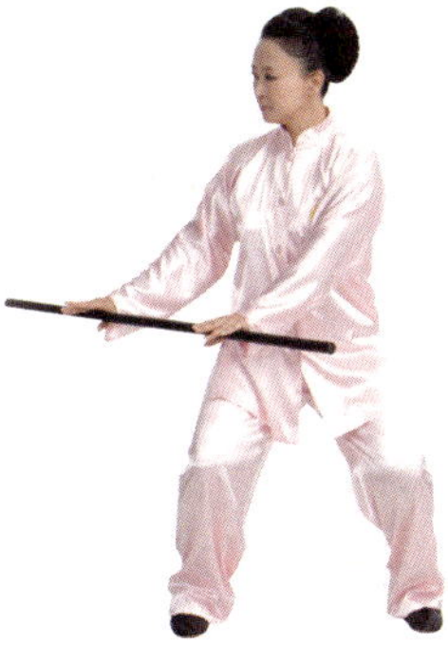

图94

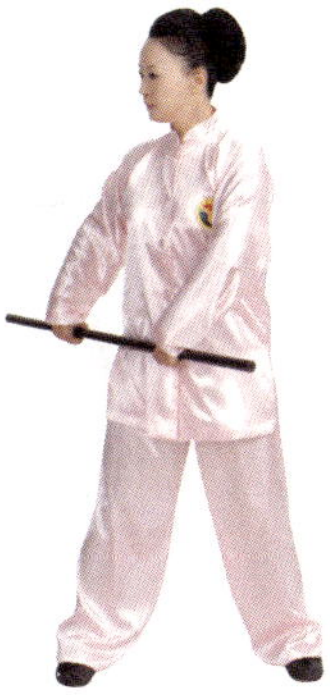

图95

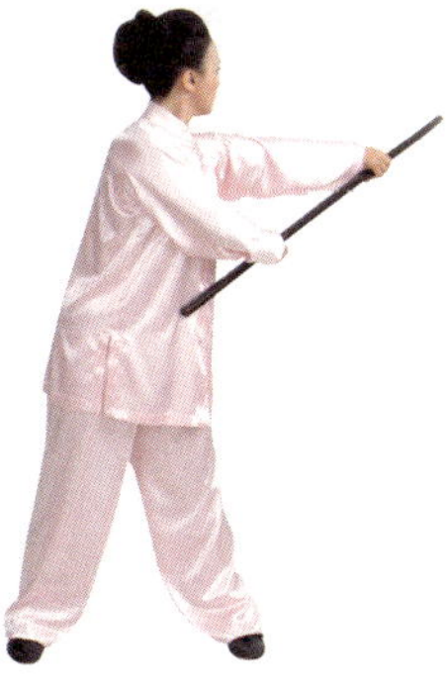

图96

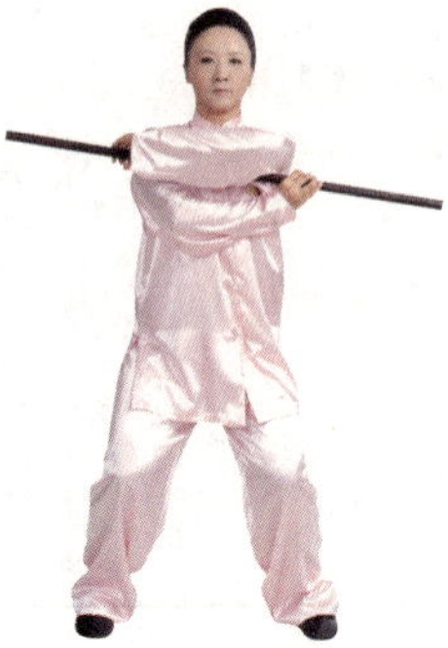

图97

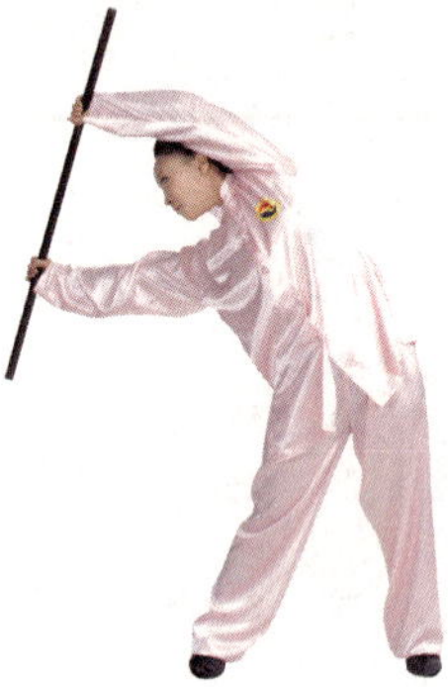

图98

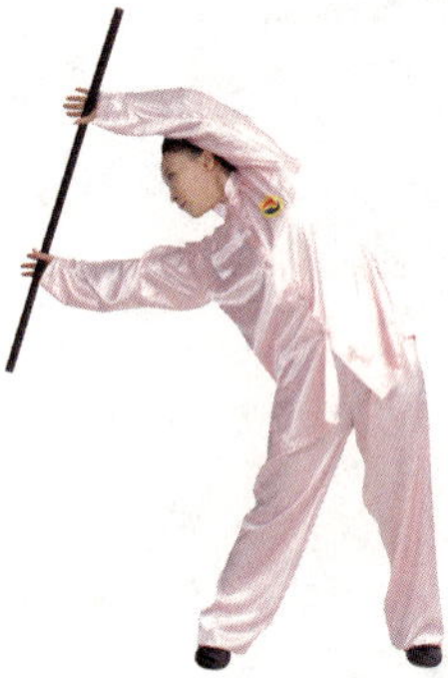

图99

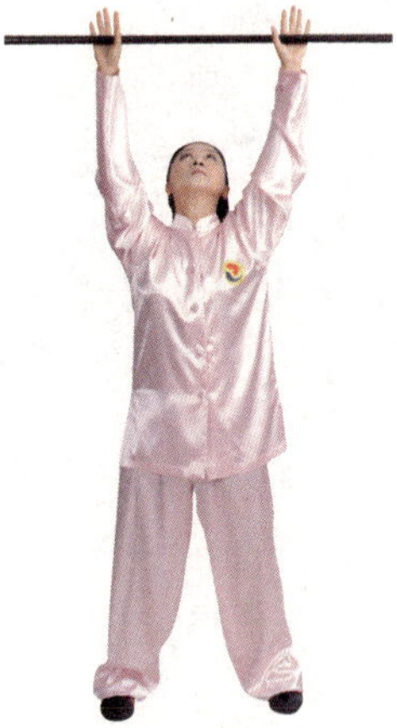

图100

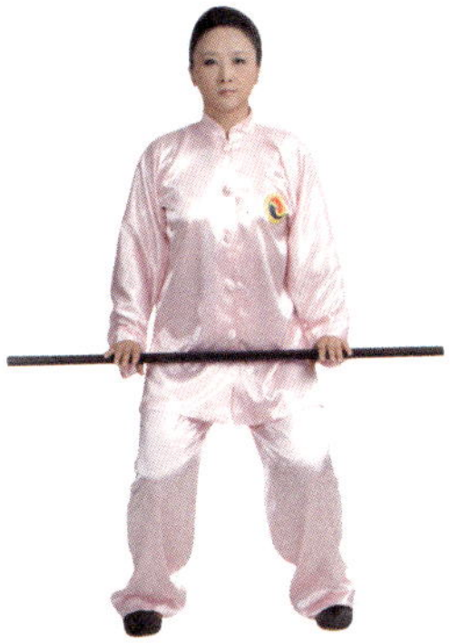

图101 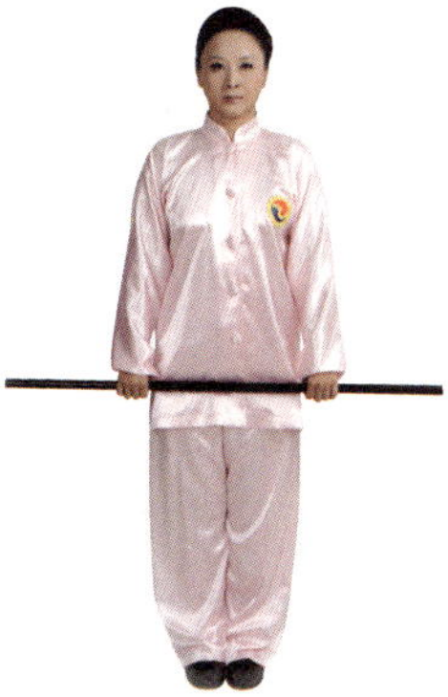　　　　　　　　　　　图102

【注意事项】

1. 在动作过程中，两手有环握、夹持等不同的手法变化，注意卷腕、旋腕、直腕的动作与之配合。

2. 两手环握杖做水平交错划圆时，要注意配合转腰、松肩、伸臂。

3. 杖向体侧划圆成上体侧屈时，在下的手先向体侧划圆引领，高不过腰；在上的手臂伸臂贴耳于头上。两手运动要有前有后、有主有从地引导杖完成动作。

4. 中老年人可适当减小侧屈动作幅度；青年人的动作要到位，幅度大一些。

5. 根据杖的长短以及自己的身体素质情况，注意适当调整向侧开步的步幅和重心的高低等。

【功理作用】

1. 身体侧屈，可以有效地刺激胆经、冲脉和任督二脉等重要经脉，有助于疏肝利胆，平抑肝阳上亢，促进全身气血通畅运行。

2. 根据整脊学实践及理论，脊柱左、右侧屈动作，可以预防或调理脊柱生理弯曲不对称、不平衡等现象，有效地避免脊柱在形态上的不良变化。

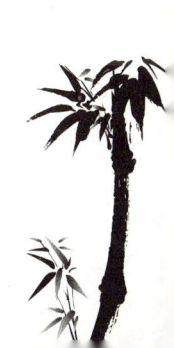

第四式　船夫背纤

【技术要领】

左式

动作一：接上式。左脚向左侧一步，身体左转，屈膝成左弓步；同时，左手引杖端由腹前向体左、向上、向后、向下划圆弧并摩运左肋胁，左手环握杖停于左腰间；右手向下、向前、向上划圆弧至体前；目视左前方（图103—图105）

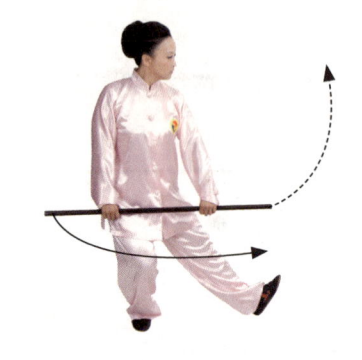

图103

图104

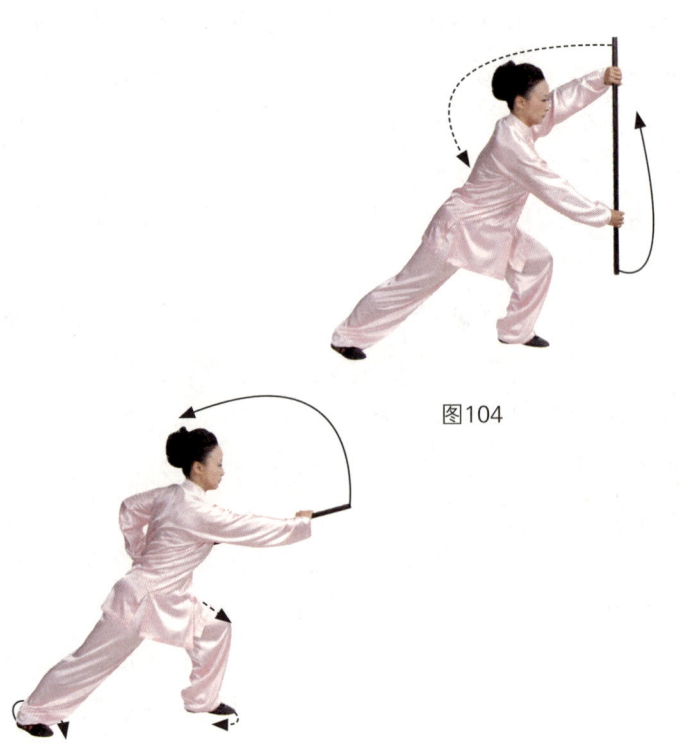

图105

动作二： 重心右移，右脚掌向外碾转，左脚内扣，两脚平行，两腿伸膝，自然站立；同时腰向右转正，左手环握杖继续向下、向前经左膝外侧向上划圆弧，右手环握杖向体后、向右下划圆弧，按压在肩上；目视前方（图106）。

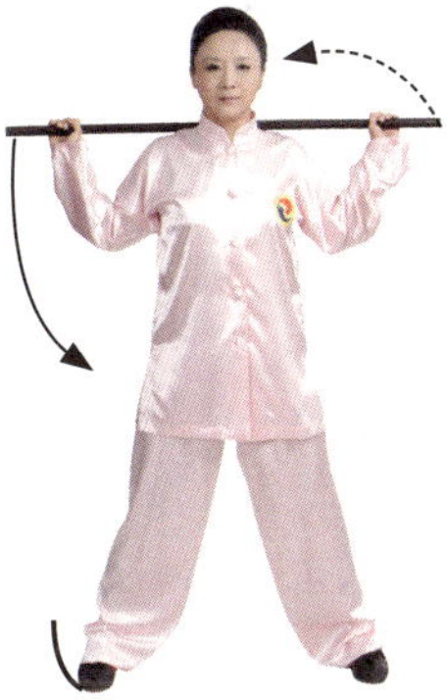

图106

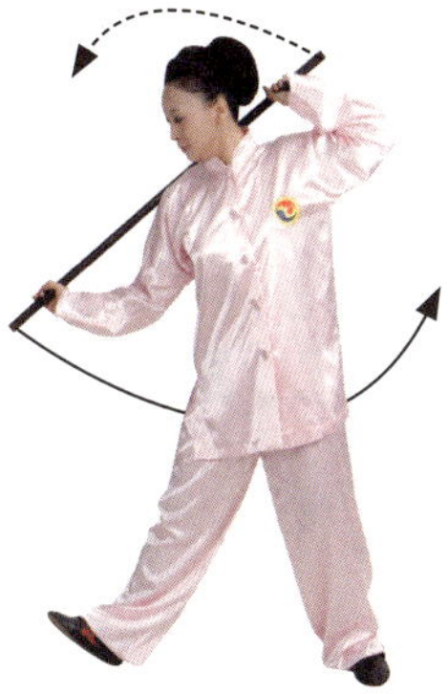

动作三： 右脚外展约90°，左脚跟向左后蹬转，伸膝，屈右膝成弓步；同时，腰向右后拧转，两手环握杖随腰的转动在肩上摩运、立圆转杖近180°按压在肩上（图107、图108）；继续向下松沉重心，左手杖侧按压左肩井穴；目视右后方，稍停（图109）。

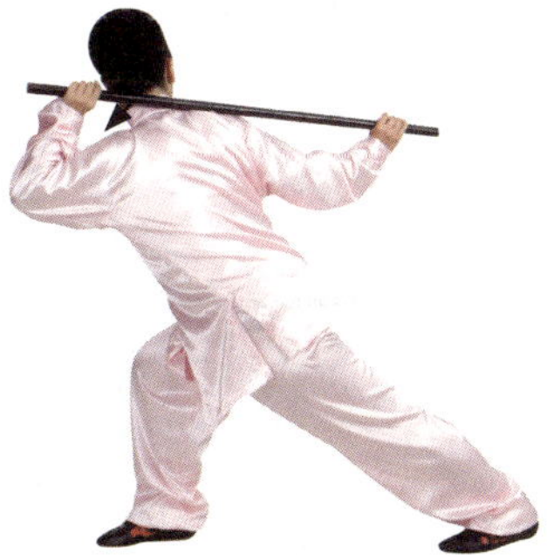

图107

图108

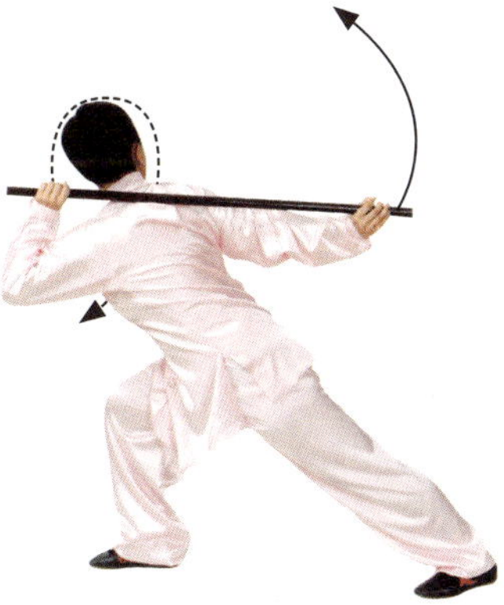

图109

健身气功 太极养生杖●导引养生功十二法●十二段锦●马王堆导引术●大舞

39

动作四：左手引导杖端经头上，向右肩、右胸下落，右手杖端自然向上划圆弧（图110）；重心左移，左脚掌向外碾转，左腿屈膝，右脚内扣，右腿伸膝，同时身体向左转正，杖经腹向体左侧划圆弧（图111）；重心移至右腿（屈膝），左腿伸膝，收左脚与右脚并拢，两腿半蹲，杖向上划圆弧举至头上，变十指尖向上，夹持杖；随即两腿伸直，自然站立，杖下落至两乳，向下摩运至腹，两手变环握杖置于腹前；目视前方（图112、图113）。

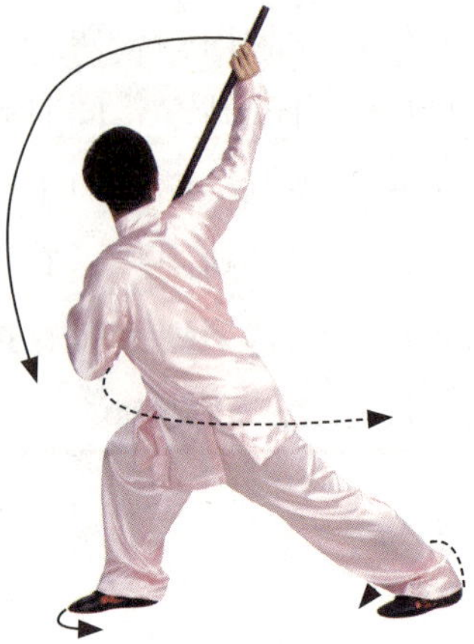

图110

图111

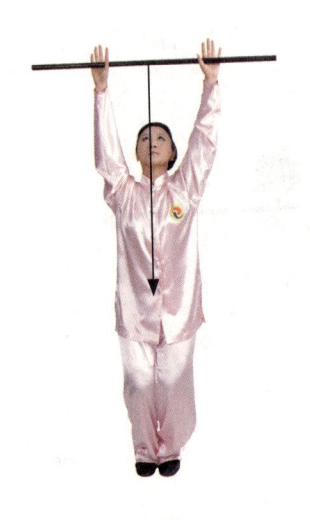

图112

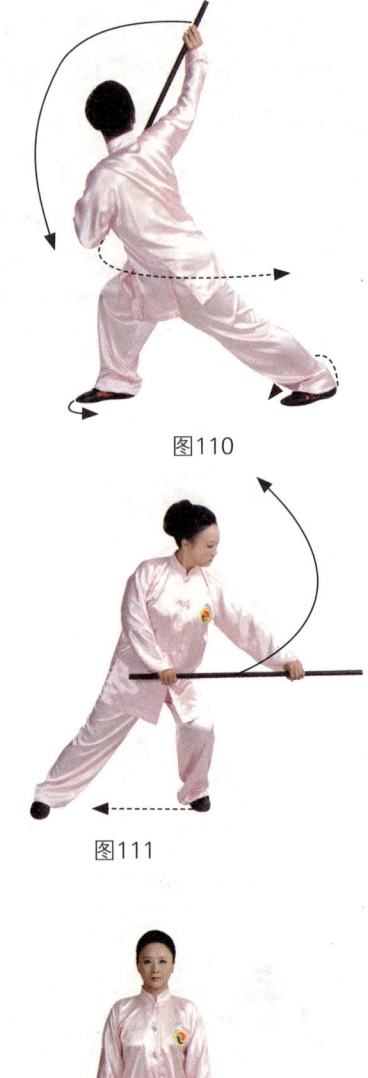

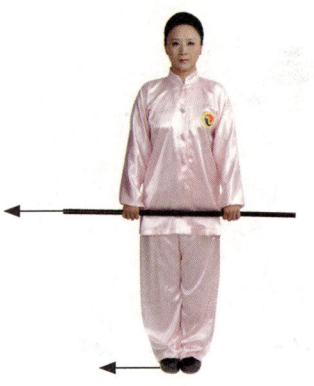

图113

右式

右式与左式动作相同，唯左右方向相反（图114—图124）。

本式一左一右为1遍，共做2遍。

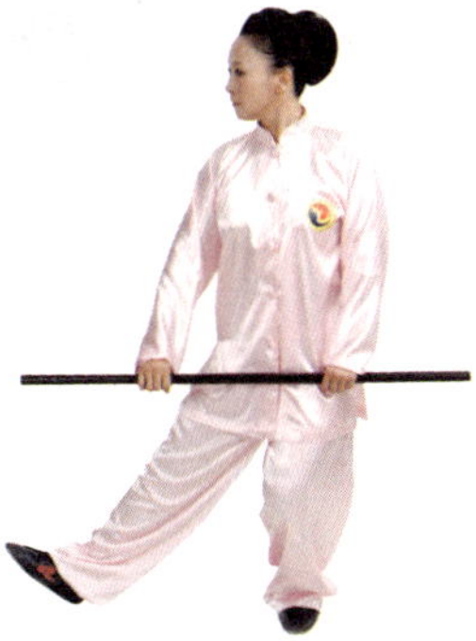

图114

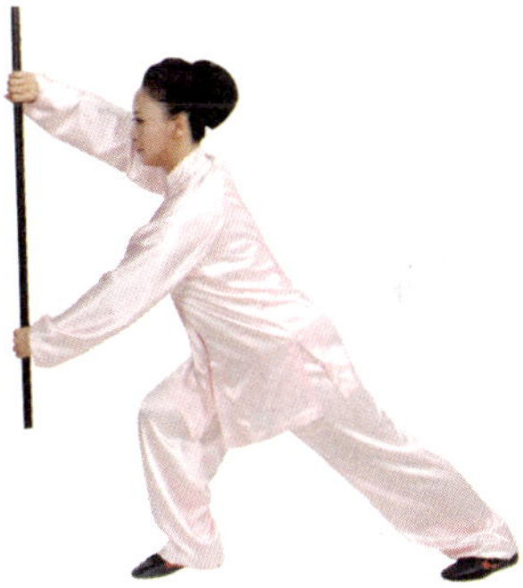

图115

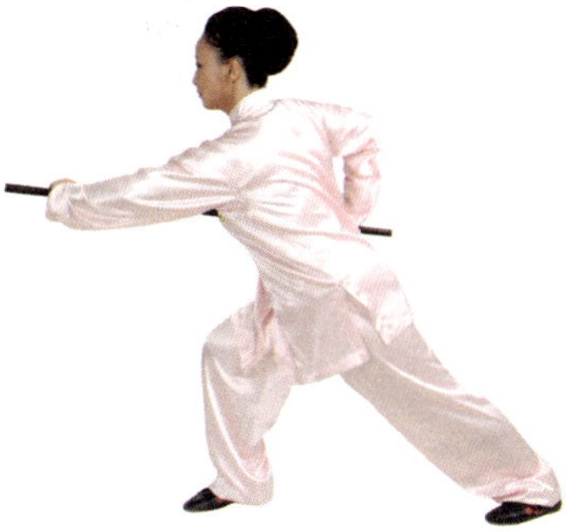

图116

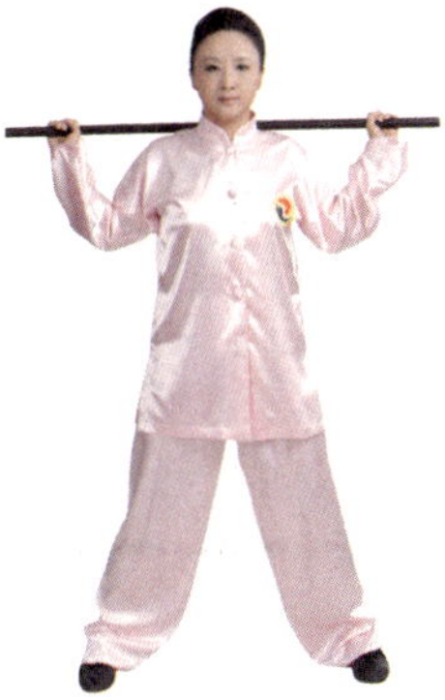

图117

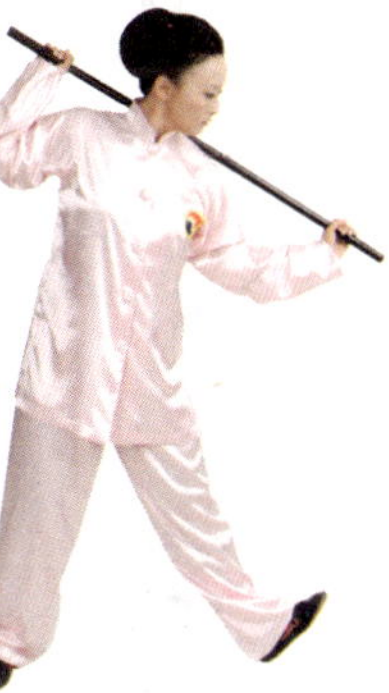

图118

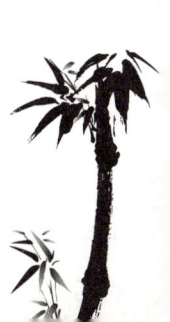

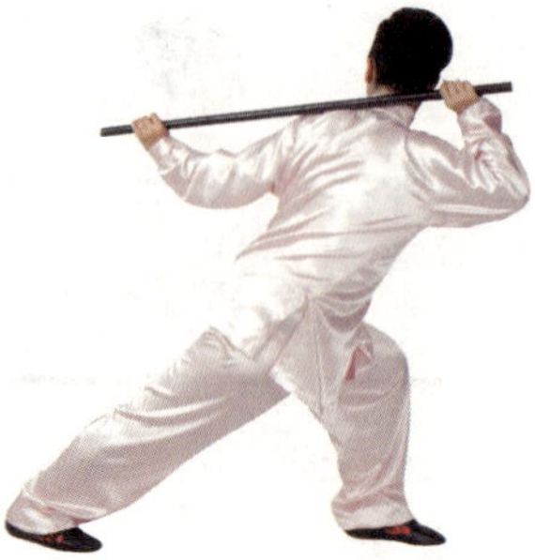

图119

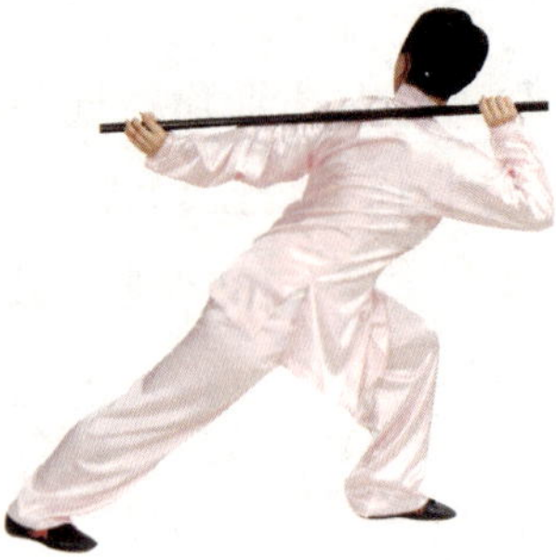

图120

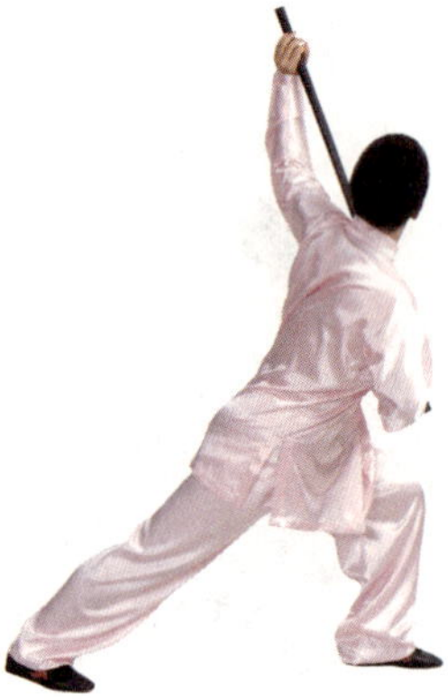

图121

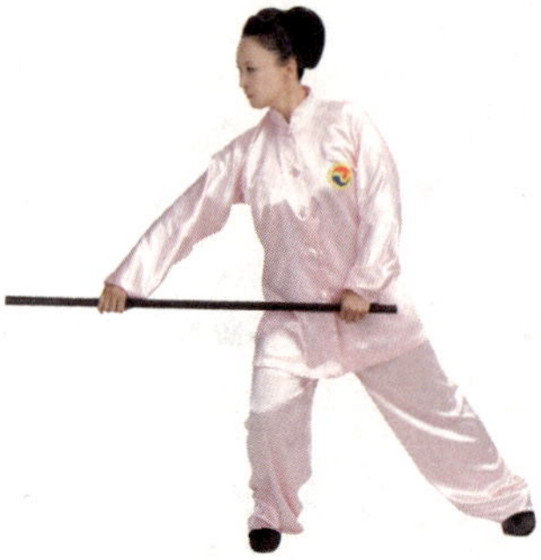

图122

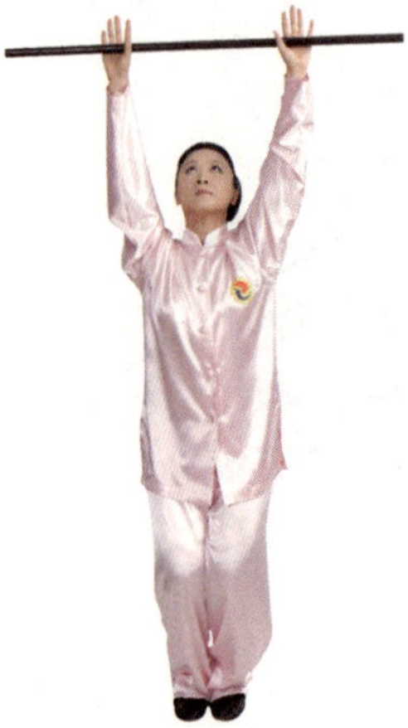

图123

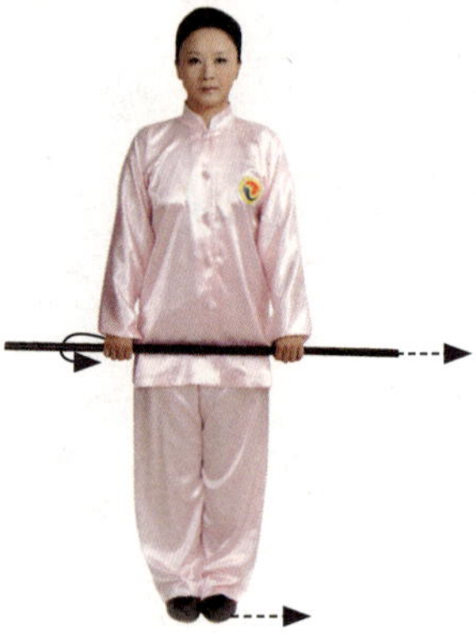

图124

【注意事项】

1. 以左弓步转杖为例。左手环握杖向体左、向上划圆至面前时，左手向杖端稍滑动，两腿伸膝站立，转杖按压至肩上时，右手稍向杖端滑动，两手环握的位置对称。

2. 环握杖向后划圆弧摩运肋胁时，手腕配合有卷腕、伸腕动作。

3. 以左弓步拧转腰、转杖为例。随着腰向左后拧转，左手握杖沿左肩稍滑动、摩运，杖不离肩，再向左体侧下、向体后划立圆，右手环握杖随之，杖转动近180°。

4. 腰拧转背纤时，以腰带肩，立圆转杖。初学者可以重心稍高，步幅稍小，微转体；待技术熟练以后，身体素质加强，可以增大步幅，降低重心，使腰部的拧转和腿部蹬伸更充分，上体、下肢形成一条直线、一股完整的拧劲。

5. 杖在肩部的摩运、按压要柔和。右弓步背纤时，重点按压左肩井穴，左弓步背纤时，则重点按压右肩井穴，同时上下肢动作和呼吸协调配合。

【功理作用】

1. 左右转头，可以有效地刺激大椎穴，益气壮阳；用杖按压肩井穴，有利于促进全身气血运行，增强体质；有助于人体祛风散寒，解除颈、肩、背痹痛。

2. 拧腰、伸膝、蹬脚的背纤动作，进一步有效地刺激任督二脉、带脉以及足三阴、足三阳诸经络，加强全身气血运行，强腰固肾；同时又增大了腰椎和髋关节的活动幅度，使腰腿部肌群得到充分牵拉，有利于腰、腿灵活性和柔韧性的完善与提高。

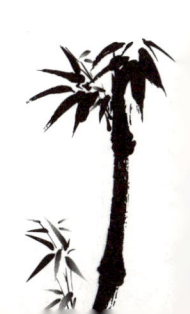

第五式 神针定海

【技术要领】

左式

动作一：接上式。两腿微屈膝，左脚侧开，重心向左移动，两脚平行，距离约与肩同宽，随即两腿自然伸直；同时，左手夹持杖，手心向下，右手腕外旋翻转手心向上托杖，由腹前向左、向上划立圆，举至头上（图125、图126）；随两腿屈膝半蹲，杖向体右侧弧形下落，约与腰同高；目随杖走（图127）。

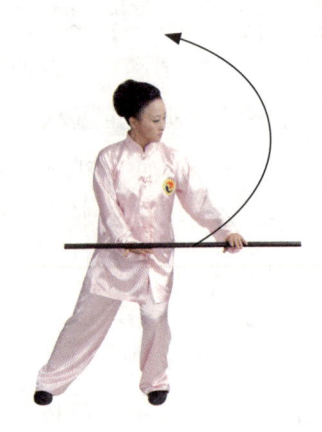

图125

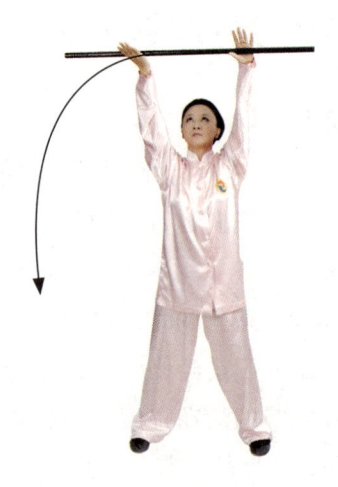

图126

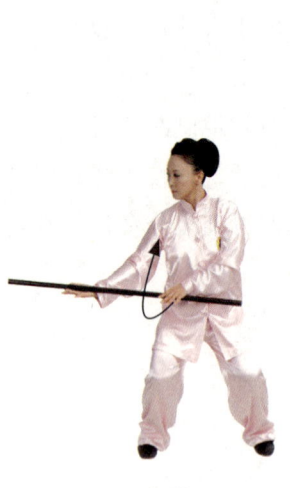

图127

动作二：两腿自然伸直；腰微右转体；左手旋杖，夹持杖立于右胸前，右手夹杖在右斜下方（图128）；随即左脚外展90°，右脚向右后蹬转，屈膝成左弓步；同时，向左转体，弧形摆杖立于体前；目视体前方（图129）。

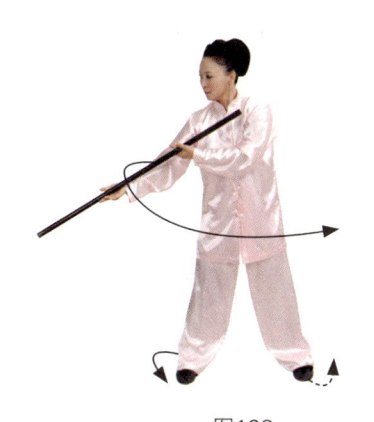

图128

图129

动作三：右脚上一步，两脚平行，距离约与肩同宽，两腿屈膝半蹲；同时，左手卷旋环握，杖端向下划弧，左手与腰同高，右手稍向右杖端滑动，杖端向上划圆弧，杖竖立于体前，右手握于杖与眼同高处（图130、图131）；随即右手握杖向下滑落杖触及左手；目视前方（图132）。

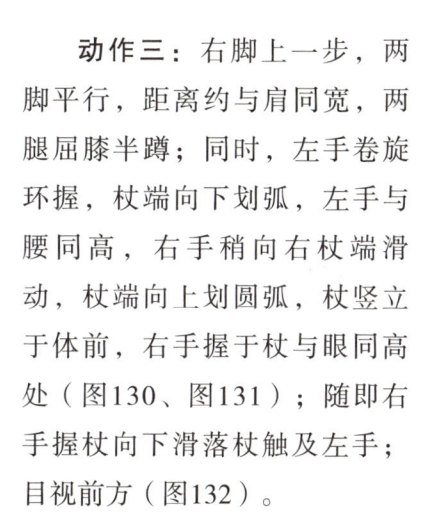

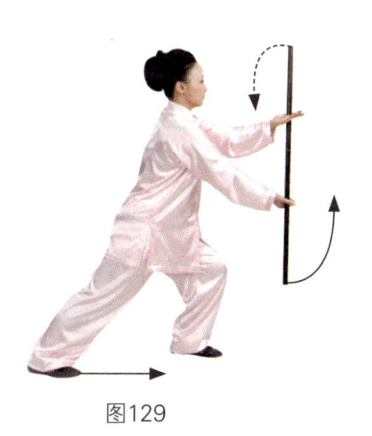

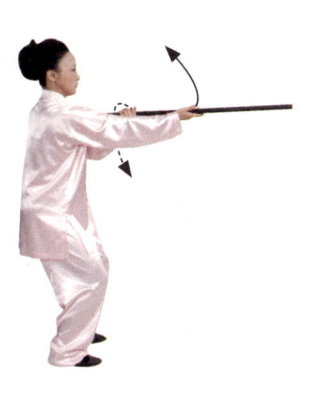

图130

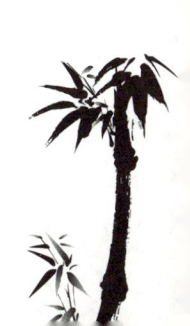

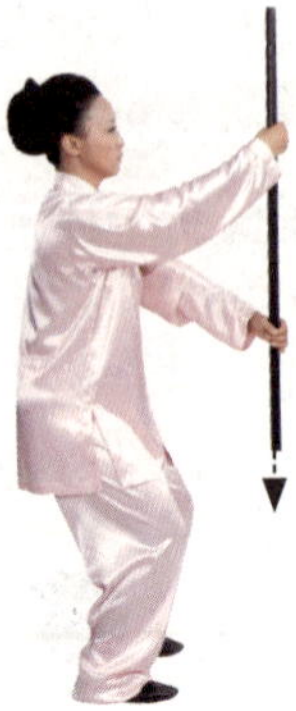

图131

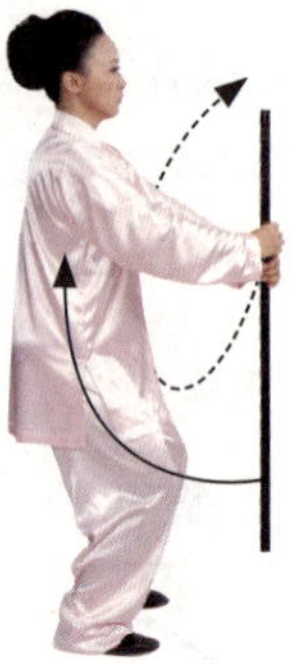

图132

动作四：两腿伸膝，自然站立；同时，两手下落至腹前分开，两臂经体侧伸直，右手持杖，杖的下端向后、向上划弧贴于右臂后；左臂外旋向体左前45°上举，手心向上，与头同高（图133）；随即松胯，微屈膝；左臂屈肘，手掌心向下，经面前按掌至腹前；目视前方（图134、图135）。

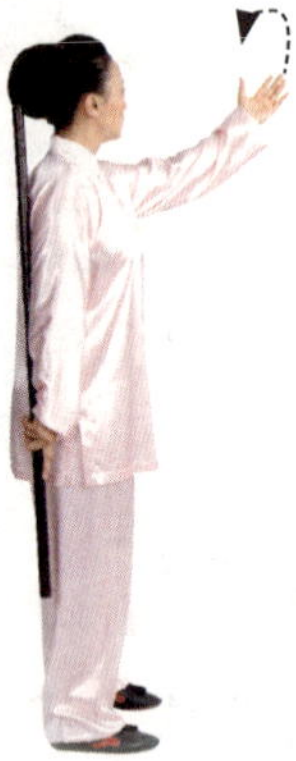

图133

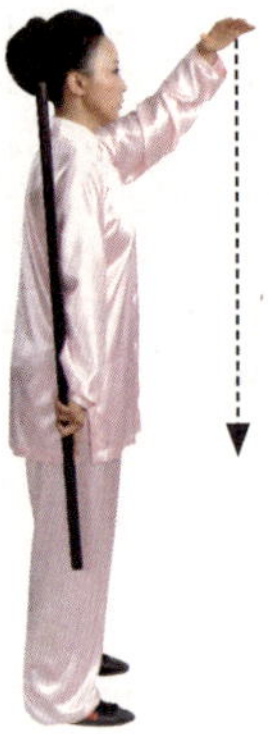

图134

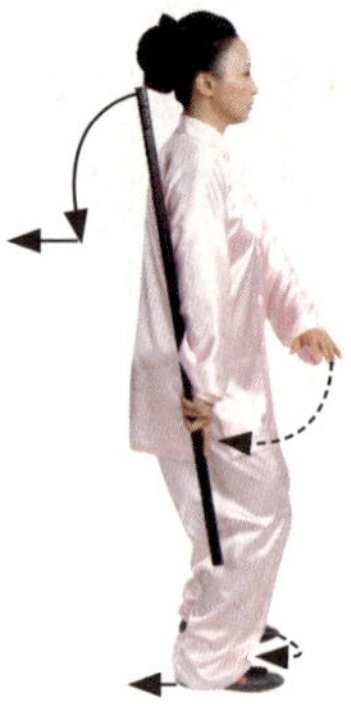

图135

右式

右式与左式动作相同,唯左右方向相反(图136—图146)。
本式一左一右为1遍,共做2遍。

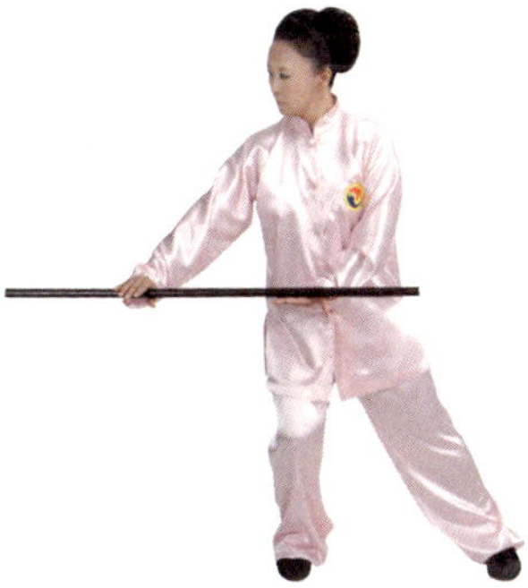

图136

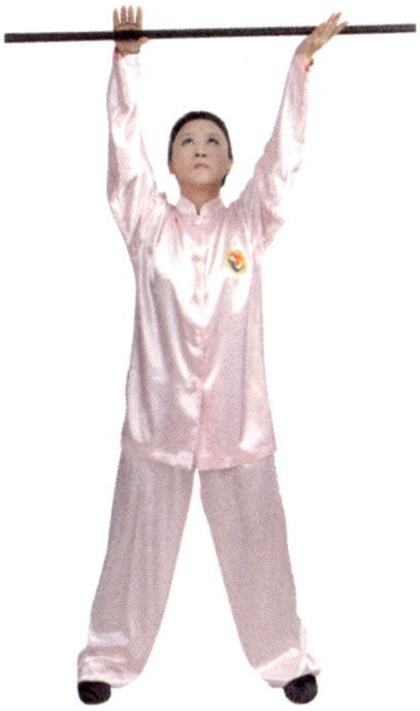

图137

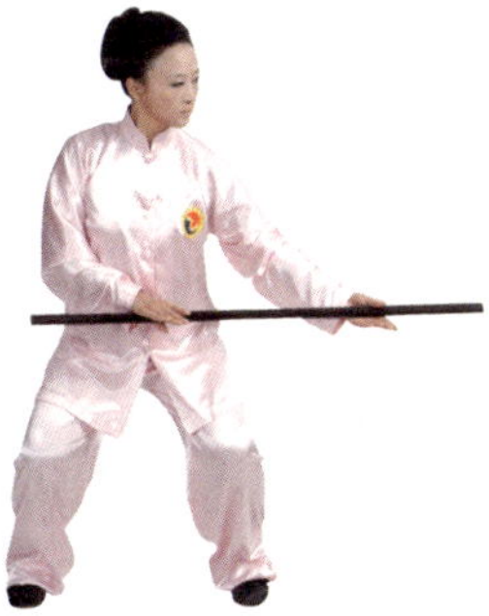

图138

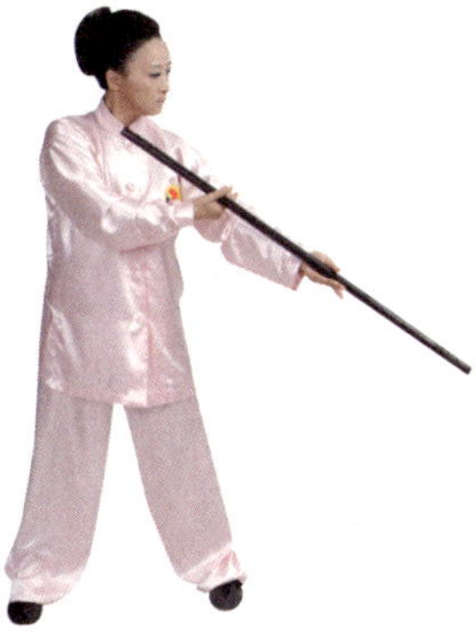

图139

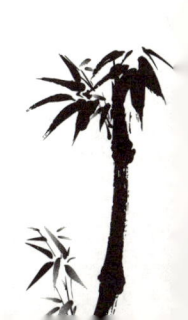

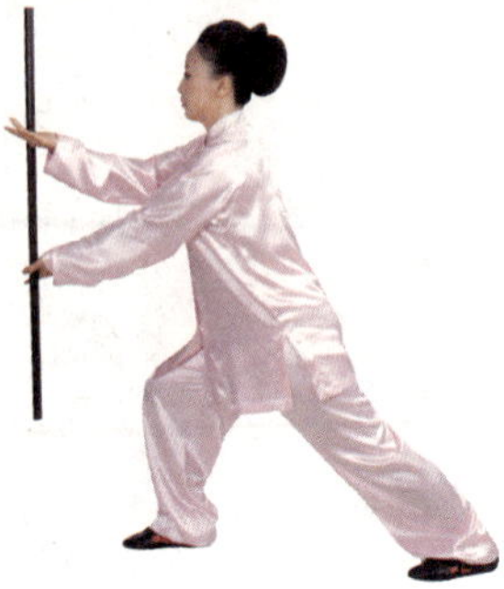

图140

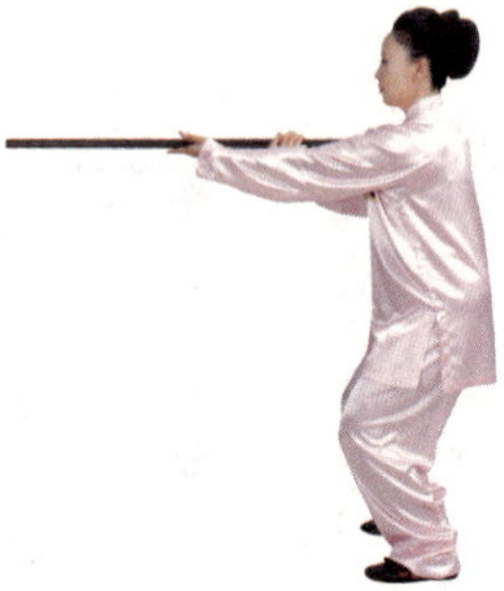

图141

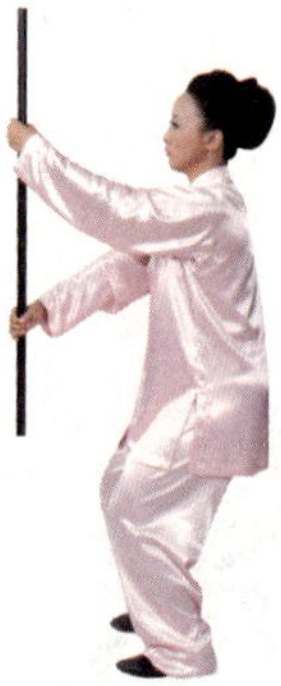

图142

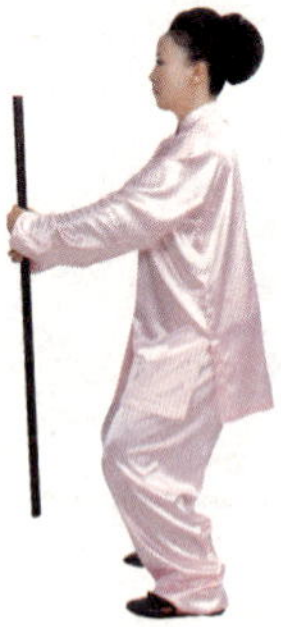

图143

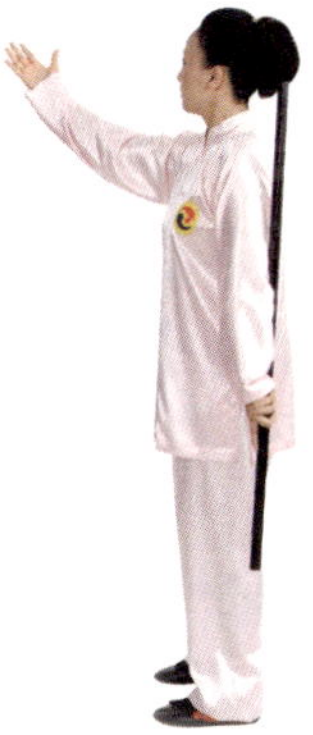

图144

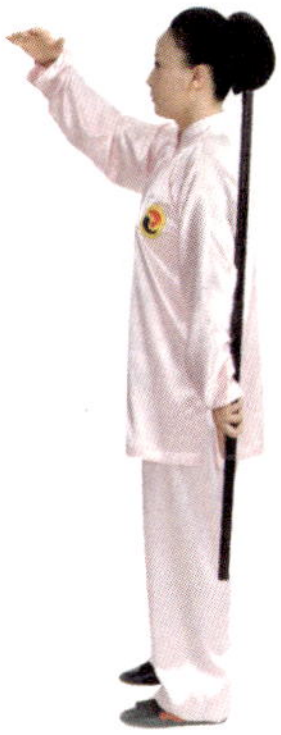

图145

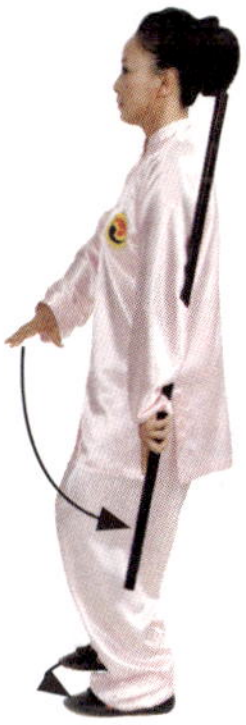

图146

【注意事项】

1. 身械配合不熟练时，可先单独练习旋杖、卷杖、滑杖等基本动作。

2. 呼吸要与动作自然配合。随着对技术要领深入、细致的掌握，呼吸会逐渐变得细匀深长，并过渡到以腹式呼吸为主。

3. 手臂上举、下按时，松肩，肘关节保持弧形，意念纳天地之精华，归入丹田，静立片刻。

【功理作用】

1. 手腕的旋翻、圆转运动，弥补了日常工作中多是屈伸活动的不足，对预防手腕损伤有积极作用。

2. 以杖导引行气，意气相合，想象捧天地泰和之气，由百会贯入丹田，有益于养神，培补和养护元气，提高练功效果。

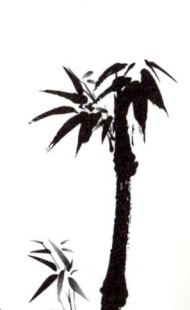

第六式　金龙绞尾

【技术要领】

左式

动作一：接上式。右脚内扣，左脚向左后45°一步，右手环握，引导杖端向右前方45°伸，左手滑杖至1／3端（图147、图148）；重心向左腿移动，左脚掌向外碾转，右脚掌向内碾，屈膝成左弓步；同时，随向左后转体，杖向上、向体前划立圆至右肩前，与肩同高，左手握杖停于右腋下；目视杖的方向（图149）。

图147

图148

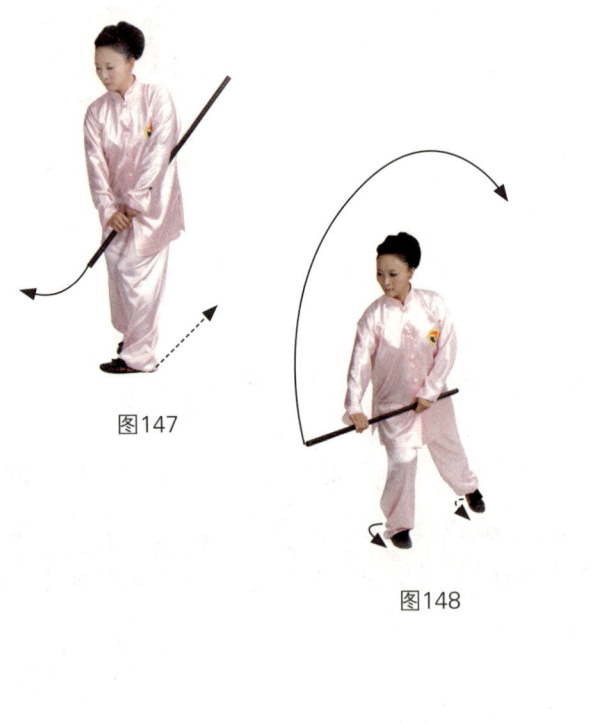

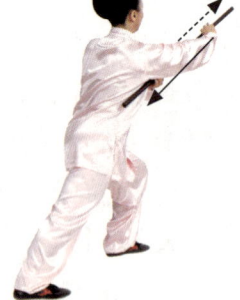

图149

动作二：重心向右腿移动，右腿屈膝，左腿自然伸直；同时，左手向前、右手向后滑杖，左手环握于杖端，稍高于左肩，右手握杖于右腰间（图150）；左脚经右脚后交叉，两腿屈膝下蹲，成高歇步，腰微右转；目视体右前方，稍停（图151）。

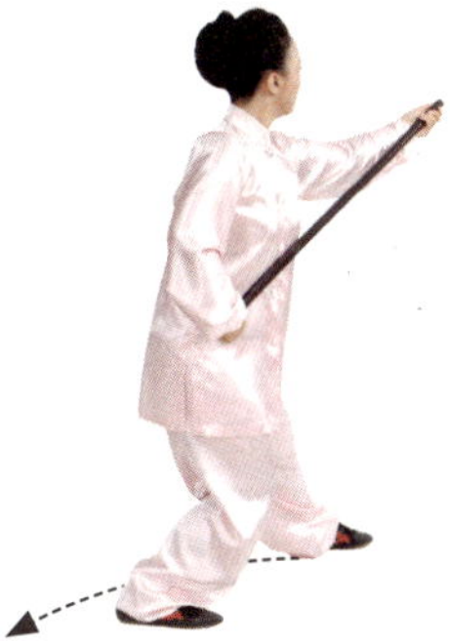

图150

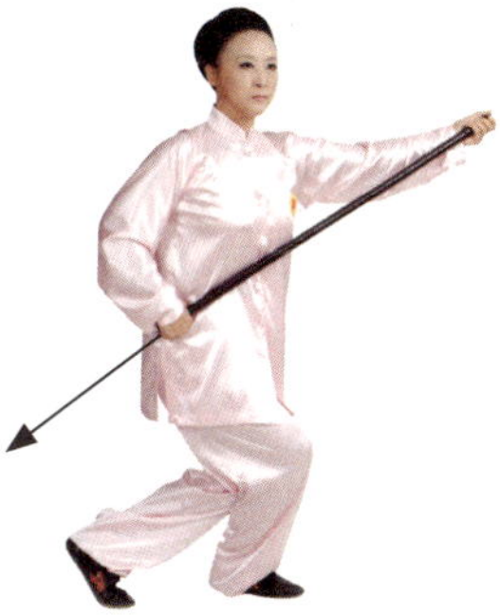

图151

动作三：重心下降，屈膝全蹲成低歇步；腰右转，左手向体右斜前方插杖，杖端触地，左手托杖另一端，右手向左滑杖约至1/3处，夹持杖，目视杖端（图152、附图152）；随即左手搅杖、向下压杖，两手心向下，夹持杖；目视杖（图153、附图153）。

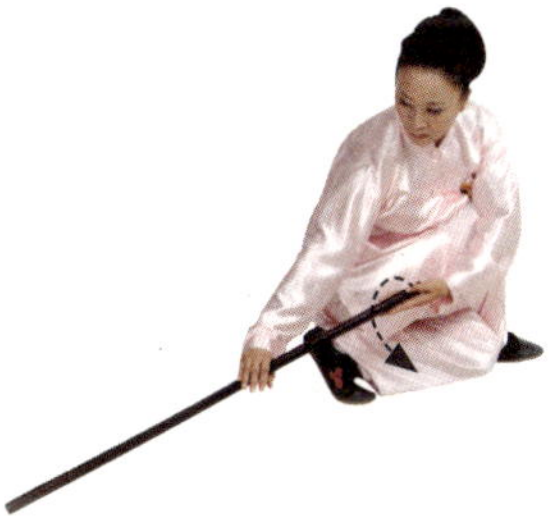

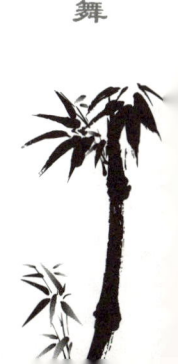

图152

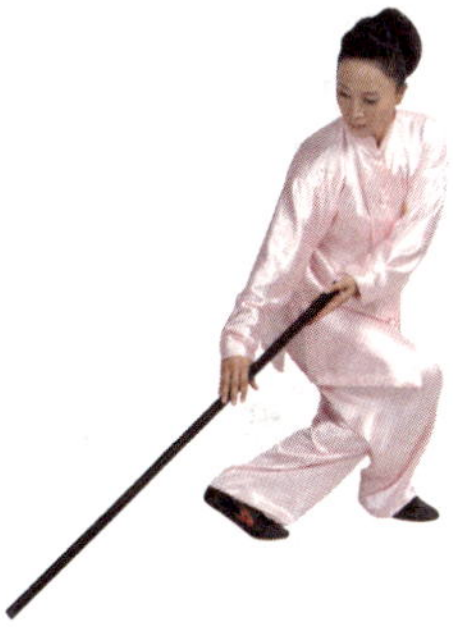

附图152
中老年人可用高歇步

图153

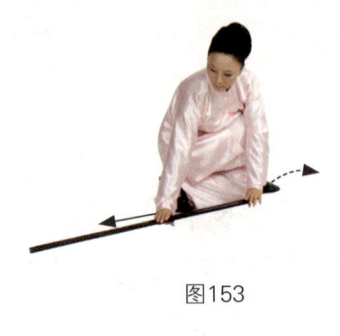

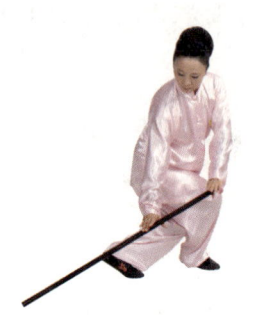

附图153
中老年人可用高歇步

动作四：两腿伸膝站起，左脚向左侧一步，同时，左手向体左水平引杖，右手向右滑杖至杖端约1／3处（图154）；重心向左移动，右脚与左脚并拢，自然站立，左手向内滑杖至约1／3处，两手约与肩同宽，环握杖置于腹前；目视前方（图155）。

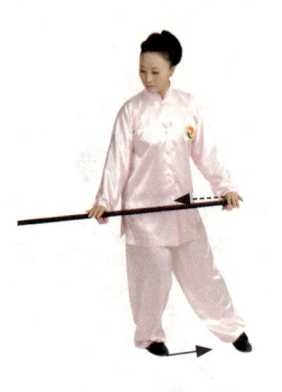

图154

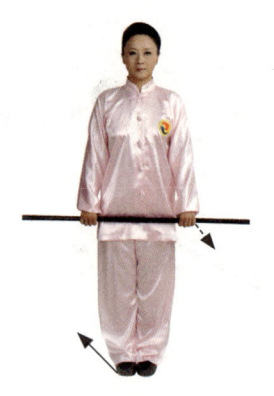

图155

右式

右式与左式动作相同，唯左右方向相反（图156—图163）。

本式一左一右为1遍，共做2遍。

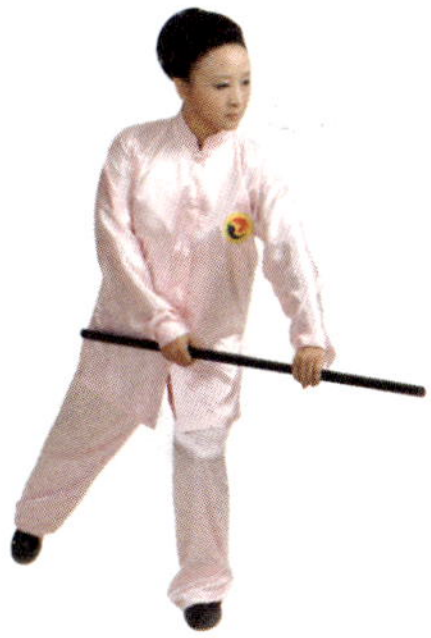

图156

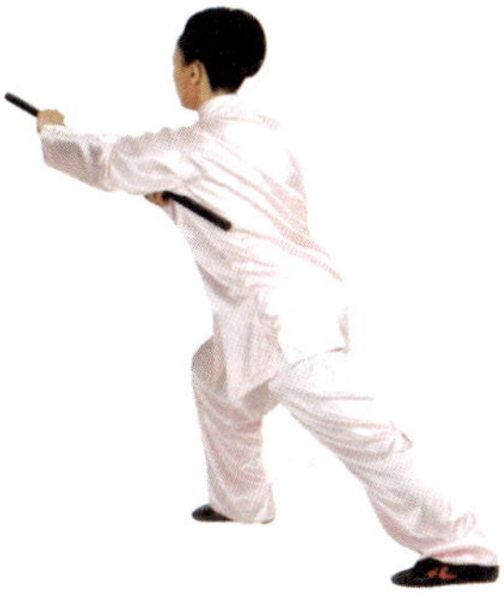

图157

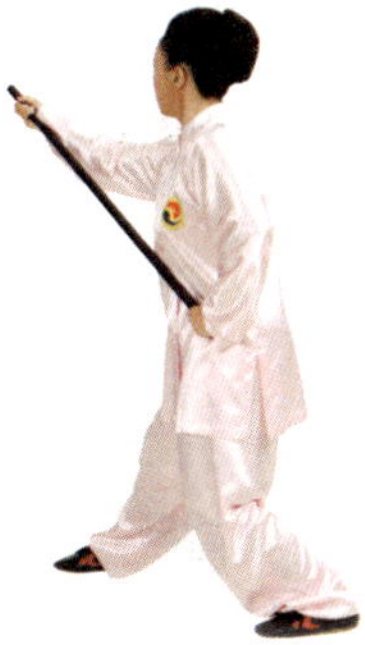

图158

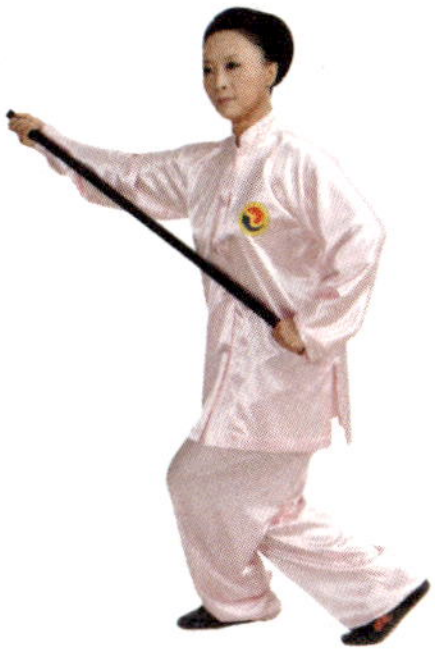

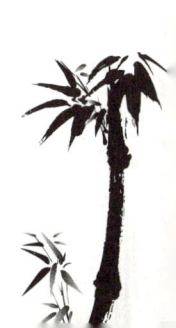

图159

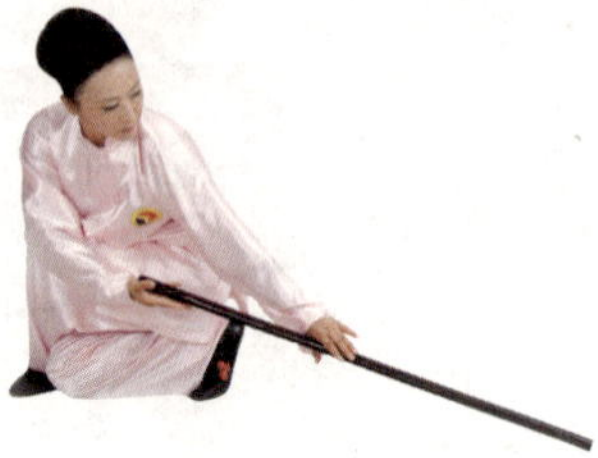

图160

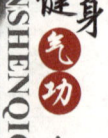

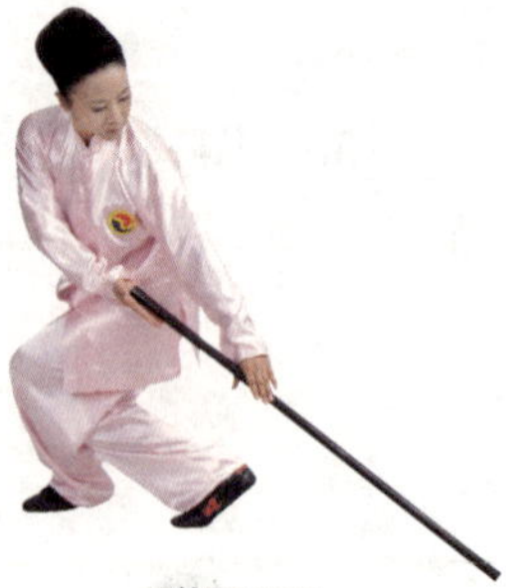

附图160
中老年人可用高歇步

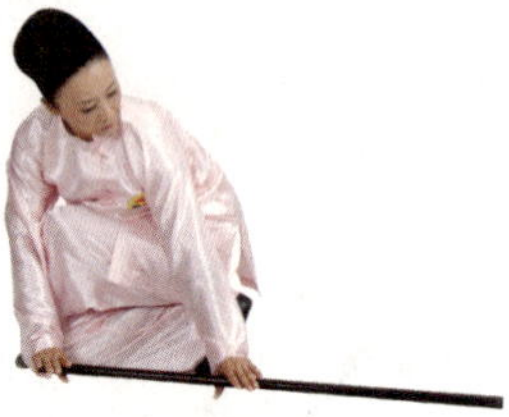

图161

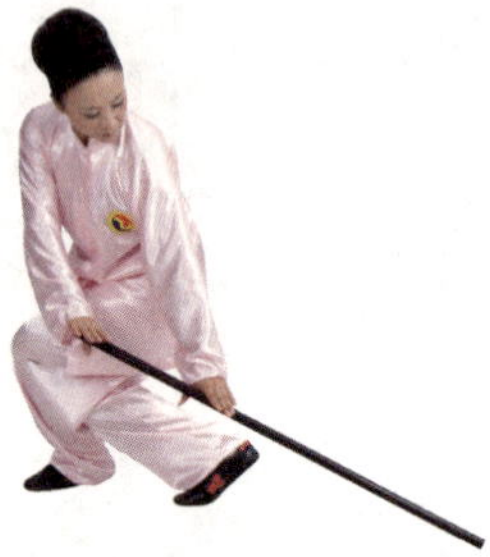

附图161
中老年人可用高歇步

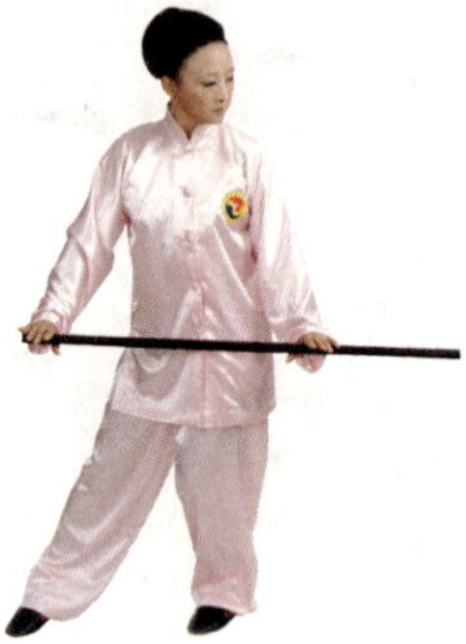

图162

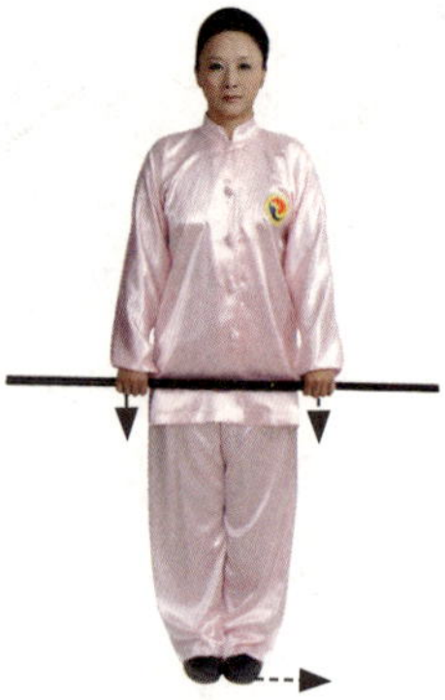

图163

【注意事项】

1. 运动处处体现阴阳对立统一的关系。杖向身体斜前引伸时，腿则反向后伸；杖由下向上立圆转动时，重心向下松沉。

2. 绞杖时手腕外旋，配合吸气；手腕内旋两手向下压杖时，配合呼气；起身、开步时，配合吸气；一脚与另一脚并拢、站立时，配合呼气。

3. 中老年人及患有高血压、冠心病等的练习者，做低歇步时，可选用高位抵压承山穴的高歇步。青年人应做屈膝全蹲的低歇步。随着中老年人身体素质和体质的逐渐增强，因人而异，可用低歇步。

4. 立圆转动杖时，注意肩要放松，舒伸手臂；两手相向滑杖时，注意手不离杖，杖不离身，沉肩、垂肘。

【功理作用】

1. 高歇步时，后交叉腿膝抵压前小腿后的承山穴，可重点、有效地刺激足太阳膀胱经。因膀胱经与肾经相表里，故此式利于疏导肾水的代谢，有排毒作用。

2. 以腰为轴左右转体，有节奏地刺激了带脉。带脉管束人体上下经脉的通行，有利于全身经脉之气的调畅。

3. 低歇步对下肢柔韧、平衡、力量控制能力提出了更高要求。此式有利于加强中老年人下肢肌肉的力量，提高平衡能力，对减少小腿肌肉痉挛有一定作用。

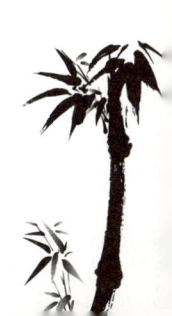

第七式 探海寻宝

【技术要领】

左式

动作一：接上式。左脚侧开，两脚平行，距离约与肩同宽，自然站立；同时，两臂向体前平举杖至与肩同高，随即坐腕、屈肘，收杖于两乳下，卷杖沿腹向下摩运至脚，上体随之前屈，手臂自然伸直；目随杖走（图164—图166）。

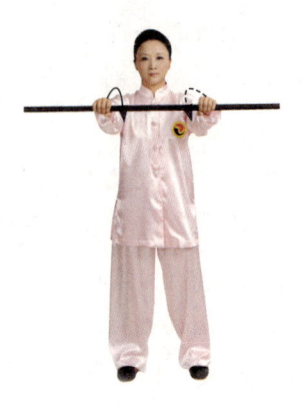

图164

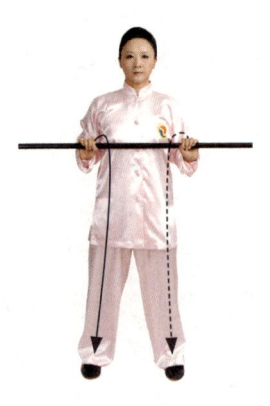

图165

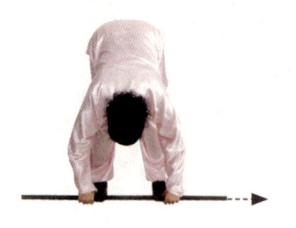

图166

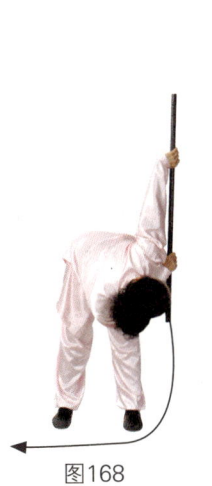

动作二：两膝微屈再伸，重心向左移动偏于左腿；同时，向左转体，转头，弧形向上举杖，右手停于左肩处，目视杖的上端（图167、图168）；随即重心右移，两膝微屈，身体右转成体前屈，微弓背，杖落于两脚前，目随杖走（图169）。

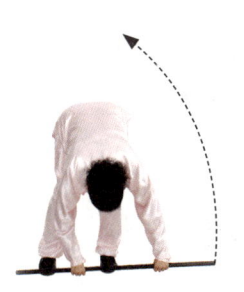

图167

图168

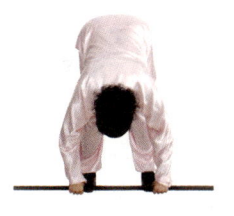

图169

动作三：两膝伸直；同时，塌腰，两臂自然向下松垂，抬头，吸气，稍停，随即呼气；目视前方（图170、图170侧）。

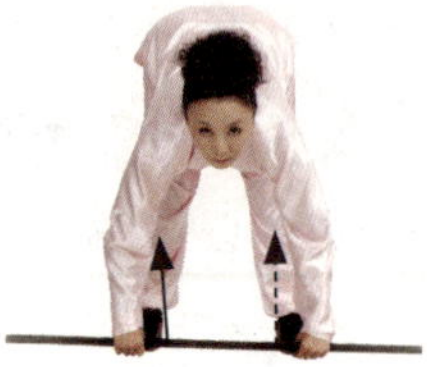

图170

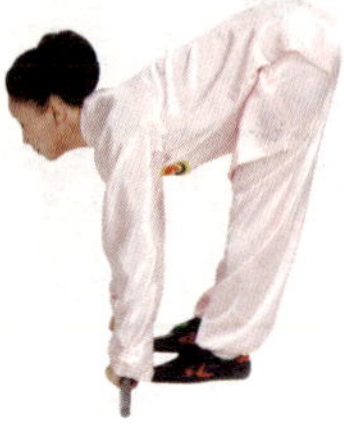

附图170

动作四：头向上领起，身体直立，卷杖沿两腿前向上摩运至两乳下（图171）；收左脚与右脚并拢，两腿由屈到伸，自然站立；杖向下摩运至腹，两臂自然伸直；目视前方（图172）。

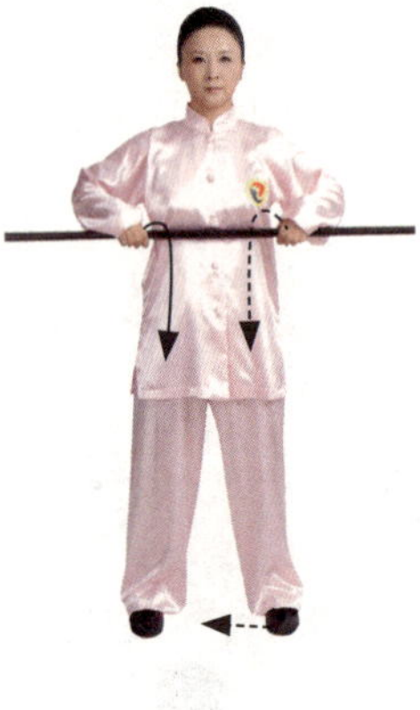

图171

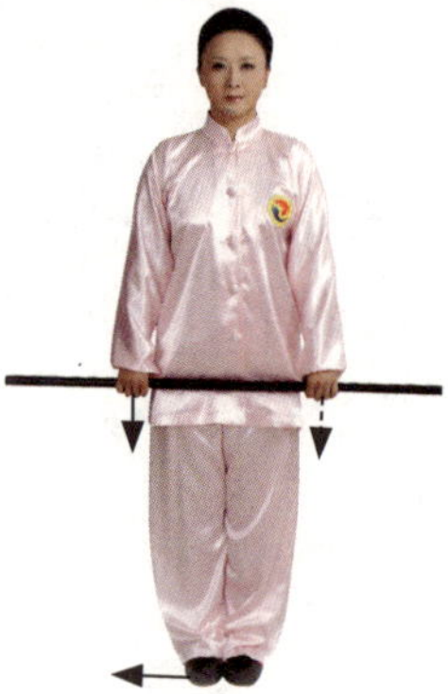

图172

右式

右式与左式动作相同,唯左右相反(图173—图181)。

本式一左一右为1遍,共做2遍。

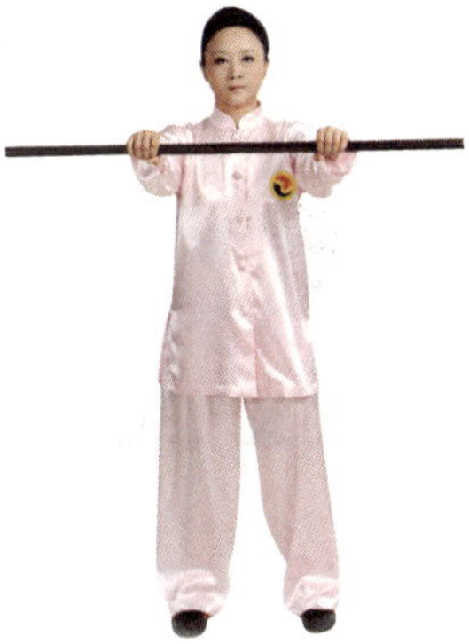

图173

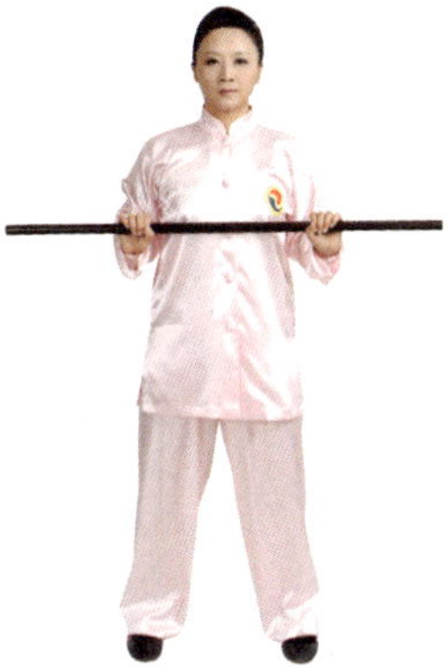

图174

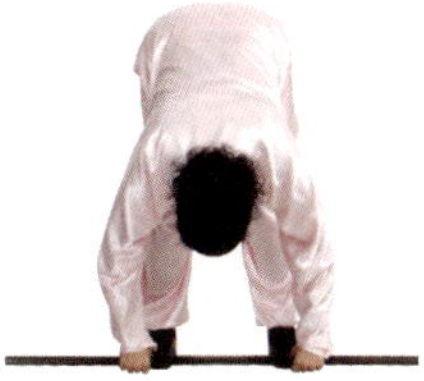

图175

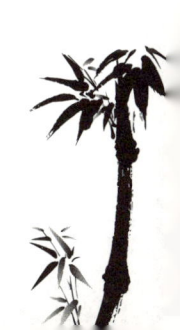

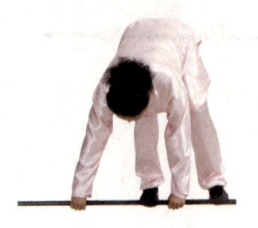

图176

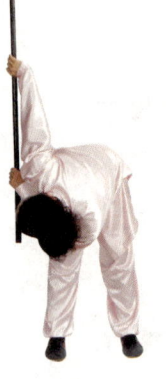

图177

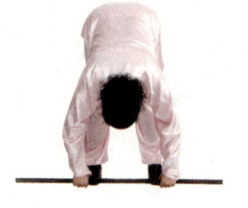

图178

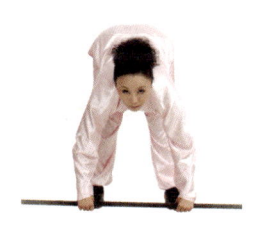

图179

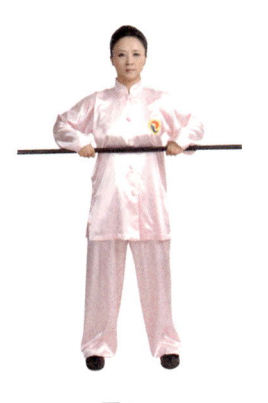

图180

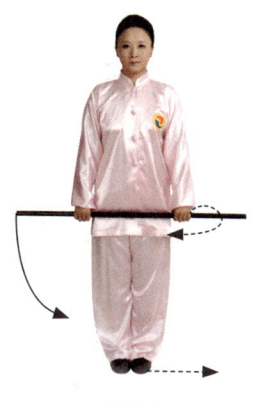

图181

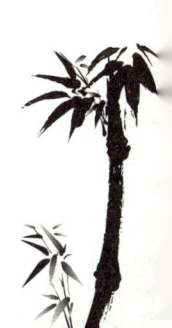

【注意事项】

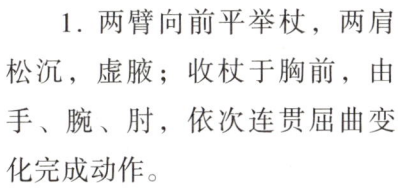

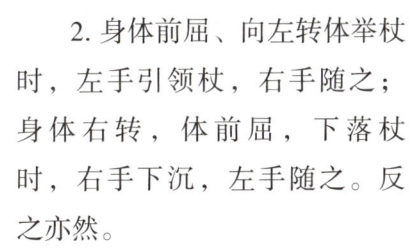

1. 两臂向前平举杖，两肩松沉，虚腋；收杖于胸前，由手、腕、肘，依次连贯屈曲变化完成动作。

2. 身体前屈、向左转体举杖时，左手引领杖，右手随之；身体右转，体前屈，下落杖时，右手下沉，左手随之。反之亦然。

3. 呼吸要匀细，与动作配合协调，以腹式呼吸为主。

4. 初学者以及中老年人体前屈俯身不要太低，以没有憋气或没有胸腹压迫感为好；保持两膝自然伸直，呼吸顺畅。

【功理作用】

1. 左右转体、转头以及体前屈的抬头、塌腰，可以更有效地刺激任督两脉和带脉，不断加强全身的气血流通，调补先天，补益后天，强腰固肾，达到健身目的。

2. 两膝伸直、俯身前屈、塌腰，可以有效地拉伸大腿后部肌群，提高下肢柔韧性，有利于缓解腰背部肌肉的疲劳和肌紧张。

第八式 气归丹田

【技术要领】

动作一：接上式。左手伸指，手心向下贴杖，外旋手腕，夹持，杖垂直，两臂分开，自然垂于身体两侧；左脚侧开，两脚平行，距离约与肩同宽，自然站立；目视前方（图182）。

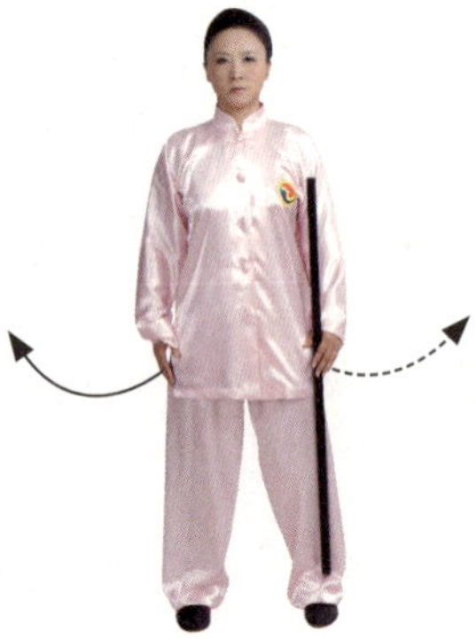

图182

动作二：两腿屈膝半蹲；同时，两臂由体侧向腹前合抱，两手合抱于腹前，两掌心向内，十指相对，约距10厘米；目视前方，稍停（图183、图184）。

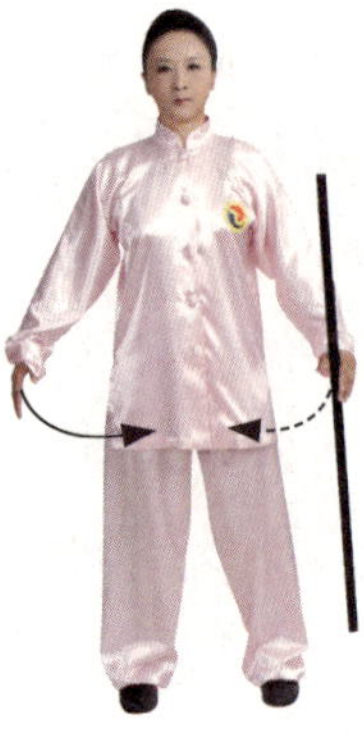

图183

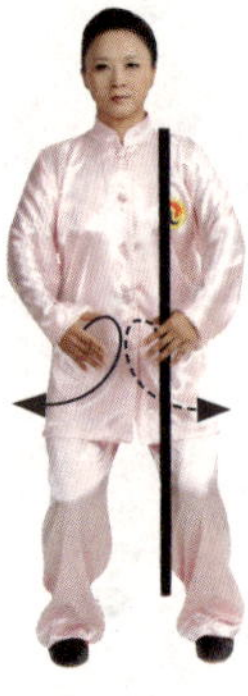

图184

动作三：两腿伸膝，自然站直；两手向丹田处收拢，随即两臂自然分开垂于体侧；目视前方（图185）。

重复动作二、动作三2遍。

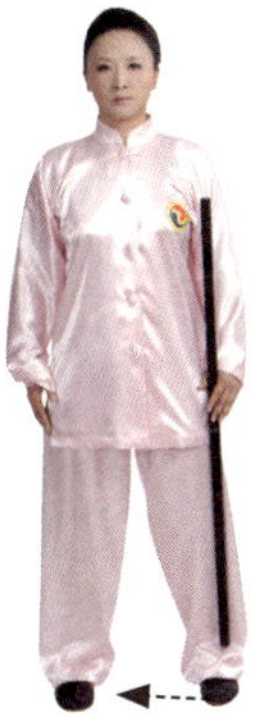

图185

【注意事项】

两掌合抱向丹田处收拢，两手距丹田约10厘米，两臂再自然分开。

【功理作用】

以意行气，引气回收，培补丹田，增补元气。

收　势

【技术要领】

接上式，稍停，随即收左脚与右脚并拢，自然站立；目视前方，稍停（图186）。

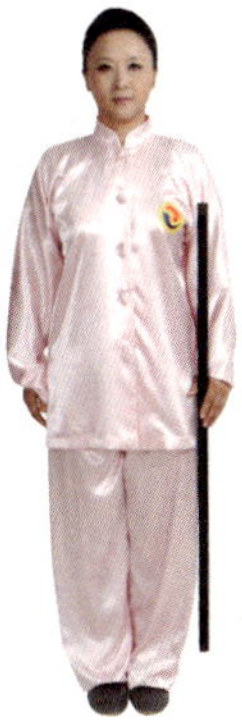

【注意事项】

1. 站立要松腰、敛臀、虚腋，两肩松沉，身体中正，自然放松；意念

图186

人与天地交流乐融融。

2. 配合深长细匀的腹式呼吸。呼吸深长的程度因人而异，顺其自然。

【功理作用】

由动复静，巩固丹田元气，使身心调节到最佳的放松和平衡状态，达到强身健体的目的。

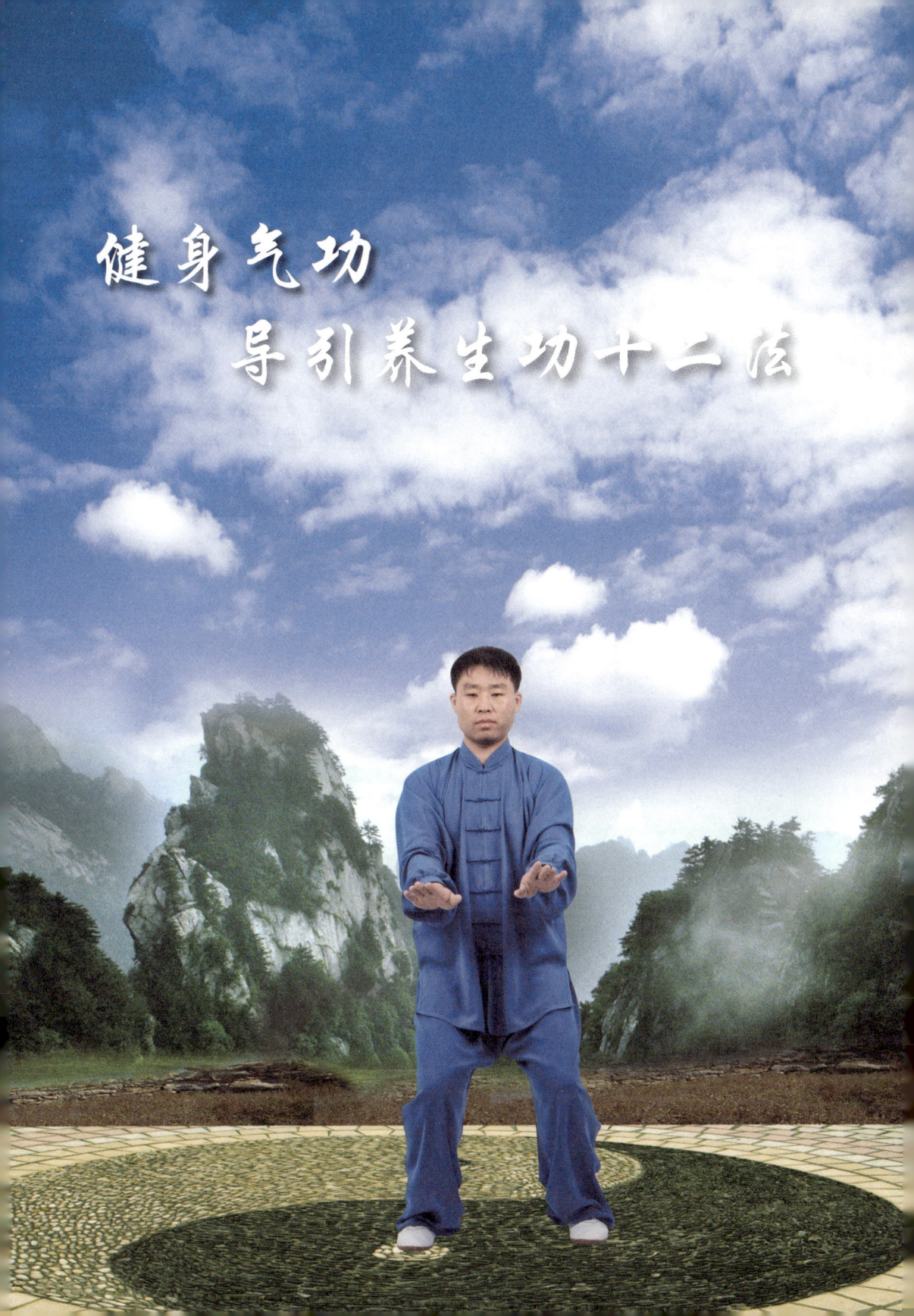

健身气功

导引养生功十二法

第一章

健身气功·导引养生功十二法之渊源

中华导引养生文化源远流长，博大精深，是中华民族医学、保健学以及长寿学的重要组成部分，是我国劳动人民同大自然和自身疾病作斗争的产物，为中华民族的身心健康、种族繁衍和国家文明作出了重要贡献。

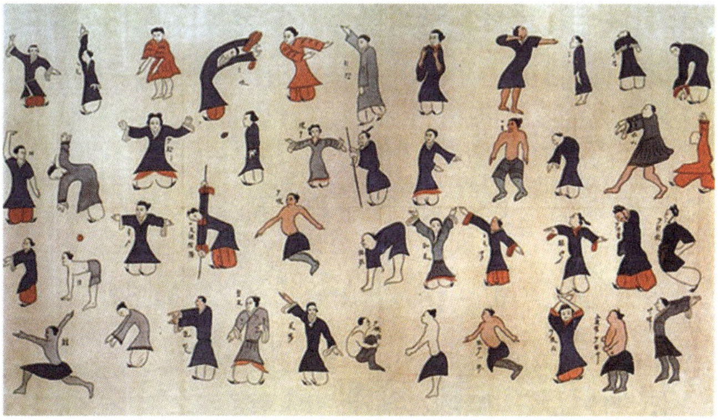

图1 1973年出土的湖南长沙马王堆西汉帛画导引图

第一节 导引、养生概述

一、导 引

"导引"一词，最早见于《庄子·刻意》："吹呴呼吸，吐故纳新；

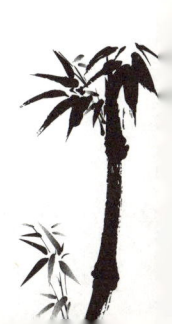

熊经鸟伸，为寿而已矣。此导引之士，养形之人，彭祖寿考者之所好也。"

用导引治病，最早见于《黄帝内经》："中央者，其地平以湿，天地所以生万物也众，其民食杂而不劳，故其病多痿厥寒热，其治宜导引按跷。"（《素问·异法方宜论》）

对导引的解释，仁者见仁，智者见智。有人解释为呼吸运动："……令身囊之中满其气，引之者，引此归身内恶邪伏气，随引而出，故名导引。"（《诸病源候论·白发候》）有人解释为肢体运动："导引，谓摇筋骨，动支（肢）节。"（唐·王冰注《黄帝内经·素问》）有人解释为呼吸运动和肢体运动相结合："导引就是'导气令和，引体令柔'。"（晋·李颐注）也有人解释为："凡人自摩自捏，伸缩手足，除劳去烦，名为导引。"（唐·释慧琳《一切经音义》）还有人云："夫导引不在于立名，象物……或屈伸、或俯仰、或行卧、或倚立、或踯躅、或徐步、或吟、或息，皆导引也。"（晋·葛洪《抱朴子·别旨》）

在众多的导引解释中，李颐的解释符合导引的真实含义。

从古人造字来看，"导"，古人写为"導"。谓"从寸道声，以寸引之也"。《康熙字典》云：导，"通也""疏也"，是指导气，使气通达、协调、和谐、自然，即"导气令和"的意思。

"引"，古人写为"挧"。谓"开弓也，像引弓之形"。《康熙字典》云：引，引者"伸也""长也"，引申如熊顾鸟伸也。可以看出，"引"是指引伸肢体，使身体柔软、坚韧、结实，即"引体令柔"的意思。

古代"导引"，就是一种呼吸运动和肢体运动相结合的健身术。从1973年出土的湖南长沙马王堆西汉帛画导引图来看，也符合这样的论点。

如《导引图》中，既有健身与治病相结合的图示，如"引聋""引项"等；又有肢体运动和呼吸相结合的图示，如"仰呼"，与现代的扩胸运动相似；还有模仿动物活动形态的运动，如"熊经""信"（"信"即"伸"，就是鸟伸）等。

二、养 生

养生，也称摄生。河上公注《老子·五十》曰："摄，养也。"根据文献考证，摄生学萌芽于商周时期，甚至更早。它是古人在认识了人和自然的有机联系及在掌握了人体生理活动和疾病发生的变化规律之后，作为进一步增进身心健康、预防疾病发生的积极手段而不断发展、完善起来的。

由于摄生对于预防疾病的发生有着重要意义，因此，在《黄帝内经》里特别强调疾病预防的重要性。《素问·四气调神大论》云："是故圣人不治已病，治未病；不治已乱，治未乱。夫病已成而后药之，乱已成而后治之，譬犹渴而穿井，斗而铸锥，不亦晚乎！"这种防重于治的思想，不仅创造出一整套具有民族传统特色的、行之有效的摄生方法，而且其中不少已进一步成为后世治疗疾病的措施。

在摄生理论中，除了强调"不治已病治未病"防重于治的思想之外，还特别强调养护思想。如《吕氏春秋·节丧》曰："知生也者，不以害生，养生之谓也。"晋代葛洪云："养生以不伤为本。"

可以看出，中国养生学是以充分调动自身体内潜在的生命力，主张"节"与"和"，使人体各种机能不受伤害为其主要特点。

在历史发展的长河中，随着人们对发病学原理认识的逐渐深化，又提出了调摄精神形体，以强身健体，提高防病机能的理论。如《素问·上古天真论》说："其知道者，法于阴阳，和于术数，饮食有节，起居有常，不妄作劳，故能形与神俱，而尽终其天年，度百岁乃去。"这就是说，要保持身体健康、精神充沛，必须适应自然变化的规律，并根据这些规律制订养生策略；对饮食、起居、劳动、休息等诸多方面均有适当的节制与安排，方能达到健体增寿、祛病延年的目的。反之，如果生活起居没有规律，饮食没有节制，必然会削弱身体抵抗力，影响身体健康，从而导致疾病发生。所以《素问·上古天真论》说："以酒为浆，以妄为常……起居无常，故半百而衰也。"

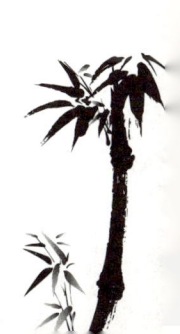

同时，古人还特别重视调摄精神对于增强身心健康和防治疾病的重要意义。因为人都是有情感的，而情感既可以改变人的行为活动方式，又可以改变人的脏腑机能状态，从而导致生理甚至病理方面的变化。中医学把人体的情志活动归纳为喜、怒、忧、思、悲、恐、惊，合称"七情"。一般情况下，七情是人体对周围环境所作出的精神上的反应，属于正常的生理现象，但七情过度和郁结就会产生内伤，有损五脏，所谓怒伤肝、喜伤心、思伤脾、忧伤肺、恐伤肾。所以，中医历来主张欲身心健康，应尽量减少不良的精神刺激，防止过度情志波动，保持心胸开朗、情怀舒畅、精神乐观是养生之大旨。正如《素问·上古天真论》所云："恬淡虚无，真气从之，精神内守，病安从来。"又云："把握阴阳，呼吸精气，独立守神，肌肉若一，故能寿敝天地……此其道生。"

健身气功·导引养生功十二法就是汲取了这种调摄精神的摄生原理创编而成的。它是一套既强调调整呼吸，又主张摒除杂念，还注重调整形体的养生术。

第二节　健身气功·导引养生功十二法之定义

健身气功·导引养生功十二法，是通过意识的运用、呼吸的控制和形体的调整，使生命优化的自我经络锻炼的方法。

一、意

古人云："修身养性，全凭心意练功。"《鸡峰普济方》云："意者气之使，意有所到则气到。"意思是说，练功必须在"意守"上面下工夫。实践证明，意守至少有四大好处：

1. 排除杂念，净化大脑，清虚静定，便于全神练功；

2. 有助于改善皮质下植物神经中枢的功能，促使交感神经和副交感神经配合协调，保证人体更准确地适应环境；

3. 正是由于意守有助于改善皮质下植物神经中枢的功能，随之出现的就是心血管、呼吸、消化、生殖、泌尿等系统功能的改善。植物神经系统主要是支配内脏、血管和腺体的，在维持人体的随意和非随意活动中起着重要的作用；

4. 意守有助于气感的生成，活跃脏腑经气，故可增强机体的抗病能力。

上面的分析表明，人体在意守的主导下，身心可以得到主动性调整，身体内环境出现稳态，促使阴阳平衡，从而取得身心健康的效果。这与古代气功、导引学说的"意到则气到，气到则血行，血行则病不生"的理念是相一致的。

然而，在用"意"的过程中，健身气功·导引养生功十二法特别强调"火候适度"。因为意念如水火，水可以载舟，也可以覆舟；火可以给人带来温暖，但也会造成玩火自焚的后果。就是说，练功时"既不能不守，也不能死守"。不守，必然影响练功效果；死守，便容易出现偏差。因此，健身气功·导引养生功十二法对意守的要求是"意形结合，似守非守，绵绵若存，有如清溪淡流"。

二、气

中医认为，"天地合气，命之曰人"；"人以天地之气生，四时之法成"（《素问·宝命全形》）；"气者，人之根本也"（《难经·八难》）；"生化之道，以气为本，天地万物莫不由之……人之有生，全赖此气"（《类经·摄生类》）；"夫人在气中，气在人中，自天地至于万物，无不赖气以生者也"（晋·葛洪《抱朴子》）。

不难看出，古人早在两千多年前，就已经认识到了"气"是天地万物（包括人类）生命之本，认识到了人作为有形之躯，不仅为"气"所聚集而成，更重要的是，人的生命来源于天地之气。

因此，健身气功·导引养生功十二法在强调调心、调形的基础上，又着重于调息。即所谓"动息相随"，将细、匀、深、长的腹式呼吸与缓慢柔和的动作和谐一致，其调息的要求是，息息到脐，有如神龟吐纳。

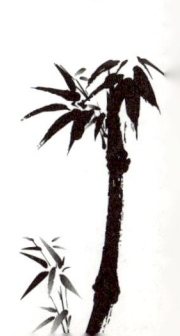

三、形

　　形，是指形体，包括人体的脏腑、皮肉、筋骨、脉络及充盈其间的精血。中医认为："形乃神之宅，有形方有神。"晋代著名养生学家嵇康说："形恃神以立，神须形以存。"张景岳说："吾之所赖者，唯形耳，无形则无吾矣。"又说："精血即形也，形即精血也。"表明保养形体（包括保养精气）至关重要。

　　从练功的角度看，形不正则气不顺，气不顺则神不宁，神不宁必然影响练功效果。因此，健身气功·导引养生功十二法的调形要求为"形助气意，形宜中正安舒"。

　　这里需要提及的是，意、气、形是相互促进、三位一体的。"练意"离不开"练气"，因为气顺方为神宁；"练气"也离不开"练意"，因为意到则气到；而欲有成效地"练意"和"练气"，又离不开"练形"，因为形助意、气，只有形正方能气顺神宁。

　　就是说，意、气、形三者是一个统一的整体，它们对强身健体、防治相关疾病是极为重要的，因此，被称为"导引养生功十二法之精髓"。

第二章

健身气功·导引养生功十二法之特点及作用

健身气功·导引养生功十二法是一套提高五脏六腑机能、有助于防治疾病的经络导引术。其动作不仅具有丰富的文化内涵，理深意远，而且俏丽清新、简练易学。其特点及作用简介如下。

一、养生理法，源于易医

易，指《周易》；医，指祖国医学（中医）。《周易》是中国哲学、自然科学与社会科学相结合的巨著，其哲理奠定了中医学的理论基础。中医学的典籍《黄帝内经》就是易、医融为一体的产物，故有"易医同源"之说以及"养生源头问《周易》"之赞誉。

千百年来的实践早已证明，易、医对探索人类生命奥秘（养生、抗衰老、康复医学及导引、气功等）的诸多领域具有深远的开拓意义。健身气功·导引养生功十二法就是在易、医养生理论的指导下创编而成的。

首先，从《周易》的动静观来看，健身气功·导引养生功十二法既强调运动对生命所产生的效应，所谓"流水不腐，户枢不蠹"，又强调"动勿过极"，"劳则适度"的养生思想，所谓"动中有静，静中有动"。这种养生观正是《周易》乾坤两卦一主阳动、一主阴静在健身气功·导引养生功十二法中的具体体现。

第二，健身气功·导引养生功十二法的每一法均是和谐对称的，具体表现为有左就有右，有上就有下，有前就有后，有高就有低。这种和

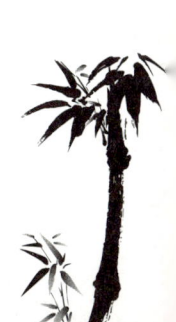

谐对称的动作正是《周易·系辞》"一阴一阳之谓道"和"一阖一辟之谓变"的象征，正是八卦阴阳消长变化均衡性地反映在健身气功·导引养生功十二法中的运用。

第三，健身气功·导引养生功十二法重视精、气、神的培养，强调"调意识以养神""调呼吸以炼气""调形体以通脉"；重视肾水与心火在正常情况下的相互升降，所谓"心肾相交"是影响全身阴阳平衡重要的环节；强调修炼以不伤为本，倡导"防"重于"治"等摄生方法，都是易、医哲理的传承与展现。

第四，从动作命名上也可以看出易、医对创编健身气功·导引养生功十二法的深刻影响。比如第一式"乾元启运"，第二式"双鱼悬阁"，就是典型（具体见动作名称内涵）。

第五，在练功方向上，健身气功·导引养生功十二法也贯穿着《周易》阴阳消长转化的思想，主张面南练功，尽得天阳。《易·说卦》云："圣人南面而听天下，向南而治，盖取诸此也。"南方为离卦所应，为乾卦所治。离，日也；乾，天也。故南方尽得天阳之德，为八方之贵位。因此，练习健身气功·导引养生功十二法在条件允许的情况下，一般采取面向南方练功（当然这也不是绝对的）。

第六，在练功的时间上也体现着《周易》自然界阴阳盛衰变化节律和中医时间医学的奥义。主张天地盈虚，与时导引。《素问·生气通天论》云："阳气者，一日而主外，平旦人气生，日中而阳气隆，日西而阳气已虚，气门乃闭。"故在养生康体上，健身气功·导引养生功十二法重视"闻鸡起舞"，强调清晨到户外锻炼或吐纳或导引（其他时间亦可）。这是因为黎明清晨是自然环境和人体阳气共同生发的大好时机，此时导引有助于疏通经络，畅通气血，增强体质。晨练何时为宜呢？古人告诉我们，"早起不在鸡鸣前，晚起不在日出后"（抱朴子）。

二、功走圆道，天人合一

宇宙间的万事万物，从宏观世界的银河、太阳系到微观世界的细胞、原子、电子、质子，都是以周而复始的圆周形式循环着、联系着、发展着。

天道是圆道。《易·系辞》曰："日往则月来，月往则日来，日月相推而明生焉；暑往则寒来，寒往则暑来，寒暑相推而岁成焉。"反映了天体运动是循环往复的。由于天体运动的循环往复，自然界的一切生物也随之产生周期性的变化，植物出现"生、长、茂、枯、死"的周转，动物（包括人）则出现"生、长、壮、老、已"的循环。

人体脏腑气机的升降运动也是如此。它是以脾胃居中，心肾分居上下，肝肺各居左右而形成的圆周运动。即它是以中土为枢轴，依靠坎卦（☵）二阴之中的一阳致使肝脾温升，由于离卦（☲）二阳之中的一阴得到坎水之济，所以致使心肺凉降，从而完成左温升、右凉降的圆运动，达到水升火降、坎离交泰、水火相济、心肾相交的生理状态（图2）。

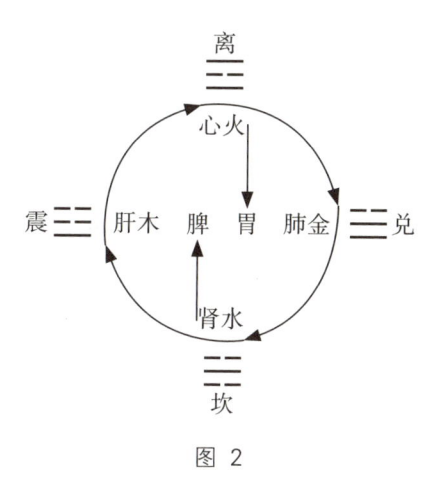

图 2

人体十二经脉中的气血运行也是循环贯注的。具体地讲，十二经脉是从手太阴肺经起，依次传至足厥阴肝经，再传至手太阴肺经，首尾相连，如环无端（表1）。

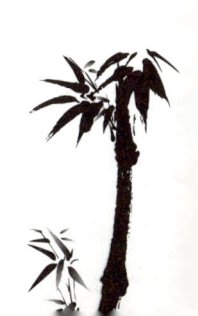

表1　十二经络循行表

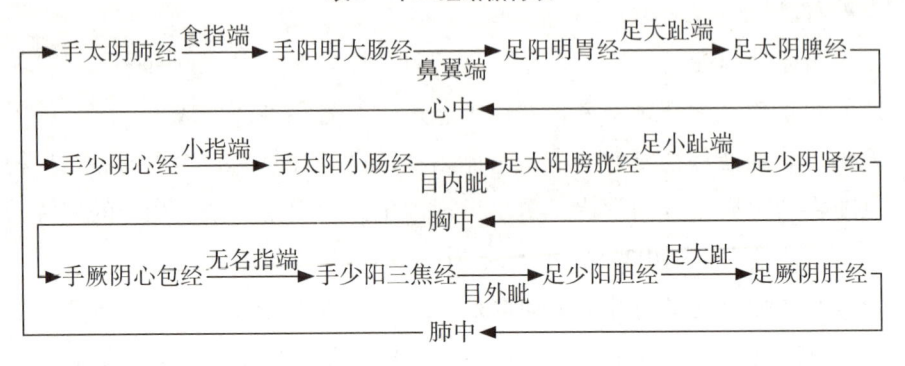

```
┌─手太阴肺经─食指端→手阳明大肠经──→足阳明胃经─足大趾端→足太阴脾经─┐
│                         鼻翼端                                    │
│←─────────────────────心中─────────────────────│
│─手少阴心经─小指端→手太阳小肠经──→足太阳膀胱经─足小趾端→足少阴肾经─│
│                         目内眦                                    │
│←─────────────────────胸中─────────────────────│
│─手厥阴心包经─无名指端→手少阳三焦经──→足少阳胆经─足大趾→足厥阴肝经─│
│                         目外眦                                    │
└←─────────────────────肺中─────────────────────┘
```

人体十四经脉（十二正经脉加上任督两脉）气血运行同样呈现圆的循环，其循行路线、流注次序是：从手太阴肺经开始，依次传至足厥阴肝经、上额、巅入督脉，经项、脊、骶、阴器入任脉，进入腹里，再传至手太阴肺经。首尾相连，阴阳相袭，循环往复（表2）。

表2　十四经络循行表

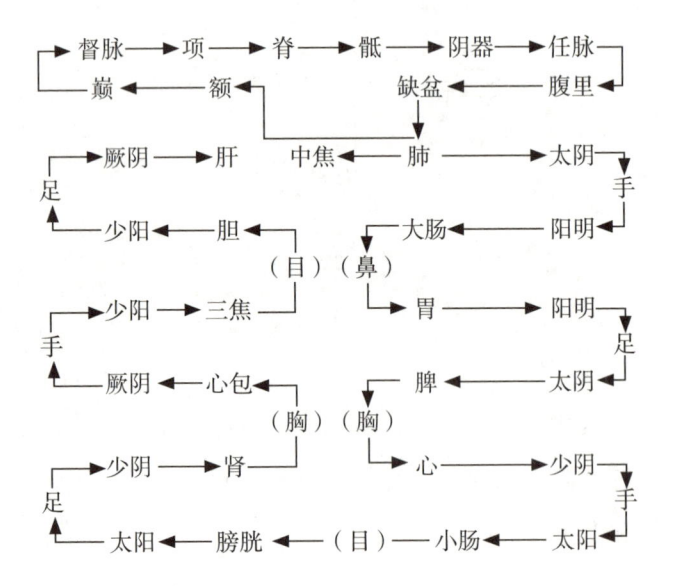

```
        ┌→督脉→项→脊→骶→阴器→任脉─┐
        │  巅    额         缺盆    腹里│
  ┌→厥阴→肝    中焦←─肺→太阴─┐
  足                              手
  └─少阳←胆         大肠←阳明─┘
           （目）（鼻）
  ┌→少阳→三焦        →胃→阳明─┐
  手                              足
  └─厥阴←心包       →脾→太阴─┘
           （胸）（胸）
  ┌→少阴→肾         →心→少阴─┐
  足                              手
  └─太阳←膀胱←（目）─小肠←太阳─┘
```

还有，呼吸功能上的"肺主呼气""肾主纳气"以及心肺之间的气血升降等，均呈现着圆的往复、周而复始的规律（杨力著《周易与中医学》）。

健身气功·导引养生功十二法中的每一个动作，均成大小不等的圆形，包括手法、步法和身法等，可谓节节贯穿，上下相随，周而复始，无端往复，既如春蚕吐丝，连绵不断，又若行云流水，相连无间。

健身气功·导引养生功十二法中这些大小不同的圆形，恰好与人体各部的圆道和宇宙间万事万物中大小不等的圆道相应。不仅能使全身关节灵活，肌肉、骨骼、韧带强健，更重要的是它充分地体现了功法与人体各脏腑的气机共升降、相协调，充分地体现了人与天地共脉搏，与日月共呼吸的和谐关系，即"天人合一"的整体观。无疑对增强体质、防治各种疾病及延年益寿有着一定的效果。

三、逢动必旋，工于梢节

健身气功·导引养生功十二法，顾名思义是由十二个动作组成的。何谓"动"？动者，变位也；何谓"作"？作者，姿势也。因此，健身气功·导引养生功十二法的创编强调有一"动"就有一"作"（当然，动与作之间无明显的停顿）。

那么，什么样的动作对身体保健效果较好呢？生物力学告诉我们，是旋转性动作，因为旋转性动作可以产生较大的力矩。我们知道，力矩是描述力对物体产生转动效应的物理量。其公式是，力矩（M）等于力（F）和力臂（L）的乘积，即 $M=F \cdot L$。

因此，健身气功·导引养生功十二法强调"逢动必旋"，要求"动"从旋中始，"作"自绕中停。这种"逢动必旋"的特点，至少有以下好处：

1. 可以加强对神经、骨骼、肌肉、关节的刺激，从而提高神经系统的机能，促使骨骼坚硬，肌肉发达、结实强健，改善关节的灵活性和稳定性。

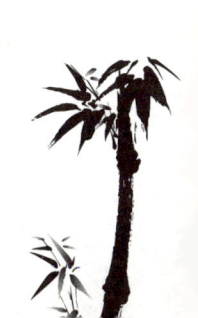

2. 由于做旋转性的动作，肌肉、韧带对骨骼的牵引力量较大，有助于提高具有造血机能的骨内红骨髓的质量。

3. 可以加强对全身各条经脉及有关穴位的刺激，有助于取得疏导经络、畅通气血、消积化淤的效果。

例如"乾元启运""老骥伏枥"的动作，由于有规律地旋臂，加强了心经、心包经、肺经和与其相表里的小肠经、三焦经、大肠经的刺激，有助于收到强心益肺、润肠化结、通调三焦的效果。

健身气功·导引养生功十二法在强调"逢动必旋"的同时，还特别重视"工于梢节"。所谓梢节，是指肢体远端的腕、踝、指、趾。中医学认为，腕、踝关节附近是手三阴、手三阳、足三阴、足三阳之原穴所在位。

而原穴是脏腑原气经过和留止的部位，某一脏腑的病变，往往反应于该经的原穴上。故《灵枢·九针十二原》有"五脏有疾，当取之十二原"之说，说明原穴对防治内脏疾病有重要作用。它们是肺—太渊，大肠—合谷，胃—冲阳，脾—太白，心—神门，小肠—腕骨，膀胱—京骨，肾—太溪，心包—大陵，三焦—阳池，胆—丘墟，肝—太冲。

在健身气功·导引养生功十二法的演练过程中，腕关节和踝关节多次有规律的活动，实际上就是对上述"十二原穴"的自我按摩，既可以增强经络运行气血、协调阴阳的生理功能，又可以提高经络抗御病邪、反映症候的病理功能，还可以加强经络传导感应、调整虚实的防治功能，从而收到维护正气、内安五脏、强身健体的效果。

中医还告诉我们，指、趾，特别是"指、趾端"是人体经脉的"井穴"所在位。古人把经气运行的过程用自然界的水流由小到大、由浅入深的变化来形容，从四肢末端按井、荥、输、经、合的顺序，向肘、膝方向依次排列。"井"穴多位于手足之端，喻作水的源头，是经气所出的部位，即所出为"井"。而井穴又是手三阴、手三阳、足三阴、足三阳分别交汇之处，即手三阴止于手指端，手三阳起于手指端，足三阴起于足趾端，足三阳止于足趾端。其指、趾端的具体穴位见表3。

表3　六阴经、六阳经井穴及主治表

六阴经	井(木)	主治	六阳经	井(金)	主治
肺(金)	少商	胸、肺、喉病	大肠(金)	商阳	头、面、眼、鼻、口、齿、喉、热病
肾(水)	涌泉	腹、生殖、泌尿、肠病	膀胱(水)	至阴	头、项、眼、腰背病
肝(木)	大敦	腹、生殖、泌尿、前阴病	胆(木)	窍阴	侧头、眼、耳、胁肋病
心(火)	少冲	胸、心、神志病	小肠(火)	少泽	头项、眼、耳、喉、热病、神志病
脾(土)	隐白	腹、生殖、泌尿、胃肠病	胃(土)	厉兑	头、面、口、齿、喉、胃肠、热病、神志病
心包(相火)	中冲	胸、心、神志病	三焦(相火)	关冲	侧头、眼、耳、喉、热病

因此，有节奏地活动手指和足趾，既有利于启动、激发全身的经络畅通，促使气血周流，收到"通则不痛"的效果，又有利于维护机体阴阳左右平衡，从而实现"阴平阳秘，精神乃治"、强身健体、益寿延年的目的。

健身气功·导引养生功十二法有关动作中的弹甲、组掌、握拳、成勾、跷趾、抓地等，就是这个特点的具体体现。

四、意形结合，意如清溪

意，是指意念；形，是指姿势。练习健身气功·导引养生功十二法时，既要求姿势正确到位，所谓动作导引，又强调排除杂念，净化大脑，所谓意念导引，而且，还要求意念导引和动作导引紧密结合起来。之所以这样，是因为不同的动作和不同的意念相结合，动作的做法虽然不同，意守的穴位也各异，但二者的目的是一致的，都是为了取得强身健体的效果。

动作导引的特点前面已提及，在此不作赘述。

意念导引，实际上是以人之心理活动影响生理活动的过程，其特点是"静中求动"，即以"静"促使周身血液循环，疏导脏腑气机，畅通经络气血，开启身体穴窍。

为了证实这一效应，我们在室温20~25℃条件下，用上海医用仪表

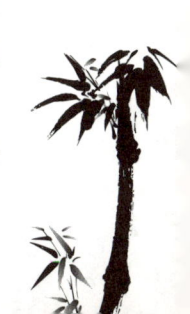

厂生产的ST—1、SK—1数字体温计，对35人练功3个月前后意守商阳穴3分钟皮肤"点温度"进行了测定，发现意守后比意守前平均升高0.43℃（即由32.20℃上升到32.63℃）。我们还对30人意守劳宫穴3分钟前后做了测试，发现意守后比意守前皮肤"点温度"平均升高0.5℃。

这表明意守起到了以"一念排万念"的作用，在一定程度上解除了身体远端小动脉痉挛，血液循环阻力减少，气血畅行。既调整了中枢神经系统，净化了大脑，便于全神练功，又在一定程度上调整了植物性神经系统，使交感神经紧张度降低，从而五脏六腑得安。这就是健身气功·导引养生功十二法中的每一式均有意守穴位要求的理论依据。

要想在"意形结合"上取得良好的效果，意守的强度和方法至关重要。因为意念如水火，水可以载舟，也可以覆舟；火可以给人带来温暖，也可以玩火自焚。

因此，健身气功·导引养生功十二法的意守方法是："不可用心守，不可无意求，用心着相，无意落空，绵绵若存，似守非守，有如清溪淡流。"

五、动息相随，动缓息长

练习健身气功·导引养生功十二法，要求动息相随，动缓息长。因为柔和缓慢的"动"，是气息相随的关键，是为了动中求静，促使经络气血调和，脏腑阴阳平衡，心肺气机平和，神经系统宁静。

健身气功·导引养生功十二法中的"息"，是指呼吸，是指细、匀、深、长的腹式呼吸，一吸一呼为一息。由于健身气功·导引养生功十二法的动作柔和缓慢，所以其呼吸必须是细匀深长，方能做到动息相随。

"动息相随，动缓息长"的行功导引，概括起来有如下效果：

1. 由于膈肌动作幅度较大，故可增加肝、胆、脾、胃、大肠、小肠等脏腑蠕动，促使消化液的分泌，清除肝脏淤血，提高消化系统机能。

2. 可使膈肌得到锻炼，力量增强，为细、匀、深、长的腹式呼吸打下基础。

3. 由于深长的腹式呼吸可使胸膜腔的负压增大，故能吸收更多的新鲜空气。

4. 细匀深长的腹式呼吸（呼吸频率由16～18次／分减少到5～6次／分），是用力最省、功效最高的呼吸方式，可有效地提高五脏六腑、四肢百骸的功能。

那么，动息怎样相随、相合呢？健身气功·导引养生功十二法一般都是先吸后呼，单拍吸双拍呼，起吸落呼，开吸合呼，鼻吸鼻呼或口呼（吐音）。

六、健内助外，命意腰际

"健内助外，命意腰际"是健身气功·导引养生功十二法的又一重要特点。

所谓"健内助外"，简单地说，就是将改善体内五脏六腑的机能放在首位，以此来提高四肢百骸、筋、脉、肉、皮、骨等机能的方法。

中医告诉我们，肝、心、脾、肺、肾五脏为阴，胆、小肠、大肠、胃、膀胱、三焦六腑为阳。五脏主藏精，六腑主化物。阳者主表，阴者主里，一脏一腑，一阴一阳，一表一里，相互配合（表里相合），保证着人体的安康。

中医还告诉我们，心为"君主之官"而主神明，是十二官之主宰，心主血脉，其华在面；肝为"将军之官"而出谋略，肝藏血，主筋，其华在爪；脾为谏议之官，知周出焉，主运化，统血，主肌肉、四肢，其荣在唇；肺为"相傅之官"，主治节（治理和调节）、皮毛；肾为"作强之官"，出伎巧，藏精，生髓，主骨，其华在发。

六腑的功能，概括起来，就是主受纳和消化水谷、吸收和输布津液、排除废料和残渣等。因为中医以五脏立论，在此不作赘述。

这些经典名句总结起来，告诉我们一个问题，就是五脏六腑功能的改善是四肢百骸、筋、脉、肉、皮、骨、五官九窍等器官健康的基础，或者说，只有五脏六腑功能正常化，方有四肢百骸、筋、脉、肉、皮、骨等器官的健康无病。这就是健身气功·导引养生功十二法为什么把"健内助外"作为重要特点的主要原因。

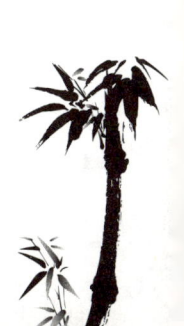

如"芙蓉出水""平沙落雁"等动作，通过两腿的屈伸起伏，两踝、两趾的盘旋侧蹬，"金鸡报晓"通过一脚抓地、一脚后伸，由于可作用于足三阴三阳之井穴及原穴，故在一定程度上可改善人体营养的加工厂——消化系统，人体的下水道——泌尿系统及人体的生殖系统、肝胆器官等脏腑的机能，从而收到和胃健脾、舒肝利胆、固肾壮腰、通利膀胱、行滞化淤的效果，以及由此带来的筋力健壮、肌肉丰满、关节运动自如、四肢百骸有力等。因为肝主筋，筋的营养来源于肝，肝散其精以养筋，筋得其养乃能运动有力；脾统血，主四肢肌肉，所以，脾功能的改善是肌肉丰满健壮、四肢坚固有力之源；肾为"作强之官，出伎巧"，藏精，生髓，而髓藏于骨腔之中以充养骨骼，所以自然骨壮结实，动作灵活。更详细的"健内助外"方法与作用请参阅上述特点之三至五。

所谓命意腰际，就如同习武当中的"主宰于腰"，就是说将活动腰际作为练功重点，究其原因概括如下：

1. 人体解剖学告诉我们，腰椎骨共5节，上与胸骨、下与骶骨相连，是人体俯仰屈伸的主要关节。

2. 中医学告诉我们，督脉循行于背后正中，贯脊属肾，而腰为肾府。腰部有一个重要穴位，即位于第二腰椎棘突下之命门。根据《难经·三十九难》记载："命门者，精神之所舍，原气之所系，男子以藏精，女子以系胞，其气与肾通。"《难经·八难》记载："肾间动气也，此五脏六腑之本，十二经脉之根，呼吸之门，三焦之原。"因此，医家称命门为长寿大穴。命门如果衰竭，生命也就结束。

3. 中医学还告诉我们，任脉循行于身前正中，在任脉上也有一个重要穴位，即导引家所称道的长寿大穴"神阙"。神阙即脐中，位于身体中央，"居中立枢"，与督脉上之命门前后相对。

当人们做以腰为轴枢的"纪昌贯虱""躬身掸靴""犀牛望月"之时，由于督脉、肾脏腰际及其命门，任脉、中焦脾胃及其神阙受到良性刺激而兴奋起来，从而形成身体前后沟通，阴阳和合，促使生命能源大增，既可在一定程度上起到"积精全神""补益先天"的益寿作用，又可收到"扶正培本，调补后天"的延年效果。因为肾藏精，精是生命的基础，是人体生长、发育及生殖之源；脾主运化，输布营养精微，升清降浊，为营血生化之源。可见，"命意腰际"的行功特点是何等的重要。

4. 中医又告诉我们，督脉循行于脊里，入络于脑，而脑为髓海。脑髓为元神之府，是人身中一个极为重要的器官，关系生命至大。脑髓充盈则身强，能胜任繁重的工作；脑髓空虚则体弱，出现头昏耳鸣、腰酸无力、两目昏花、视力障碍、全身怠倦等。

这就是健身气功·导引养生功十二法把"命意腰际"作为"导引康体"的主要原因。

上面我们讲了健身气功·导引养生功十二法的六大特点，这些特点是互相促进、彼此配合的。其哲理法则可归纳为以下三个方面：

在导引方面，既传承了《庄子·刻意》"吹呴呼吸，吐故纳新，熊经鸟伸，唯寿而已矣"的论断，又扩展了晋代李颐"导引"即是"导气令和，引体令柔"的解诂。

在养生方面，既突出了祖国医学"治未病"的预防思想，又突出了"养生以不伤为本"的养护思想；既突出了中医"调整情志、保养真气"以达益寿的重要意义，又突出了易、医"天人合一""人社合一""身心合一"的整体观；还体现着"意、气、形"相互促进、"三位一体"的健身气功之精髓。即所谓"意形结合、重点在意，意如淡流清溪"；"动息相随、着重于息，息如神龟吐纳"；"形神共养、形助意气，形宜中正安舒"。

在导引、养生相结合方面，强调君主（本书指高级神经系统大脑）统筹，清虚静定，施令于周身上下，阴阳表里，不偏不倚，和谐相处；立足于腰脊，"居中立枢"，活动柱骨（脊柱），以滋养肾阴，温补肾阳，纳气归肾，盈精生髓，调补先天；着眼于四肢梢节，手足佐使，活动指、趾、腕、踝，以舒缓心脏，平调血液，强心益肺，舒肝利胆，通调三焦，和胃健脾，补益后天；着重于疏通经络道路，促使气血周身于上下、表里、内外畅行无阻，协调阴阳，传导感应，调整虚实，以达延年益寿的目的。

习练此功法，无病时可用于预防，有病时有助于治疗，病后可用于康复，是广大群众自我锻炼、通往身心健康的一条新途径。

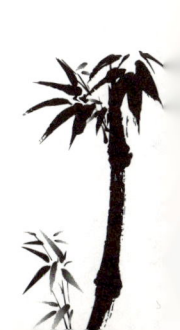

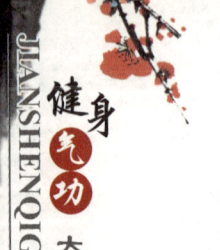

第三章

健身气功·导引养生功十二法之动作说明

第一节　动作名称

预备势　　　　　　　　第七式　芙蓉出水
第一式　乾元启运　　　第八式　金鸡报晓
第二式　双鱼悬阁　　　第九式　平沙落雁
第三式　老骥伏枥　　　第十式　云端白鹤
第四式　纪昌贯虱　　　第十一式　凤凰来仪
第五式　躬身掸靴　　　第十二式　气息归元
第六式　犀牛望月　　　收　势

第二节　健身气功·导引养生功十二法（站势）

预备势

一、动作指南

并步站立，周身放松（图3）。

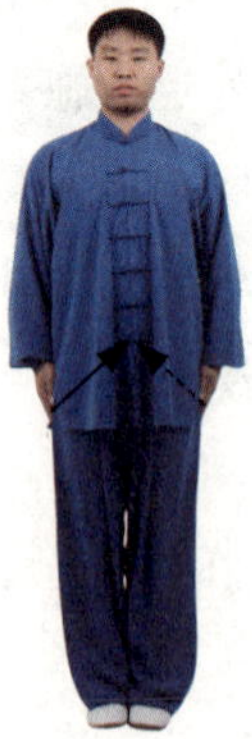

图3

二、要点提示

1. 两眼轻闭或平视前方，舌抵上腭，上下牙齿相合。
2. 默念练功口诀：
夜阑人静万虑抛，意守丹田封七窍。
呼吸徐缓搭鹊桥，身轻如燕飘云霄。

三、注意事项

1. 两手叠于丹田，男、女均左手在里（图4）。
2. 口诀默念毕，将两手垂于体侧；眼平视前方（图5）。

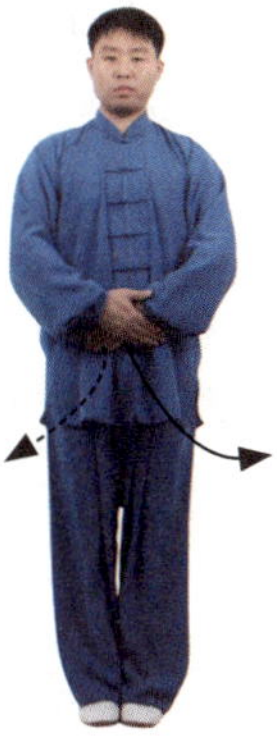

图4 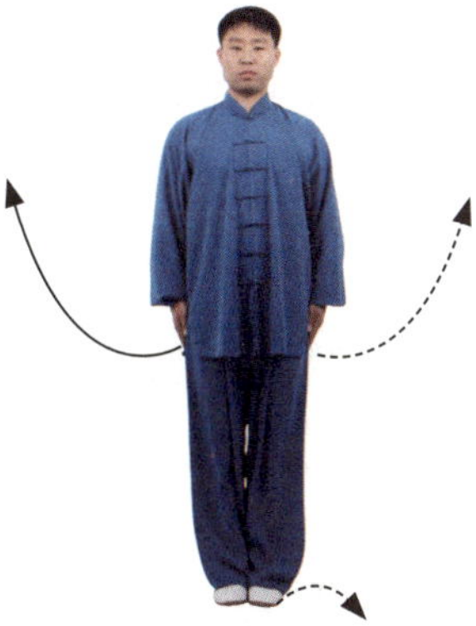　　　　　　　　图5

第一式　乾元启运

一、名称内涵

乾元启运三阳泰，斗柄回寅万户春。

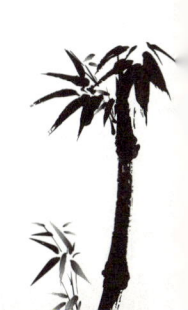

《周易》曰："乾，元、亨、利、贞。""元、亨、利、贞"是乾的卦辞。

什么是"元"？元者始也。就是说，乾是万象万物的开始，或者说宇宙万象万物都是乾的功能创造的，故称为"元"或称为"启元"。

什么是"亨"呢？亨者通也。也就是亨通，没有任何障碍的意思。

什么是"利"？利者顺也。也就是通达，无往而不利的意思。故"利"与"亨"经常联用，称为亨利。

什么是"贞"呢？贞者正也。《礼记·文王世子》云："一有元良，万国有贞。""贞"常与"干"合用，称为"贞干"。《易·乾·文言》云："贞者，事之干也。"所以，"贞"实指骨干、支柱的意思。

这就是"乾元启运"名称的内涵。

"乾元启运"常与"三阳泰"联用，并与"斗柄回寅万户春"成联。

"三阳泰"，即"三阳开泰"。讲的是无往不利好运气。故古人有诗赞曰："乾元启运三阳泰。"

"斗柄"，是指北斗星的斗杓（biāo 标）。北斗星的斗柄随季节的不同而不同。如：斗柄指东为春，指南为夏，指西为秋，指北为冬。一年当中，斗柄指向东方时，正值阴历之寅月，故有诗赞曰："斗柄回寅万户春。"

这两句诗经常联用，以体现节日之喜庆。

健身气功·导引养生功十二法中的"乾元启运"，正是在这样的内涵中安排的。以此来消除习练者脑海中的忧愁烦恼等杂念干扰。

二、动作指南

1. 随着吸气，提肛收腹；重心移于右脚，右腿稍屈，左脚向左开步，稍宽于肩，脚尖朝前，随之重心移至两脚之间，两腿伸直；同时，两掌随两臂内旋分别向左右分摆至约与肩平，掌心朝后，两臂自然伸直；眼看左掌（图6）。

动作不停，两掌随两臂外旋使掌心朝下向身前平摆，两掌之间距离与肩同宽，两臂自然伸直；眼兼视两掌（图7）。

2. 随着呼气，松腹松肛；两腿屈膝下蹲；同时，两掌随两肘稍回收下沉至与脐平，掌心朝下，掌指朝前；眼平视前方（图8）。

3. 随着吸气，提肛收腹；两腿徐缓伸直；同时，两掌随两臂内旋分别向左右分摆至约与肩平，掌心朝后，两臂自然伸直；眼看右掌（图9）。

动作不停，重心移于右脚，右腿半蹲，左腿自然伸直；同时，两掌

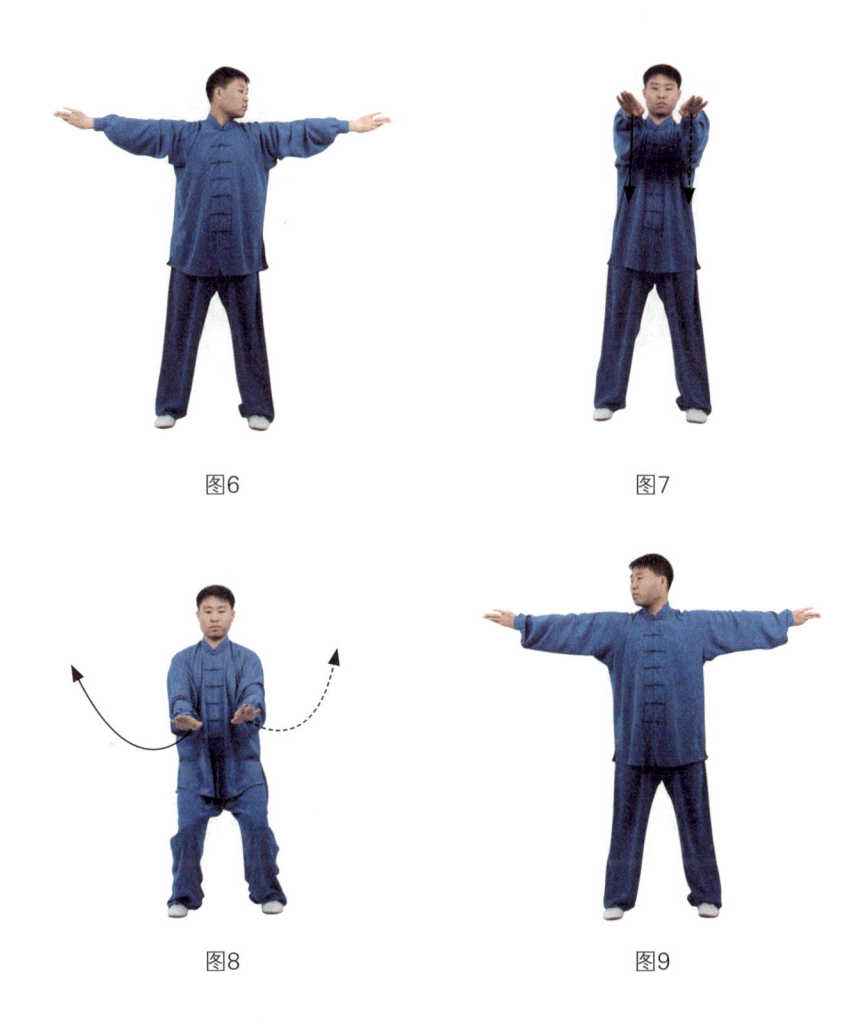

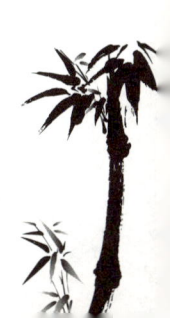

图6

图7

图8

图9

随两臂外旋使掌心朝下向身前平摆，两掌之间距离与肩同宽，两臂自然伸直；眼兼视两掌（图10）。

4. 随着呼气，松腹松肛，左脚向右脚并拢，两腿由屈徐缓伸直；同时，两掌轻轻下按至与脐相平后，分别垂于体侧成并步站立势；眼平视前方（图11）。

5、6、7、8同1、2、3、4，唯左、右交换做动作。

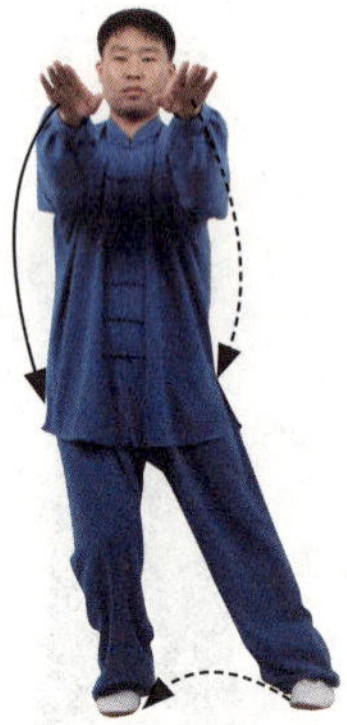

图10 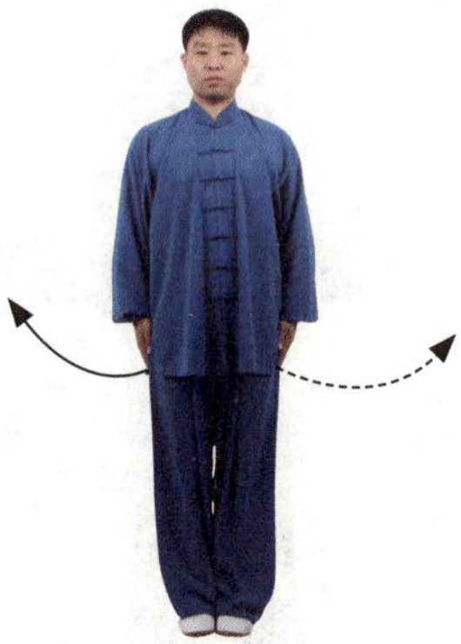　　　　　　　　　图11

三、练习次数

做一个8拍。

四、注意事项

1. 两臂内旋、两掌左右分撑时拇指须稍用力，以助于臂的旋转幅度。

2. 下蹲之深度因人而异，不宜强求一致。

3. 默读"呼"音或意守丹田。

五、主要作用

1. 有助于畅通手太阴肺经和手阳明大肠经脉，对伤风感冒、支气管炎等呼吸系统疾病有一定防治作用。

2. 意守丹田，既便于排除杂念，净化大脑，又有助于补中益气，扶正培本，增强体质，提高身体抵抗力。

3. 呼吸六字诀云："呼音与脾相配属。"故默读"呼"音，有助于和胃健脾。

第二式 双鱼悬阁

一、名称内涵

"双鱼悬阁"，原指太极图中两条首尾相接、颜色深浅不同的阴阳鱼挂于墙壁。其意是表现自然界阴气和阳气的运行消长与转化，也在启迪着人们，中华民族文明是从这里发始而神圣庄严。

此处是指两脚并立，一手下按于胯旁，一手上托于头之前侧上方，有如两条阴阳鱼悬挂于庭一般，故得名。

二、动作指南

1. 随着吸气，提肛收腹，身体左转，两腿伸直；同时，两掌随两臂内旋分别向左右两侧摆起，两臂伸直，掌高略低于肩，掌心朝后；眼平视左前方（图12）。

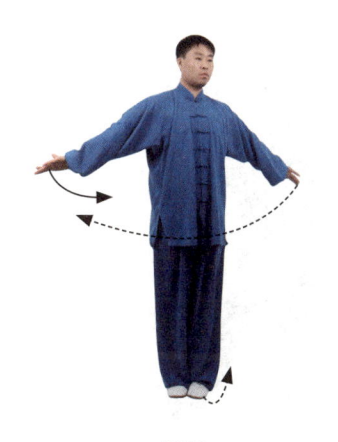

图12

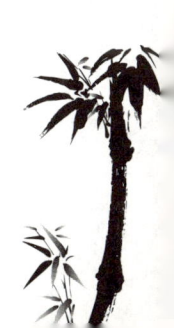

随着呼气，松腹松肛，身体右转，重心移于右脚，右腿半蹲，左脚跟提起成左丁步；同时，左掌随左臂外旋收于右小腹前，掌心朝上；右掌内收下落于左腕之上，无名指指腹置于太渊穴处呈切脉状；眼之余光看手（图13）。

2. 随着吸气，提肛收腹；身体左转，左脚向左前方上步，由虚步变成弓步；同时，两手仍呈切脉状顺势弧形前摆至身体左前方，左臂自然伸直，左掌心朝上；眼兼视两掌（图14）。

随着呼气，重心后移，身体向右转正成左虚步，左脚尖跷起；同时，左臂内旋，右臂外旋，右掌指随之捻转太渊穴后，与左掌相叠于胸前，两掌心相合，劳宫对劳宫，左掌心朝外，掌距胸部约20厘米；眼之余光看双掌（图15）。

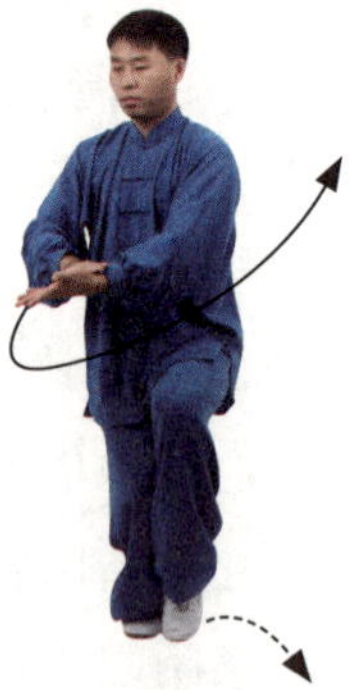

图13

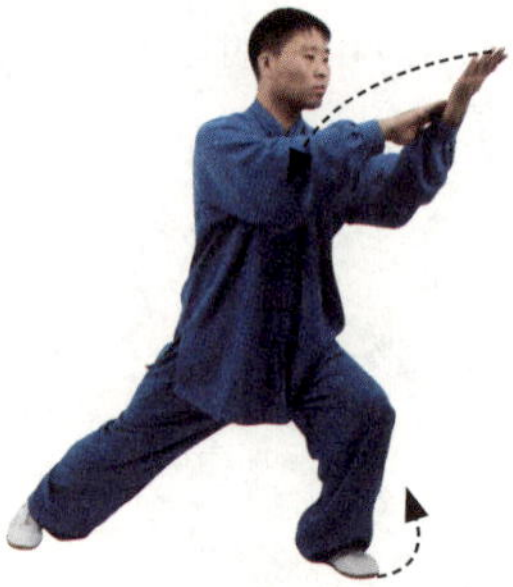

图14

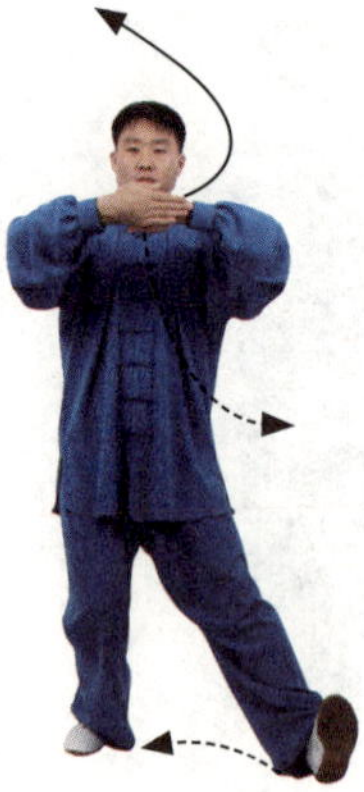

图15

3. 随着吸气，提肛收腹；左脚向右脚并拢，两腿由屈逐渐伸直；同时，两掌稍横向对摩，继而左掌随左臂内旋下按于左胯旁，离胯约20厘米，左臂成弧形，左掌指朝右；右掌随右臂内旋上架于头之右前上方，右臂成弧形，右掌指朝左；眼向左平视（图16）。

4. 随着呼气，松腹松肛；同时，左手不动，右掌随右臂沉肘向右前方稍下按；眼转视右掌（图17）。

动作不停，右掌下落与左掌一起分别垂于体侧成并步站立势；眼平视前方（图18）。

5、6、7、8同1、2、3、4，唯左、右交换做动作。

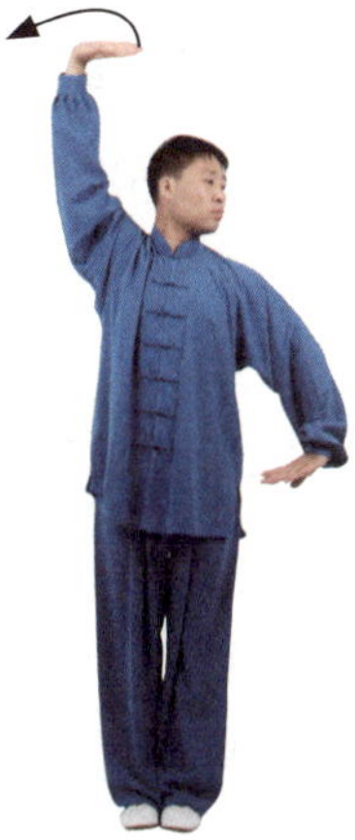

图16 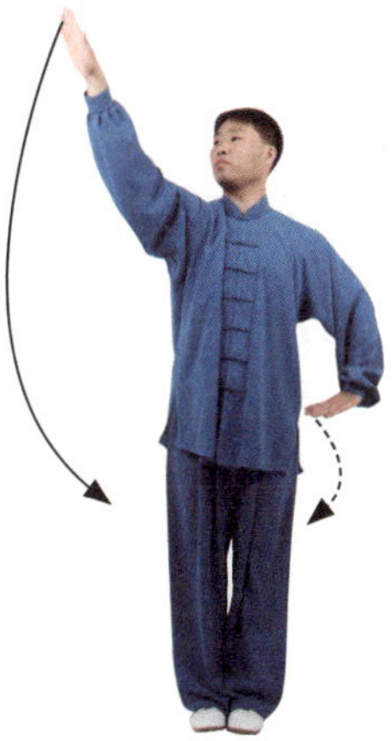　　　　　　图17 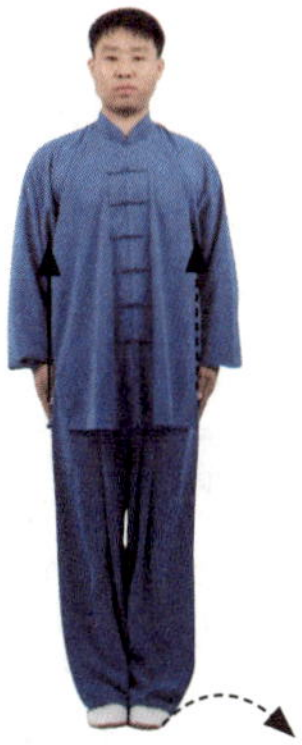　　　　　　图18

三、练习次数

做一个8拍。

四、注意事项

1. 此式第1、第2两拍，每拍宜吸、呼各1次，并宜做到深长徐缓。

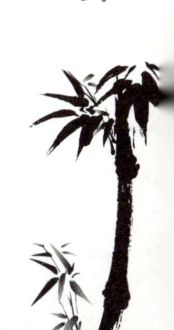

2. 第2拍，身体旋转以腰为轴带动两掌。

3. 切脉时，无名指、中指、食指分别用指腹置于寸、关、尺部位（寸、关、尺三部指寸口而言。以掌后高骨处为关部，关前为寸，关后为尺）。

4. 呼吸不滞，动作连贯，上下肢协调一致。

5. 默读"呼"音或意守丹田（指关元）。

五、主要作用

1. 有助于提高肺功能，缓解咳喘等呼吸系统疾病。
2. 有助于提高脾胃功能，缓解消化不良、胃脘痛等消化系统疾病。
3. 有助于提高肾功能，对生殖、泌尿系统疾病有一定作用。

第三式 老骥伏枥

一、名称内涵

健身气功·导引养生功十二法中的"老骥伏枥"，取自曹操《步出夏门行》："老骥伏枥，志在千里，烈士暮年，壮心不已。"

骥，千里马。《论语·宪问》云："骥不称其力，称其德也。"

老骥，指老了的良马。此处比喻有志之士，年华虽老，然仍有雄心壮志，不减当年。

二、动作指南

1. 随着吸气，提肛收腹；重心移于右脚，右腿稍屈，左脚向左开步（约当于本人之三脚长），随之重心移至两脚之间，两腿逐渐伸直；同时，两掌随两臂外旋前摆至与肩平，掌心朝上，两掌之间距离与肩同宽；眼兼视两掌（图19）。

随着呼气，松腹松肛；同时，两掌逐渐握拳随两臂屈肘收于胸前，肘尖下垂，两前臂相靠贴身，拳高与下颔齐平；眼平视前方（图20）。

2. 随着吸气，提肛收腹；两拳变掌随两臂内旋向前上方伸出，掌心朝前，两臂自然伸直，两掌之间距离稍宽于肩；眼平视前方（图21）。

随着呼气，松腹松肛；两腿下蹲成马步；同时，两掌逐渐成勾（少商与商阳相接）分别从体侧向身后勾挂，勾尖儿朝上，两臂伸直；眼向左平视（图22）。

3. 随着吸气，提肛收腹，两腿不动；同时，两勾手变掌随两臂内旋于腹前使掌背相靠，掌指朝下；眼平视前方（图23）。

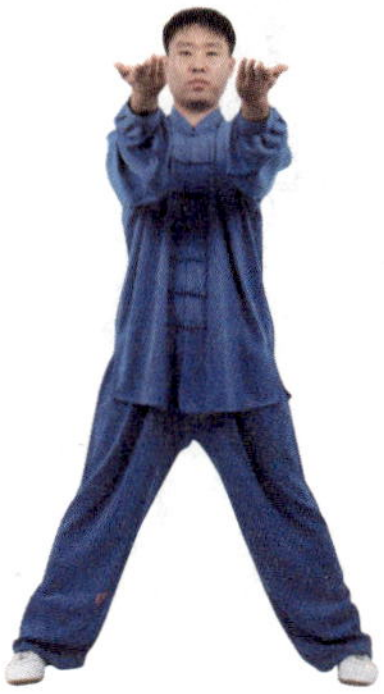

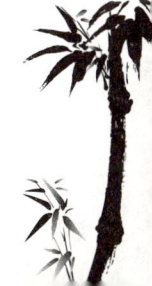

图19 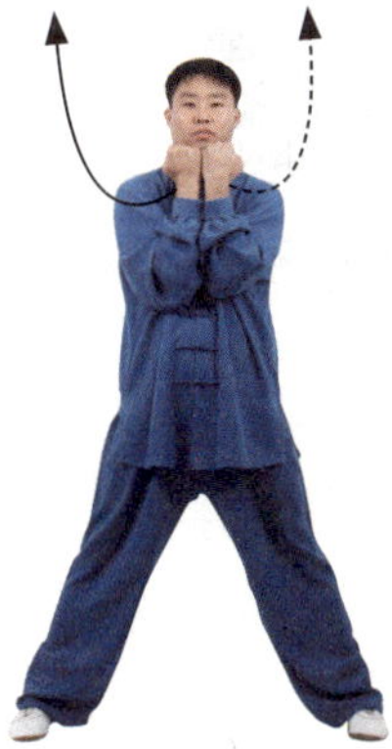　　　　　图20 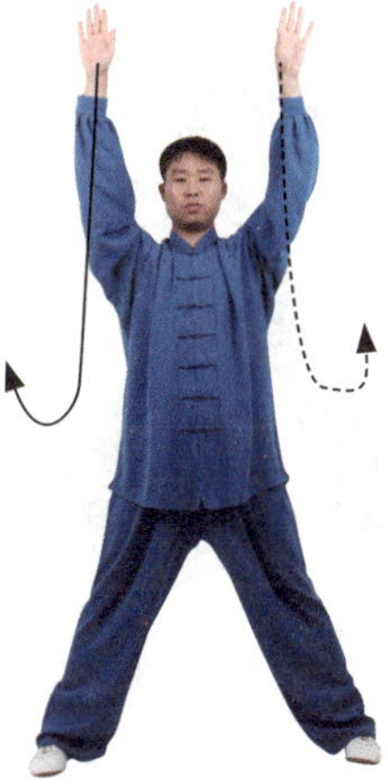　　　　　图21

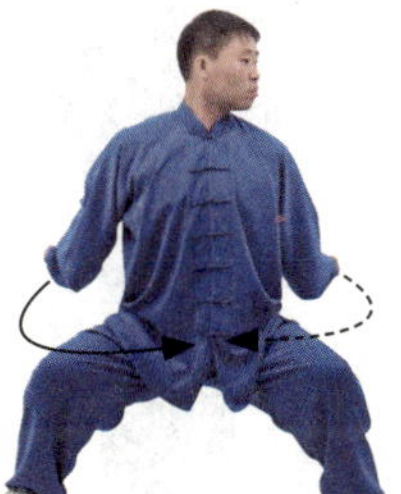

图22 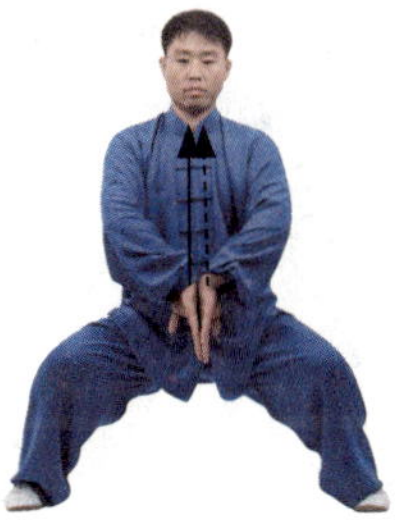　　　　　图23

不停，两腿随之伸直；同时，两掌由腕掌骨、第一指骨、第二指骨、第三指骨依次卷屈，顺势弹甲（指甲）变掌向左右分开置于体侧，两臂自然伸直，掌指朝上，手腕高与肩平；眼平视前方（图24—图26）。

4.随着呼气，松腹松肛；重心移于右脚，右腿半蹲，左脚向右脚并拢，两腿由屈徐缓伸直；同时，两掌从体侧轻轻下落成并步站立势；眼平视前方（图27、图28）。

5、6、7、8同1、2、3、4，唯左、右交换做动作。

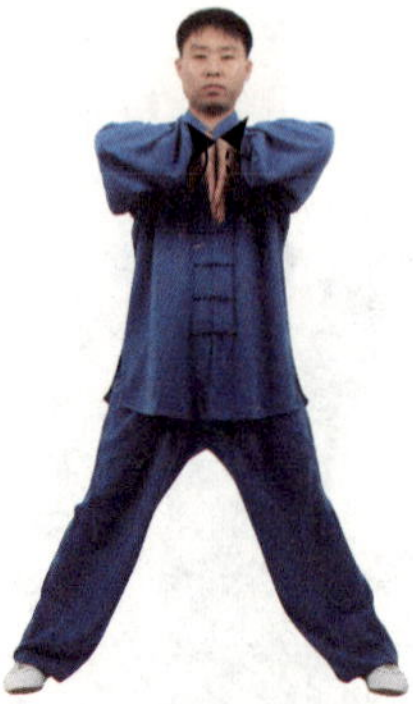

图24 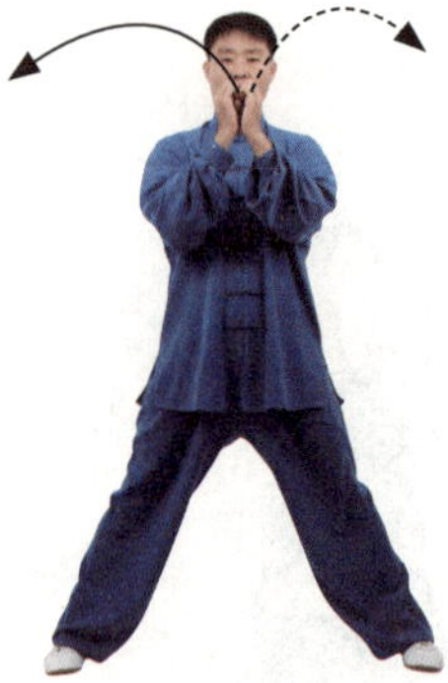　　　　　图25 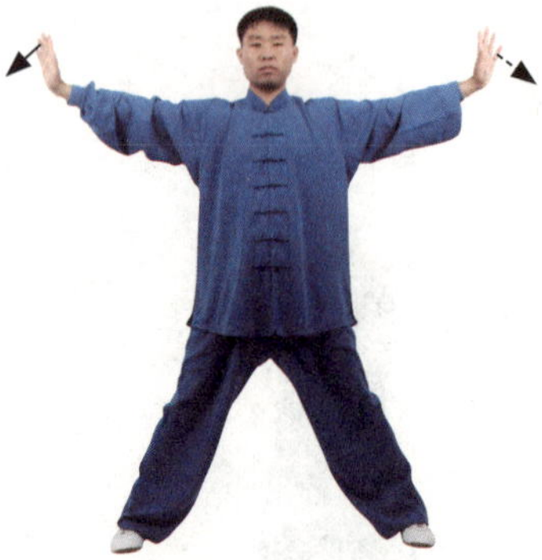　　　　　图26

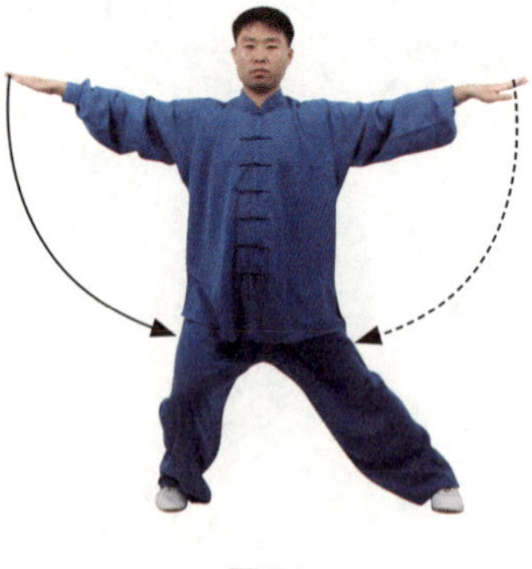

图27 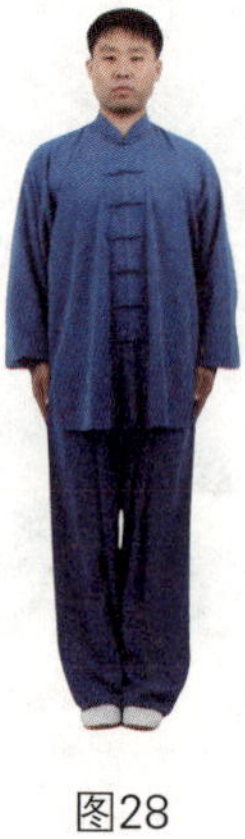　　　　　图28

三、练习次数

做一个8拍。第8拍，两手握拳（方拳）收于腰侧，为第四式"纪昌贯虱"做好准备（图29）。

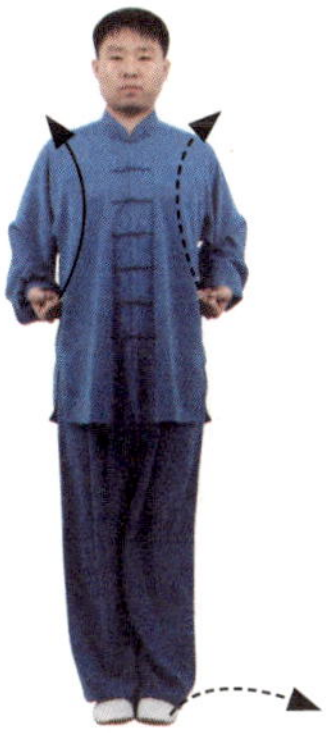

图29

四、注意事项

1. 此式第1、第2两拍，每拍宜吸、呼各1次，并宜做到深长徐缓。
2. 两掌握拳屈肘于胸前时，应以中指端点抠劳宫。
3. 马步姿势之高低，因人而异，但勾手屈腕宜充分。
4. 默读"呬"音或以意识引导动作或意守太渊。

五、主要作用

1. 点抠劳宫有益于提高心功能，对高血压、冠心病亦有一定缓解效果。
2. 屈腕成勾手和叠腕、卷指的动作，由于对肺经原穴太渊，心包经

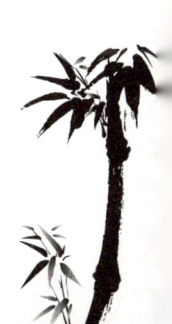

原穴大陵，心经原穴神门有按摩作用，故有助于强心益肺。

3. 补中气，壮元气，即扶植正气，强身健体。

4. 吐"呬"音，有助于益肺。

第四式 纪昌贯虱

一、名称内涵

"纪昌贯虱"取自《列子·汤问》，说的是纪昌拜射箭能手飞卫的故事。纪昌拜师时，其师对他说："你要想学好射箭，必须先学会在任何情况下都不眨眼的本领。"

于是，纪昌回到家，就遵照师命躺在妻子织布机下，仰面朝天，两眼盯着穿来穿去的梭子。就这样，苦练了两年，功夫大长，当有人用锥尖儿向他眼睛刺去时，都不眨眼，他心想功夫已成，就兴致勃勃地去拜见老师飞卫。

可是，飞卫却摇摇头说，"你只做到这一点还远远不够，只有把很小的物体看得很大，将模糊的东西看得很清楚时，才谈得上射箭"。

于是，纪昌回到家后，就捉了一只虱子，用牛尾毛拴住吊在窗口，天天面朝南方，目不转睛看着虱子。功夫不负有心人，十多天过后，虱子在他的眼中逐渐地大了起来，三年后，将虱子看得犹如车轮，而后再看其他的东西犹如山丘一般。

至此他便用燕国的牛角做的弓，搭上朔篷之箭，朝虱子射去，弦声响处，利箭穿透虱心，而牛尾毛却纹丝不动地悬挂在空中。

这时他又匆忙地跑去告诉老师飞卫，飞卫听了非常高兴地说，"好，你的箭法学成了"。

故事说明，精湛的技艺，不是三天两早就能练成的，必须不畏艰辛，勤勤恳恳，一步一个脚印，不断努力，才能成功。

二、动作指南

1. 随着吸气，提肛收腹；重心移至右脚，右腿半蹲，左脚向左开一大步，脚尖朝前，两腿随之伸直；同时，两拳变掌坐腕前推，两臂自然伸直，手腕大抵与肩齐平，两掌之间的距离与肩同宽，掌指朝上；眼看双掌（图30）。

2. 随着呼气，松腹松肛；身体左转；左腿屈膝下蹲，右腿伸直，脚跟侧蹬；同时，两手先轻握拳（方拳）随身体左转平移至身后，左臂放松，高与肩平；右臂弯曲，右肘屈于左胸前；眼看左拳（图31）。

动作不停，身体继续稍左转；两拳紧握，手抠劳宫，左臂伸直，左拳侧伸；右拳拉至右胸前，沉髋舒胸；眼看左拳（图32、图32侧）。

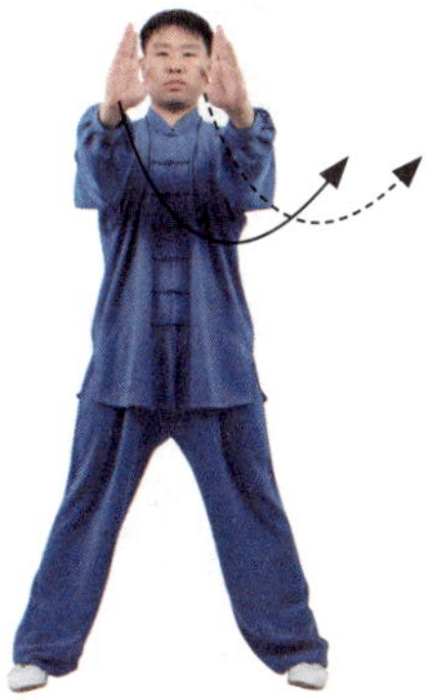

图30 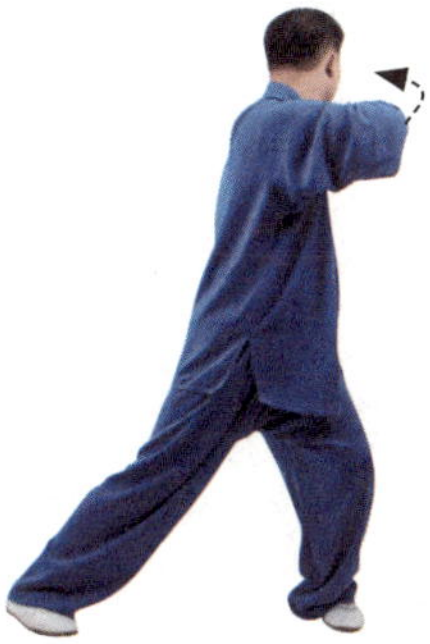　　　　　　　　图31

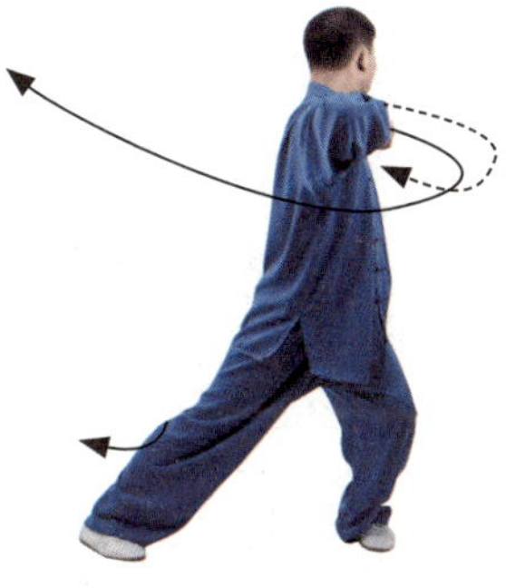

图32 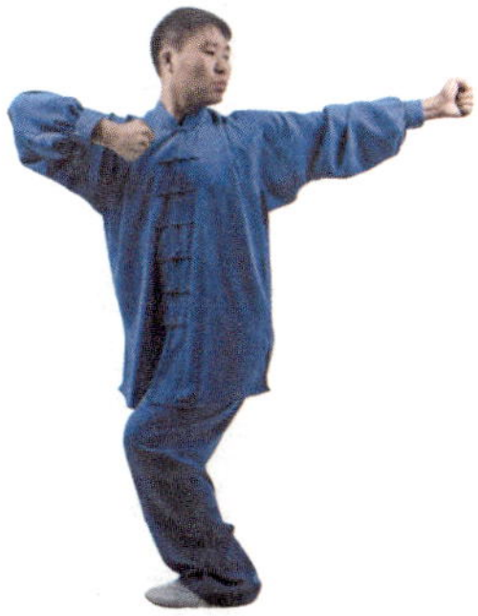　　　　　　　　图32侧

3. 随着吸气，提肛收腹；身体向右转正，右脚脚跟内旋使脚尖朝前，继而重心移于右脚，右腿弯曲；同时，两拳变掌随两臂内旋顺势平移至身前，两臂伸直，高与肩平，掌心朝下；眼看两掌（图33）。

4. 随着呼气，松腹松肛；左脚向右脚并拢，两腿由屈逐渐伸直；同时，两掌下落随之握拳（方拳）收于腰侧，拳心朝上；眼平视前方（图34）。

5、6、7、8同1、2、3、4，唯左、右交换做动作。

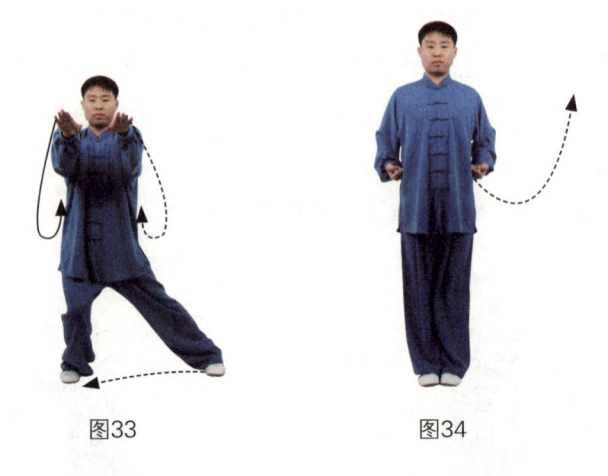

图33　　　　　　图34

三、练习次数

共做两个8拍。

四、注意事项

1. 做第1拍"两掌前推"时，宜起于根，顺于中，达于梢。

2. 做第2拍"身体左转"时，上体宜正直，脚跟侧蹬切勿拔起。

3. 做第3拍时，重心宜下沉；眼先环视左掌，当身体转正时，再兼视两掌。

4. 做第4拍时，百会上顶，沉肩垂肘带手下落，将气沉入丹田。

5. 精神集中，意守命门。

五、主要作用

1. 两手握拳，瞬间点抠劳宫，有助于清心降火。
2. 拉弓射箭，有助于舒胸畅气，调和心肺。
3. 意守命门和脚跟侧蹬捻动涌泉，有助于滋阴补肾，固肾壮腰。

第五式 躬身掸靴

一、名称内涵

躬身，指身体向前弯曲，似鞠躬。

掸，拂除之意。

靴，高到踝骨以上的长筒鞋。

此处的"躬身掸靴"，一方面是指拂除身体表面的各种尘埃等有害物质；另一方面又指消除脑海中的各种杂念，特别是恶念，以净化大脑、安神定志、强身健体。

二、动作指南

1. 随着吸气，提肛收腹；舒胸展体，身体左转；同时，左拳变掌随左臂内旋后伸上举；眼看左掌（图35）。

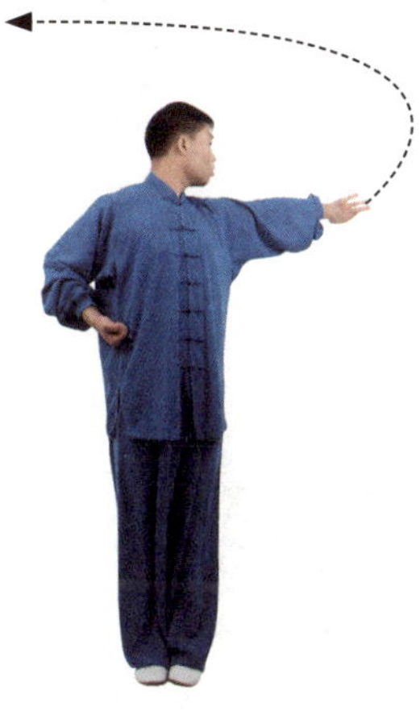

动作不停，左掌随左臂外旋和身体右转顺势摆至身体右前上方，左臂伸

图35

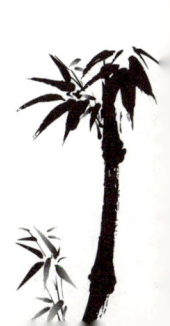

直；眼看左掌（图36）。

动作不停，左掌落于右肩前（拇指背和食指桡侧面贴右肩），屈肘翘指；眼之余光看左掌（图37）。

2. 随着呼气，松腹松肛；上体右侧屈，两腿伸直；同时，左掌随左臂稍外旋沿右腿摩运下行（指腹沿足太阳膀胱经，掌心沿足少阳胆经，掌根沿足阳明胃经达于足外踝处）；稍抬头（图38）。

动作不停，身体向左转正；同时，左掌随左臂内旋经脚面摩运至左脚外踝处呈掸靴状，稍抬头；眼之余光看左掌（图39）。

3. 随着吸气，提肛收腹；同时，左掌随左臂外旋握拳，并随上体稍起提至左膝关节处；稍抬头（图40）。

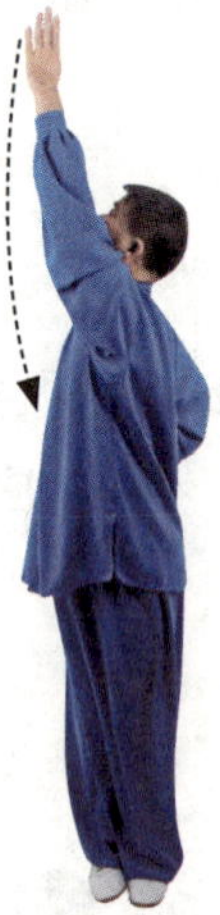

图36 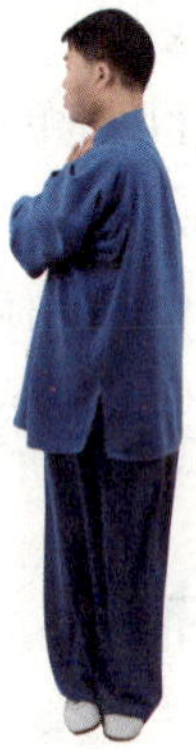　　　　图37

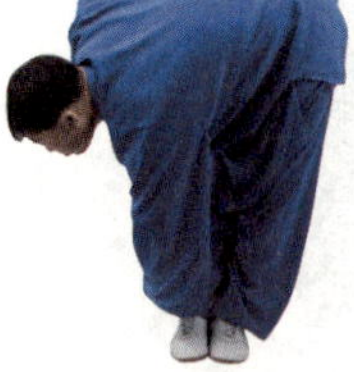

图38 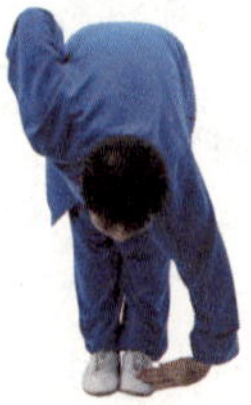　　　图39 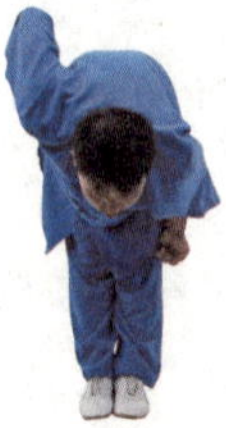　　　图40

4. 随着呼气，松腹松肛；上体直起；同时，左拳收于腰侧，拳心朝上，中冲点抠劳宫；眼平视前方（图41）。

5、6、7、8同1、2、3、4，唯左、右交换做动作。

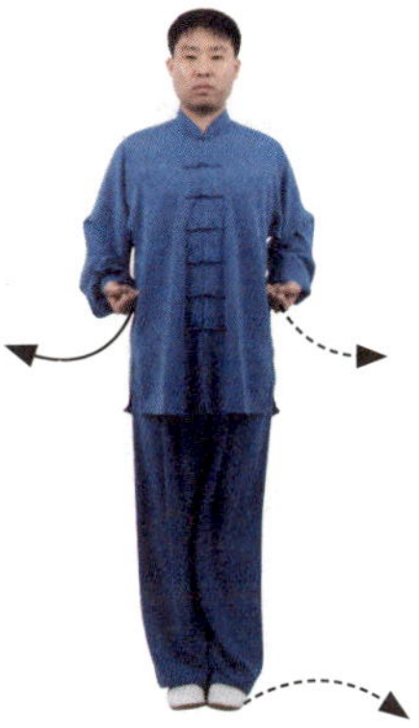

三、练习次数

共做两个8拍。

图41

四、注意事项

1. 精神集中，意守命门。

2. 身体尽量舒展，幅度宜大，躬身掸靴时两腿伸直。但初学者和病患者应因人而异。

3. 身体直起宜缓慢进行，速度均匀。

4. 高血压病患者练习此势时，定要将头抬起。

五、主要作用

人体前躬可作用于腰部和贯脊属肾的督脉，而腰为肾府，乃肾之精气所濡养之所，根据阴阳学说可知，肾与膀胱相表里，而膀胱经又经过腰部。此外，督、冲、带诸脉亦分布于腰部。

因此，经常习练"躬身掸靴"，有助于滋养肾阴、温补肾阳、纳气归肾、固肾壮腰、健脑增智。

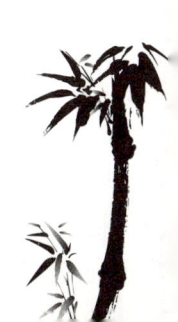

第六式 犀牛望月

一、名称内涵

犀牛，哺乳纲，犀科，颈短、体粗大、转头不便。古代传说，犀牛角中有白纹像线一样，从角尖直通大脑，感应灵敏，所以犀牛角为"灵犀"。唐代著名诗人李商隐诗句："身无彩凤双飞翼，心有灵犀一点通。"其"心有灵犀一点通"，是比喻双方心领神会，感情共鸣。

此处是借用"犀牛望月"，回身转体的动作，以改善身体，特别是腰肾之机能。

二、动作指南

1. 随着吸气，提肛收腹；重心移至右脚，右腿弯曲，左脚向左开一大步，脚尖朝前；同时，两拳变掌随两臂内旋下按后撑；眼平视前方（图42）。

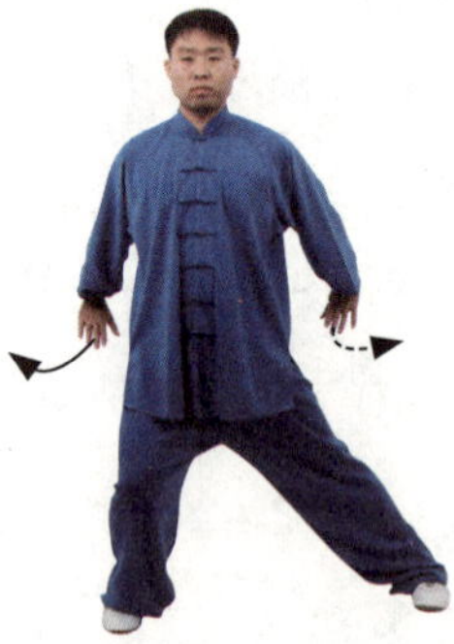

图42

动作不停，重心移至左脚，左腿弯曲，右腿伸直；同时，两臂继续内旋，两掌由坐腕随之放松分别向两侧偏后弧形摆起；眼平视前方（图43）。

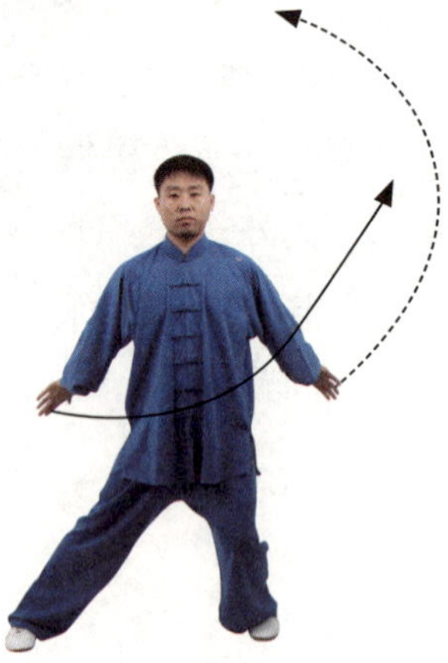

图43

2. 随着呼气，松腹松肛；以右脚掌为轴，脚跟外蹬，上体左转，右腿伸直，左腿弯曲；同时，两掌顺势分别从两侧向上摆起停于头的前侧上方，两臂均成弧形，掌心朝前上方，掌指相对；眼看左后上方，呈望月状（图44）。

3. 随着吸气，提肛收腹；身体向右转正，以右脚掌为轴，脚跟内旋将重心移至右脚，右腿半蹲，左腿伸直，脚尖朝前；同时，两掌下沉随两臂外旋弧形摆至胸前，两臂自然伸直，掌心朝上，掌指朝前，两掌之间的距离与肩同宽；眼兼视两掌（图45）。

4. 随着呼气，松腹松肛；左脚向右脚并拢，两腿由屈逐渐伸直；同时，两掌随两臂内旋下落垂于体侧后，继而握拳（方拳）收于腰侧，拳心朝上；眼平视前方（图46）。

5、6、7、8同1、2、3、4，唯左、右交换做动作。

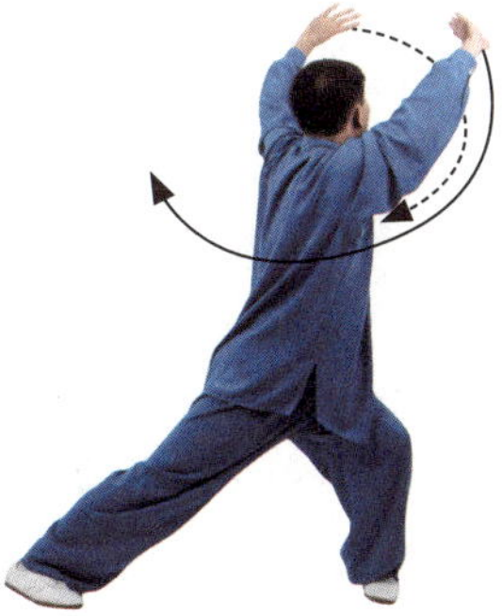

图44

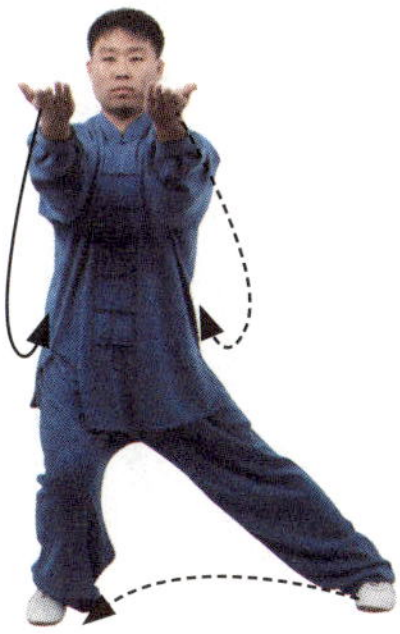

图45

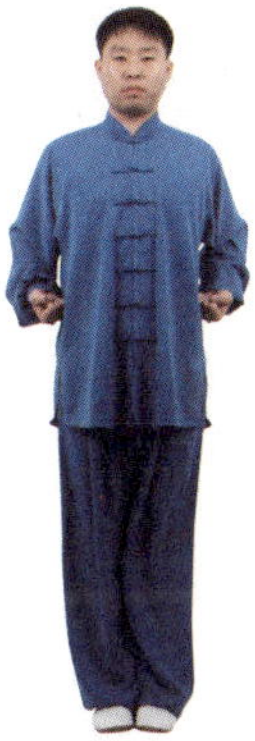

图46

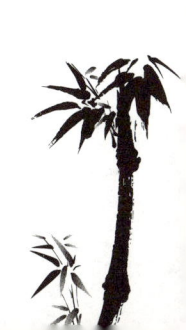

三、练习次数

共做两个8拍。第2个8拍的第8拍，两掌垂于体侧成并步站立势；眼平视前方（图47）。

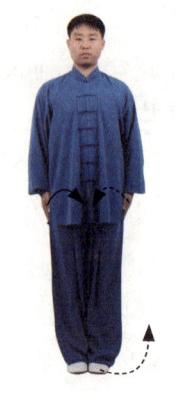

图47

四、注意事项

1. 精神集中，意守命门。
2. 转腰幅度宜大，髋胯下沉，左膝或右膝前跪（指起势方向），后腿蹬直，后脚跟不得离地。
3. 两掌握拳时，中冲瞬间点抠劳宫。
4. 两臂旋转幅度宜大，速度均匀，切勿端肩、忽快忽慢。

五、主要作用

1. 此式通过转颈旋腰，有助于疏松颈项部和腰背部的肌肉、松解其粘连，缓解肩、肘、腕、颈、背、腰等部位的疼痛。
2. 畅通手三阴、手三阳经脉，有助于强心益肺、通调三焦、润肠化结。
3. 意守命门和脚跟侧蹬捻涌泉，有助于滋阴补肾。

第七式 芙蓉出水

一、名称内涵

芙蓉，莲（荷）之别名。由于它中通外直，香远益清，根盘而枝、叶、花茂盛，故常用来表示"本固枝荣"，祝友人人世绵延，家道昌盛。

莲花"出淤泥而不染,濯清涟而不妖"取自宋·周敦颐《爱莲说》,莲生长于污泥之中而不受污染的品格,将会赋予人生以高洁清廉之美。

健身气功·导引养生功十二法中的"芙蓉出水",其插步下蹲成盘根步,就犹如莲花之根洁丽盘曲,喜水而不被淤泥污染;身体直起,两掌根相靠上托,就宛若莲花之中通外直,爱洁而清新吐秀。

二、动作指南

1. 随着吸气,提肛收腹;重心移于右脚,右腿稍屈,左脚跟提起;同时,两掌背相靠于腹前,掌指朝下;眼平视前方(图48)。

动作不停,左脚向左开步,稍宽于肩,随之重心移至两脚之间,两腿伸直;同时,两掌由腕掌骨、第一指骨、第二指骨、第三指骨依次卷曲,顺势弹甲(指甲)变掌分别向左右分开达于体侧,掌高与肩平,两臂自然伸直,掌心朝上;眼平视前方(图49、图50)。

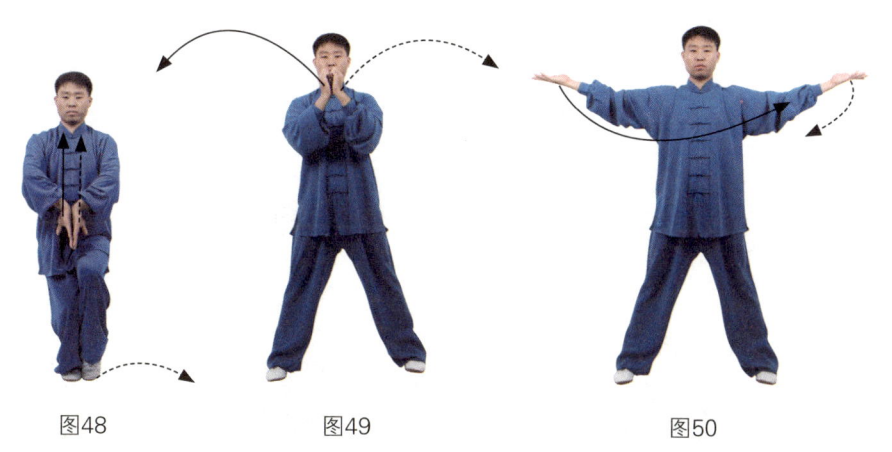

图48　　　　图49　　　　图50

2. 随着呼气,松腹松肛;重心移于左脚,身体左转;同时,左掌随左臂内旋屈肘握拳稍下落,拳心朝下;右掌随右臂内旋握拳顺势平摆至

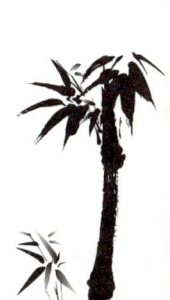

身体左前方，拳心朝下；眼看右拳（图51）。

动作不停，右脚向左脚左后方插步下蹲成盘根步；同时，左拳下落于左胯旁，左臂成弧形，翘腕使拳眼朝后，拳距离胯约30厘米；右拳随身体右转和右臂内旋回屈收于右胸前，翘腕使拳心朝前，拳离胸约30厘米；眼向左平视（图52）。

3. 随着吸气，提肛收腹；两拳变掌，右臂下沉，左臂上伸使两掌根相靠上托于胸前呈莲荷开放状；眼兼视双掌（图53）。

动作不停，右脚向右开步回到原位，两腿逐渐伸直；同时，两掌继续向上顺势托起，两臂自然伸直；眼看双掌（图54）。

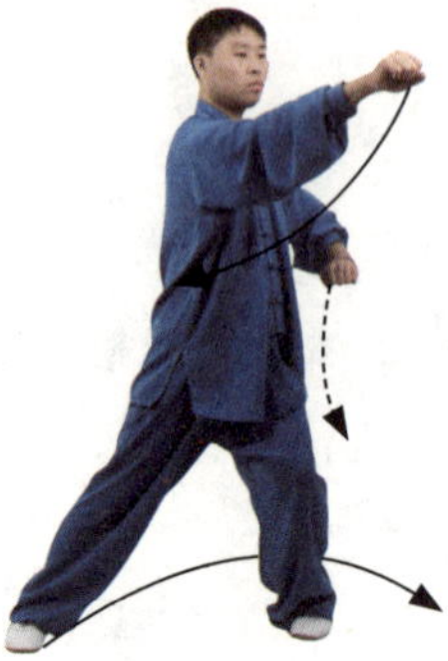

图51

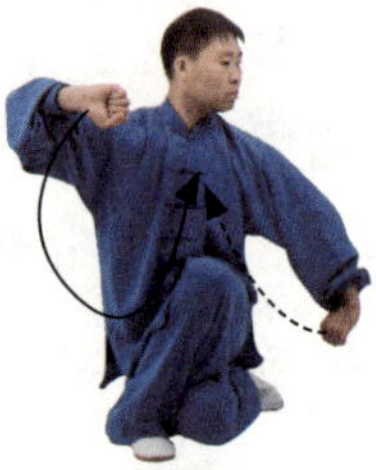

图52

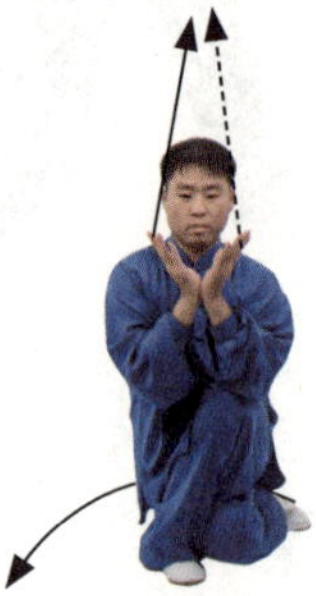

图53

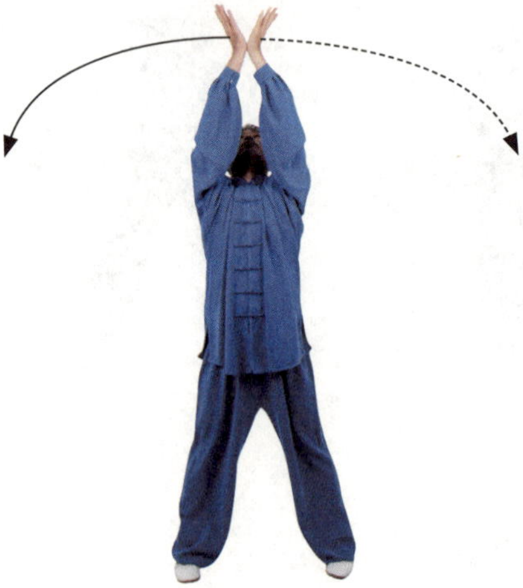

图54

4. 随着呼气，松腹松肛；重心移于右脚，右腿稍屈，左脚向右脚并拢，两腿由屈逐渐伸直；同时，两掌分别向左右下落垂于体侧；眼平视前方（图55、图56）。

5、6、7、8同1、2、3、4，唯左、右交换做动作。

三、练习次数

做一个8拍。

四、注意事项

1. 第1拍卷指、弹甲（指甲）时，肩、肘、腕、指等各部要连贯不滞，儒雅大方。

2. 第2拍两腿下蹲成盘根步时，两臂一侧屈于胯旁，一侧挽回胸前，宜上下一致、手足相顾，既如莲藕茎盘地下，又似芙蓉（莲荷）飘摇飞舞，轻松自如。

3. 第3拍，随着身体直起，两掌根相靠上托，象征着阵阵微风中吹拂着的荷花，从清池水面中浮起。

4. 第4拍，左脚并步，宜百会上顶，沉肩顺项，沉肘带手垂于体侧。

5. 默读"呬"音或意守太渊。

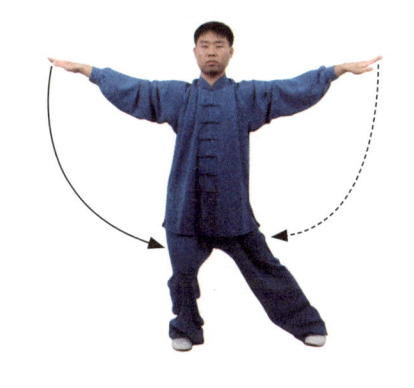

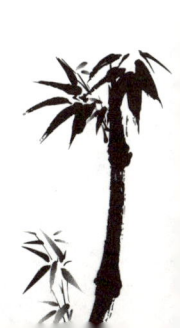

图55

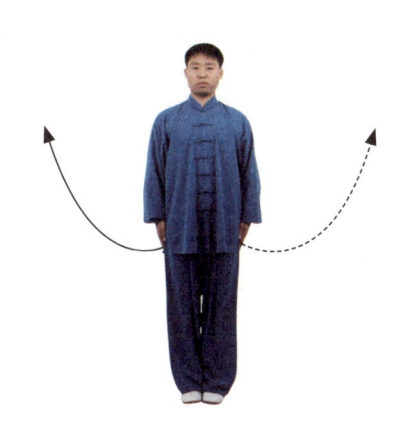

图56

五、主要作用

1. 疏通手三阴经和手三阳经脉，有助于强心益肺、润肠化结、调理三焦等。

2. 疏通足三阴经和足三阳经脉，有助于和胃健脾、舒肝利胆、固肾壮腰。

3. 此式为全身性运动，有助于提高五脏六腑机能。

第八式 金鸡报晓

一、名称内涵

鸡，即锦鸡，雄鸡。《中国民间吉祥丛书》云："雄鸡有五德：头顶红冠，文也；脚踩斗距，武也；见敌能斗，勇也；找到食物能召唤其它鸡来吃，仁也；每天准时鸣叫向世人报告时辰，信也。"

该式由于一腿稳健独立，一腿飘洒后伸；同时，两手成勾提腕上举之雄姿，恰似"金鸡报晓"，故得名。

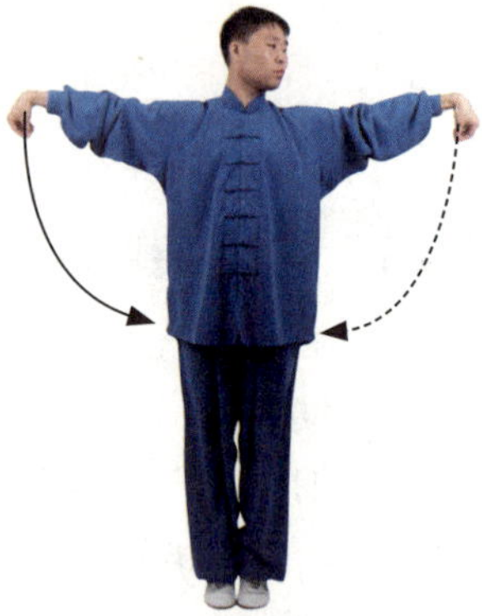

图57

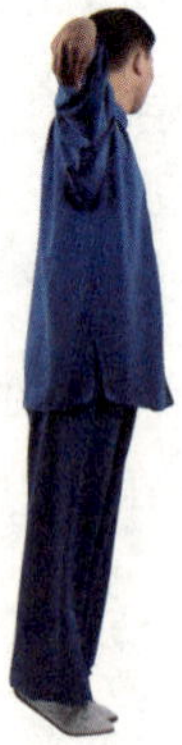

图57侧

二、动作指南

1. 随着吸气，提肛收腹；百会上顶，两腿伸直，脚跟提起；同时，两掌逐渐变勾手（六井相会）分别向两侧、向上摆起，两臂自然伸直，两腕约与肩平；眼看左勾手（图57、图57侧）。

2. 随着呼气，松腹松肛；脚跟落地，两腿下蹲，两膝相靠；同时，两勾手变掌随沉肘弧形下按于体侧，两臂自然伸直，掌心朝下，掌指朝外；眼平视前方（图58）。

3. 随着吸气，提肛收腹；右腿伸直，左腿屈膝后伸，脚面绷平，脚底朝上；同时，两掌随两臂内旋向里划弧至腹前时变成勾手，直臂向前、向上提至头的前侧上方，勾尖朝下，身体成反弓形；眼平视前方（图59、图59侧）。

4. 随着呼气，松腹松肛；左脚下落与右脚并拢，随之两腿半蹲；同时，两勾手变掌下按于胯旁，掌心朝下，掌指朝前；眼平视前方（图60）。

5、6、7、8同1、2、3、4，唯左、右交换做动作。

图58

图59

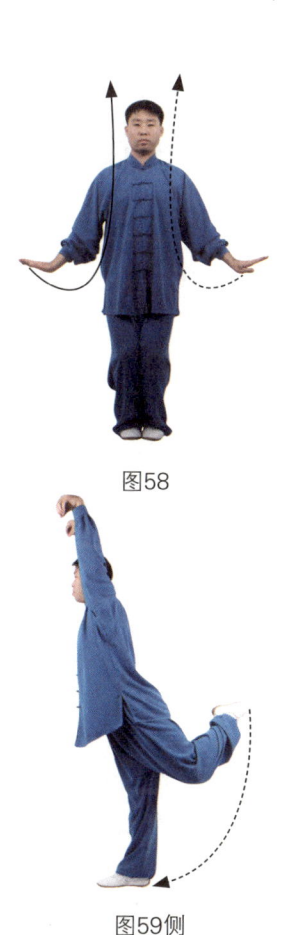

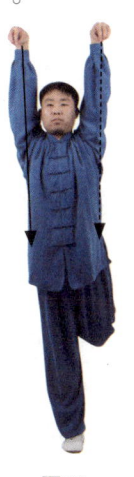

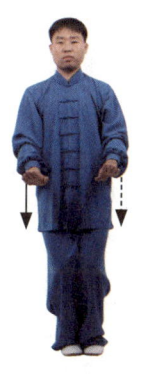

图59侧

图60

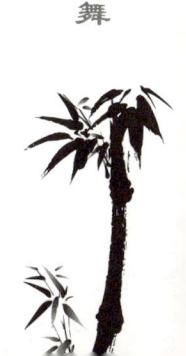

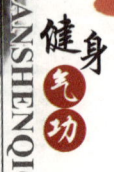

三、练习次数

做一个8拍。当做完第8拍时，两腿由屈逐渐伸直；同时，两掌垂于体侧成并步站立势；眼平视前方（图61）。

四、注意事项

1. 精神集中，意守丹田（这里指关元）。
2. 上下肢协调一致，轻松柔和，潇洒飘逸。
3. 成独立势时，支撑脚五趾抓地，百会上顶，眼看远方。
4. 两勾手屈腕侧摆和屈腕上提时，宜舒胸展体，舒展大方。
5. 呼气时，轻吐"吹"音。

图61

五、主要作用

1. 脚跟拔起，压迫涌泉，有助于激发、启动足少阴肾经，滋阴补肾。
2. 成勾上摆，变掌下按，有助于疏通手三阴、手三阳之原穴，通经活络、颐养心肺、疏导三焦。
3. 吐"吹"音，有助于滋阴补肾。

第九式 平沙落雁

一、名称内涵

平沙落雁，又名《雁落平沙》，琴曲。最早见于《古琴正宗》

（1643年），内容描写沙滩上群雁起落飞鸣，回翔呼应之情景。

雁为候鸟，传说雁可给人捎带书信，故人们常将雁作为使者的象征。

雁的习性，飞成行，止成列，长幼有序，不相逾越，故常作为晚辈对长辈初次的见面礼（以雁为贽）。

此式之"两腿下蹲盘根，两掌坐腕侧推"，恰似"雁落平沙"，而名之。

二、动作指南

1. 随着吸气，提肛收腹；舒胸展体；同时，两掌以腕关节顶端领先分别向两侧弧形摆至与肩平，两臂自然伸直，掌心朝下；眼看右掌（图62）。

动作不停，重心移到右脚，左脚向右脚右后方插步；同时，两掌随两臂分别屈肘下沉弧形回收，掌高与肩平，掌心朝下；眼看右掌（图63）。

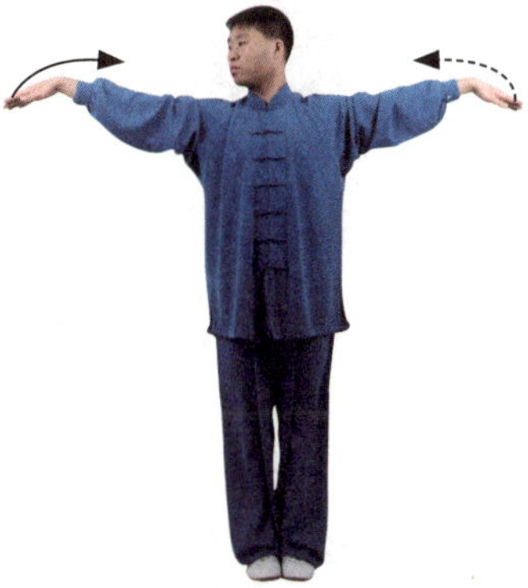

图62

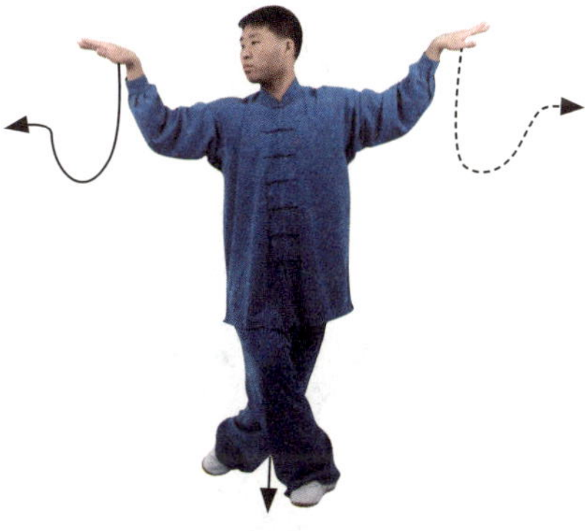

图63

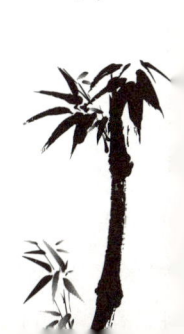

2. 随着呼气，松腹松肛；两腿下蹲成盘根步；同时，两掌随两臂分别伸肘、坐腕弧形侧推，两臂自然伸直，手腕约与肩平，掌心朝外，掌指朝上；眼看右掌（图64）。

3. 随着吸气，提肛收腹；两腿稍起，舒胸展体（左脚仍插步于右脚后）；同时，两掌分别向两侧伸出，两臂自然伸直，掌心朝下。继而，两掌随两臂分别屈肘下沉弧形回收，掌高与肩平，掌心朝下；眼看右掌（图65）。

4. 随着呼气，松腹松肛；两腿下蹲成盘根步；同时，两掌随两臂分别伸肘、坐腕弧形侧推，两臂自然伸直，手腕约与肩平，掌心朝外，掌指朝上；眼看右掌（图66）。

5. 随着吸气，提肛收腹；两腿稍起，左脚跟仍提起；同时，两手稍侧伸上移摆至与肩平，两臂自然伸直，掌心朝下；眼看右掌（图67）。

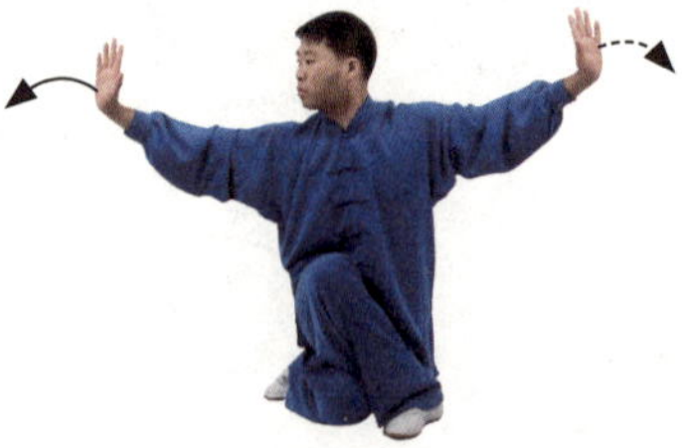

图64

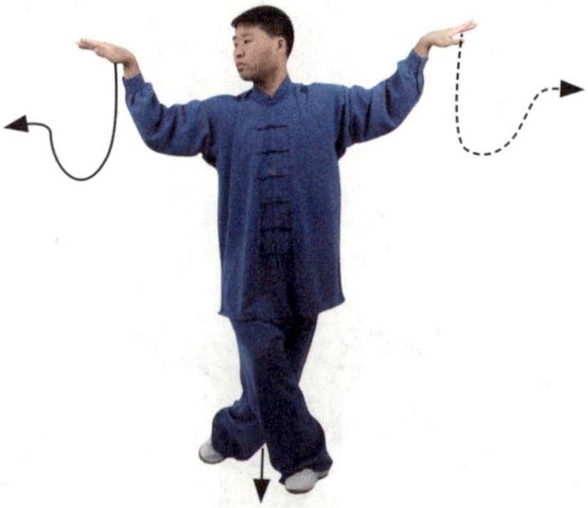

图65

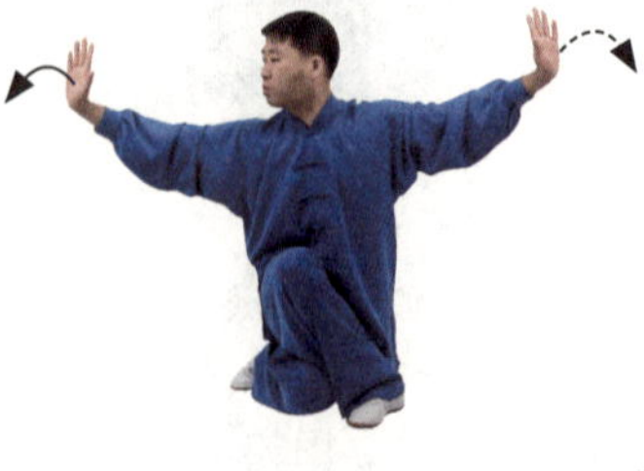

图66

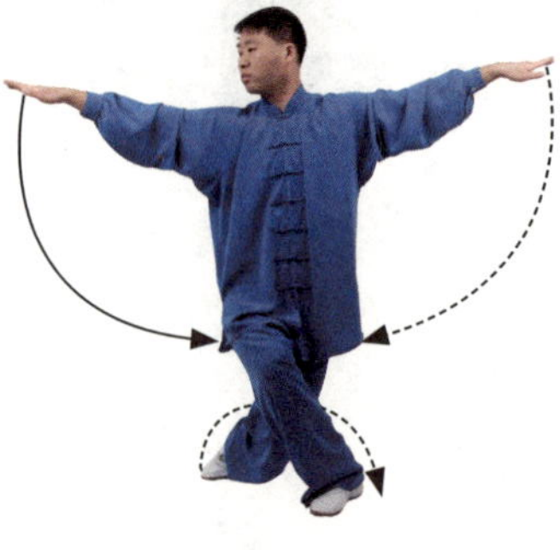

图67

6. 随着呼气，松腹松肛；左脚向右脚并拢，两腿由屈逐渐伸直；同时，两掌垂于体侧成并步站立势；眼转视正前方（图68）。

左、右交换做动作。

三、练习次数

左、右交换各做6拍。

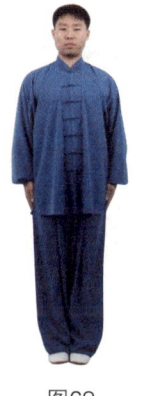

图68

四、注意事项

1. 精神集中，意守劳宫。
2. 起吸落呼，周身放松；盘根步两腿内侧相靠。
3. 年老体弱多病者，可将动作难度降低，盘根步可做成歇步。
4. 呼气时，轻吐"呵"音。

五、主要作用

1. 意守劳宫，有助于通调手厥阴心包经，舒缓心脏，平调血液。
2. 两腿屈伸、下蹲盘根的动作，有助于畅通足三阴、足三阳经脉，对脾、胃、肝、胆、膀胱、肾等脏腑机能的提高有一定作用。
3. 吐"呵"音，有助于舒缓心脏。

第十式 云端白鹤

一、名称内涵

云端，即云霄，指高高的云。

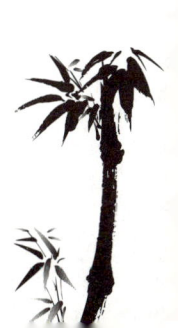

鹤，为长寿仙禽，被称为"一品鸟"。《淮南子》记载："鹤寿千岁，以极其游。"《花镜》亦记载："鹤，一名仙鸟，羽族之长也。有白、有黄、有玄，亦有灰苍色者，但世所崇尚皆白鹤。"故古人常用白鹤比喻具有高尚品德的贤能之士。

此式中的"两手头上抖腕亮掌"，其洒脱自如，轻飘徐缓之风韵，犹如云端白鹤，翱翔长空、搏击云天一般，故得名。

二、动作指南

1. 随着吸气，提肛收腹；两腿伸直，脚趾上跷；同时，两合谷随两臂内旋沿体侧向上摩运至大包穴附近；眼平视前方（图69）。

动作不停，两掌随两臂外旋以合谷为轴旋转使掌指朝后；眼平视前方（图70）。

2. 随着呼气，松腹松肛；脚趾抓地，两腿微屈；同时，两掌背挤压大包穴，继而靠叠于胸前，两臂屈肘，掌指朝里；眼平视前方（图71）。

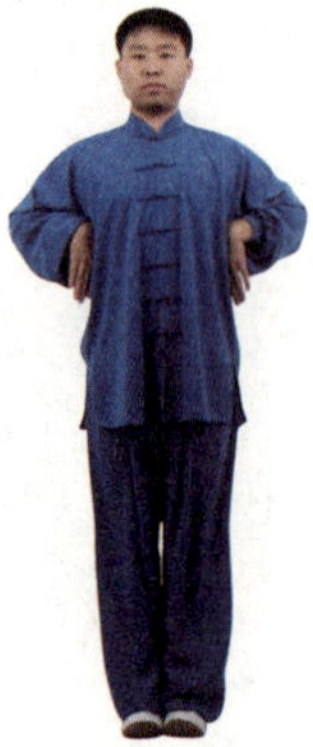

图69

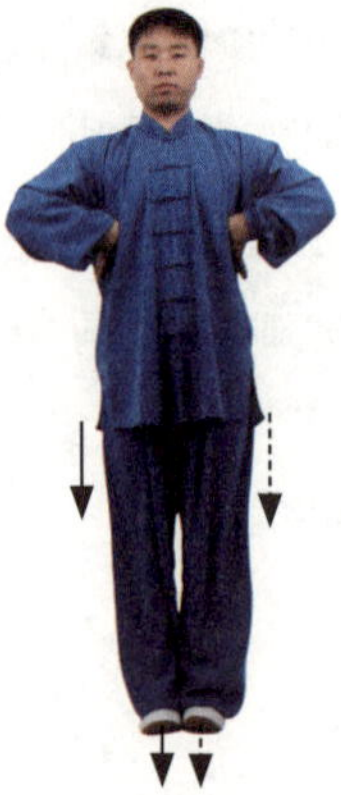

图70

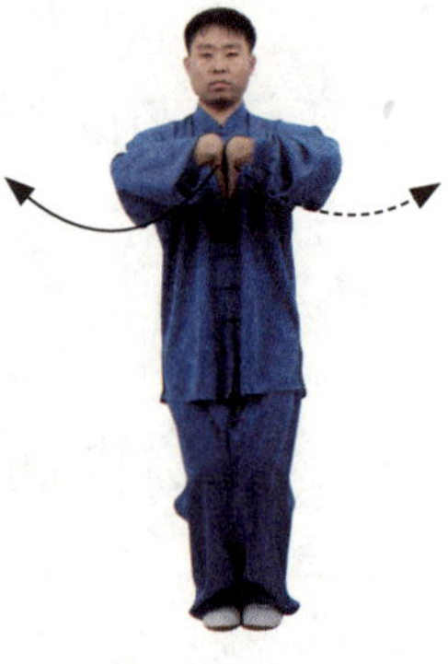

图71

动作不停，两腿继续下蹲；同时，两掌叠腕、卷指分别向左右分摆，两臂自然伸直，高与肩平，掌心朝前；眼平视前方（图72）。

3. 随着吸气，提肛收腹；两腿伸直，脚跟提起；同时，两掌随两臂内旋分别摆至头的左右前上方，抖腕亮掌，两臂成弧形；眼平视前方（图73）。

4. 随着呼气，松腹松肛；脚跟落地；同时，两掌分别从两侧下落垂于体侧成并步站立势；眼平视前方（图74）。

5、6、7、8同1、2、3、4。

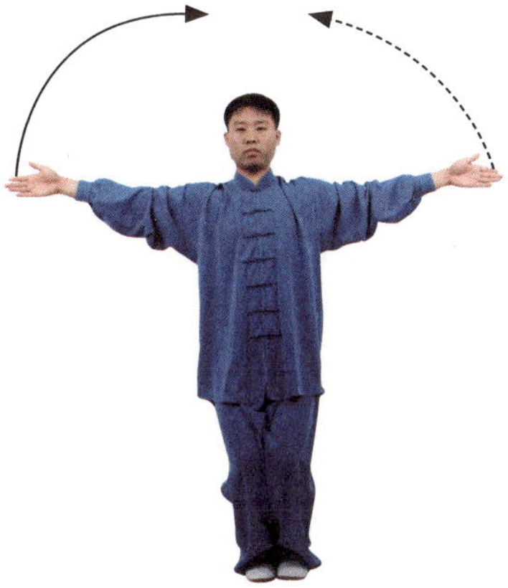

图72

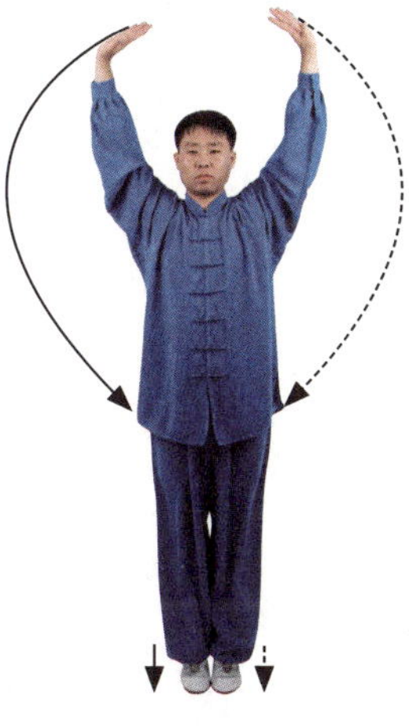

图73 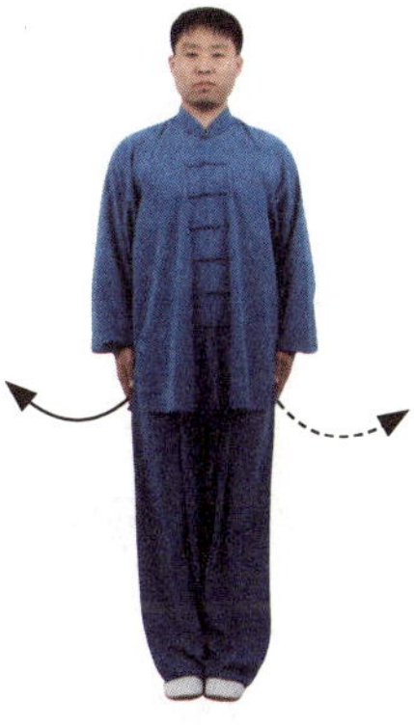　　　　　　　图74

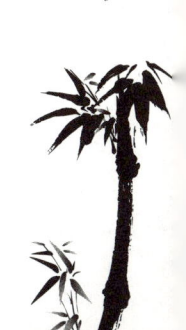

三、练习次数

做一个8拍。

四、注意事项

1. 第1拍，跷趾充分、合谷捻揉大包穴时，宜舒胸直背，百会上顶。
2. 第2拍，两腿下蹲，腿部内侧宜相靠；两掌左右分摆时，宜从左右两腕相靠开始，掌指依次卷曲，要求做到"四折"，连绵不断。
3. 做第3拍时，百会上顶，带动整个身躯向上，两手抖腕亮掌时，中指端与肩髃穴上下基本对齐。
4. 做第4拍时，沉肩垂肘带手下落，将气沉入丹田。
5. 精神集中，意守丹田（指关元）。

五、主要作用

1. 脚趾上跷，压迫足少阴肾经之井穴涌泉，故有助于激发和启动其经脉，滋阴补肾。
2. 合谷捻大包，既有助于润肠化结，又有助于和胃健脾。
3. 两手头上抖腕亮掌，有助于通调三焦、疏通水道。

第十一式 凤凰来仪

一、名称内涵

凤凰，古代传说中的一种瑞鸟，为龙、凤、龟、麟"四灵"之一，百禽之王。其形据《尔雅·释鸟》郭璞注："鸡头、蛇颈、燕颔、龟背、鱼尾，五彩色，高六尺许。"《孟子·公孙丑上》："凤凰之于飞鸟。"《史记·日者列传》："凤凰不与燕雀为群。"

"凤凰来仪"，其意谓凤凰飞舞而有容仪，古代相传以为瑞应。《书·益稷》："箫韶九成，凤凰来仪。"明代王世贞有诗云："飞来五色鸟，自名为凤凰，千秋不一见，见者国祚昌。"祚：赐福，保佑之意。

二、动作指南

1. 随着吸气，提肛收腹；两腿伸直，身体左转45°；同时，两掌随两臂先内旋、后外旋分别由两侧前摆至与肩平，两臂自然伸直，两掌之间的距离与肩同宽，掌心朝上；眼平视左前方（图75、图76）。

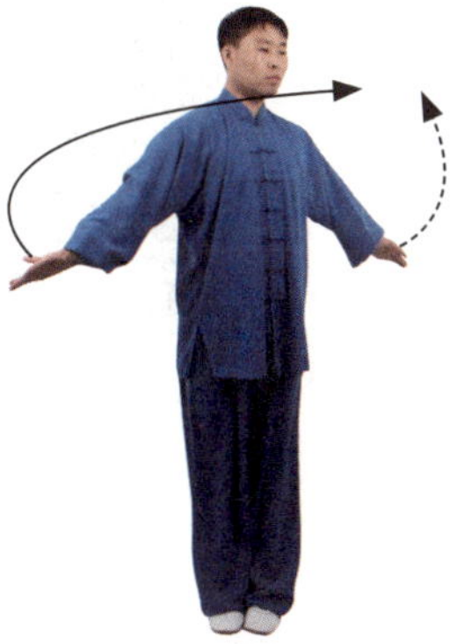

图75

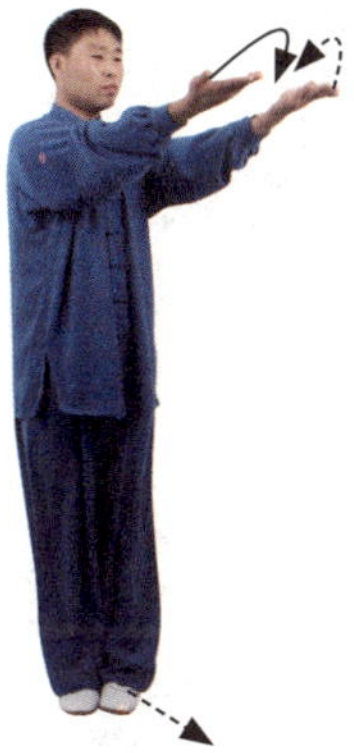

图76

2. 随着呼气，松腹松肛；重心移至右脚，右腿半蹲，左脚向左前方上步成虚步。继而，重心前移至左脚，右脚跟提起，两腿伸直；同时，两掌随两臂内旋逐渐变成勾手（少商与商阳相接）分别向身后勾挂，两臂伸直，勾尖儿朝上；眼平视左前方（图77、图78）。

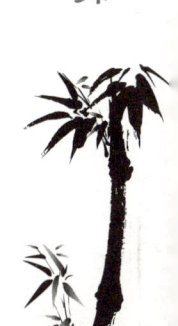

3.随着吸气,提肛收腹;重心后移,前脚尖跷起,身体转正;同时,两勾手变掌经腰侧交叉于胸前,左掌在里,掌心朝里;眼兼视两掌(图79)。

动作不停,两掌随两臂内旋经面前分别向两侧分开,两臂自然伸直,手腕高约与肩平,掌指朝上;眼平视前方(图80)。

4.随着呼气,松腹松肛;左脚向右脚并拢,两腿由屈逐渐伸直;同时,两掌从两侧下落垂于体侧成并步站立势;眼平视前方(图81)。

5、6、7、8同1、2、3、4,唯左、右交换做动作。

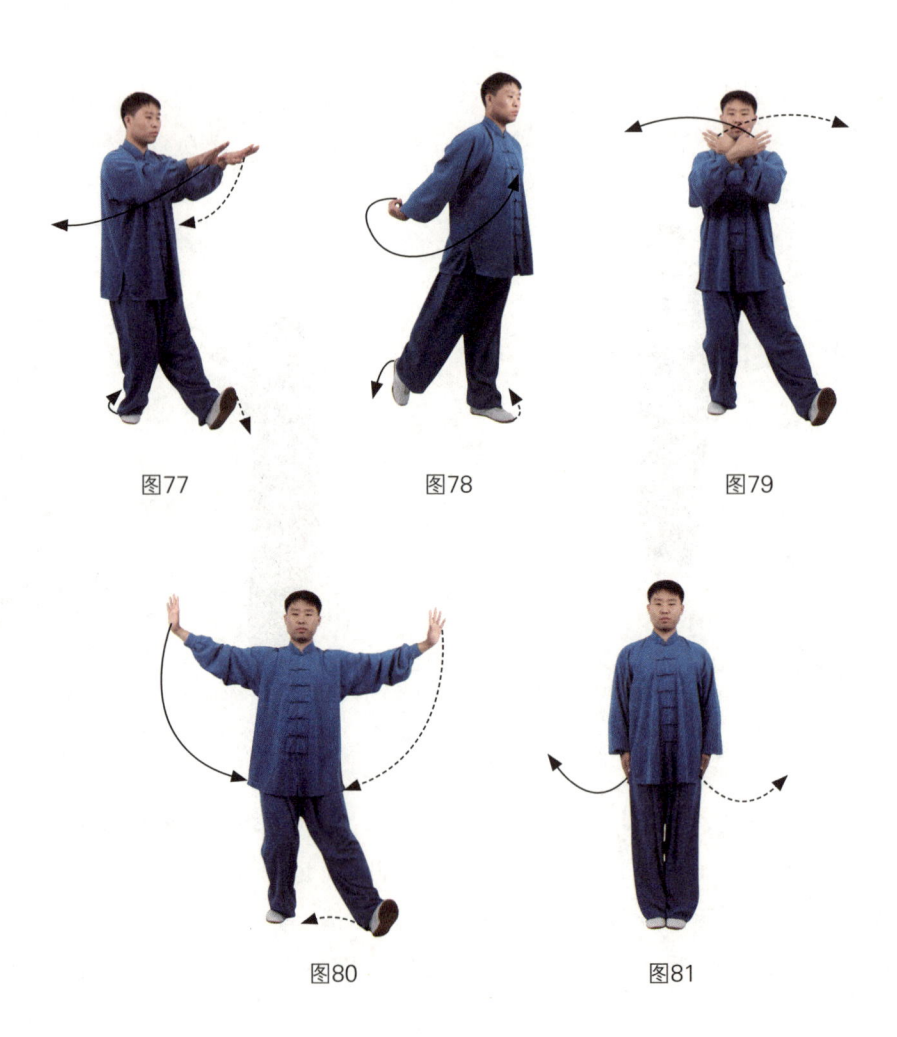

图77　　　　　图78　　　　　图79

图80　　　　　图81

三、练习次数

做一个8拍。

四、注意事项

1. 第1拍，百会上顶，身体中正，以腰脊之转动带动两臂侧分、前摆。
2. 第2拍，由虚步变成前腿伸直，后脚跟提起的动作，要体现出连贯圆活的特点，两勾手的屈腕宜短暂，并稍用力。
3. 第3拍，两手经胸前、面前左右分掌时，宜舒胸直背，松腰敛臀。
4. 第4拍，左脚向右脚并拢，宜百会上顶带动整个身躯直起。
5. 意守丹田，轻吐"呼"音。

五、主要作用

1. 转身旋臂，有助于畅通任、督及手三阴、手三阳经脉。
2. 屈腕成勾手，由于对手三阴、三阳经之井穴、原穴产生良性刺激，故有助于改善心、肺、大肠、小肠等脏腑之机能。
3. 脚趾上跷，对足三阴、三阳经之井穴、原穴产生良性刺激，故有助于提高肝胆、脾胃、膀胱、肾等脏腑之机能。
4. 吐"呼"音，有助于和胃健脾。

第十二式 气息归元

一、名称内涵

《黄帝内经》指出："阴精所奉其人寿，阳精所降其人夭。"从这个

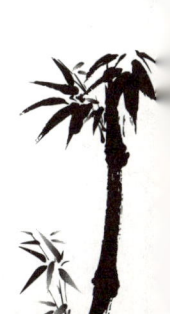

意义出发，练功时既要重视阳气的采集，也要重视阴气的收集。正如，古代养生家所说，人们欲达强身，除了吸取日精天阳之气外，还应注意接受地阴之气，所谓"赤脚大仙"就是一例。

大家在做健身气功·导引养生功十二法时，应根据具体情况，在吸取阳气的同时，最好也要接受等量的阴气。因为人的一生中，阴极易耗散，阴常不足，阳常有余。正如王冰所说："壮水之主，以制阳光。"温病学者吴鞠通亦云："存得一分阴液，便有一分生理。"故气功家、导引家主张练功的最佳时间是黎明清晨。因为此时既是自然环境和人体阳气共同生发的大好时机，又是对人体各系统生理功能大有益处的"负离子"浓度最大的时间。

二、动作指南

1. 随着吸气，提肛收腹；同时，两掌随两臂先内旋后外旋分别摆至体侧，掌心由朝后转为朝前，臂与上体之夹角约为60°，两臂自然伸直；眼平视前方（图82、图83）。

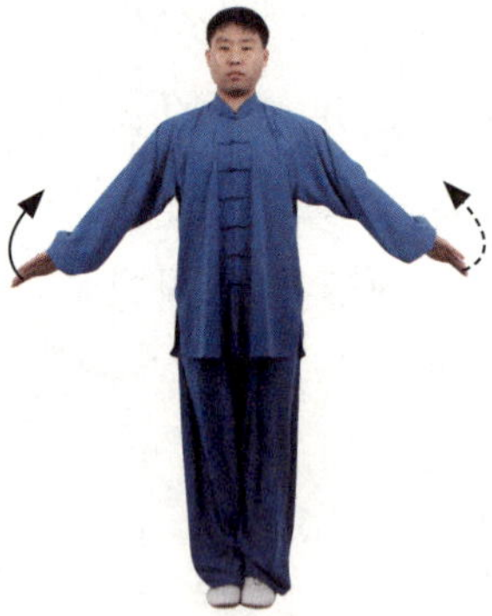

图82

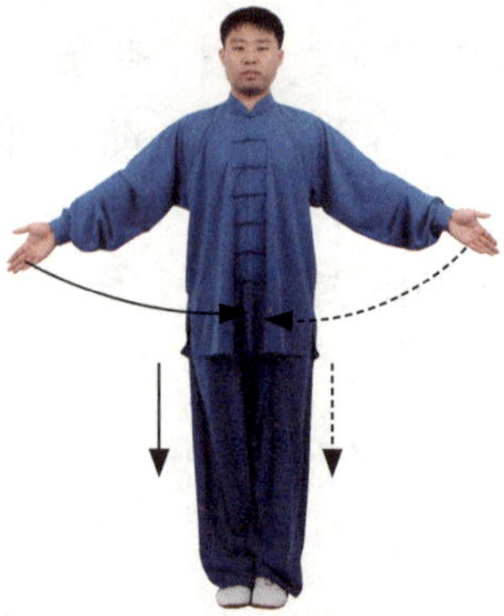

图83

2. 随着呼气，松腹松肛；两腿下蹲；同时，两掌内收回抱于小腹前，掌指相对，将日月精华之气归于关元；眼平视前方（图84）。

3. 随着吸气，提肛收腹；两腿伸直；同时，两掌随两臂先内旋后外旋分别摆至体侧，掌心由朝后转为朝前，臂与上体之夹角约为60°，两臂自然伸直；眼平视前方（图85、图86）。

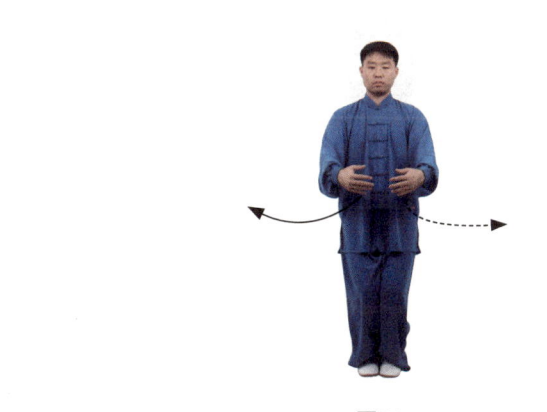

图84

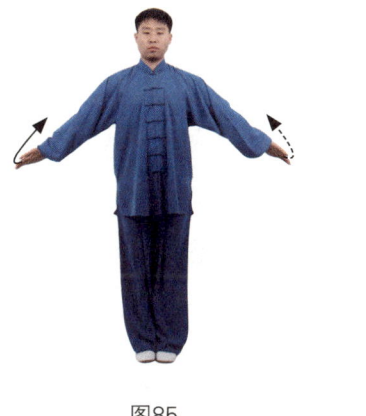

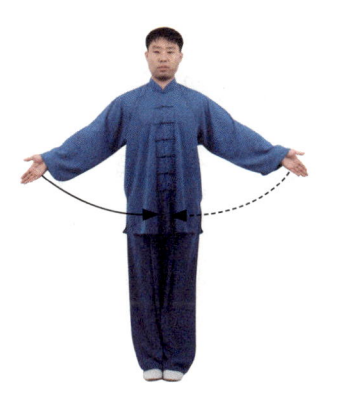

图85　　　　　　　　图86

4. 同2。

5. 同3。

6. 随着呼气，松腹松肛；两腿自然伸直；同时，两掌内收回抱叠于

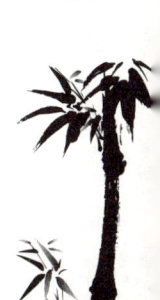

关元，男性左手在里，女性右手在里；眼平视前方（图87）。

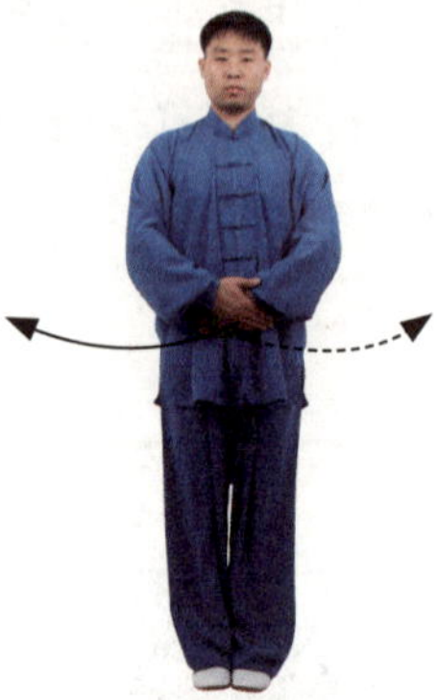

图87

三、练习次数

一吸一呼为1次，共做3次。

四、注意事项

1. 精神集中，意守采气归于关元。
2. 吸气时，百会上顶；呼气时，松腰敛臀，身体中正，周身放松。
3. 两掌内收回抱采日月精华时，注意气路由宽变窄，促使气流加速。

五、主要作用

"关元"，位于任脉之上，属丹田之一穴。它是足三阴经与任脉的交会穴，又是小肠的募穴。中医称之为"长寿大穴"，具有显著的保健作用。故以意引气归关元，有助于壮中气、补元气，滋养脏腑，平调阴阳。

收 势

一、动作指南

1. 随着吸气，提肛收腹；同时，两掌随两臂先内旋后外旋分别摆至体侧，掌心由朝后转为朝前，臂与上体之夹角约为60°，两臂自然伸直；眼平视前方（图88、图89）。

2. 随着呼气，松腹松肛；两腿自然伸直；同时，两掌内收回抱叠于关元，男性左手在里，女性右手在里；眼轻闭（图90）。

3. 做"赤龙（舌）搅海"，左右各3次，以增加琼浆玉液，并分3口咽下（图略）。

4. 做完后，两掌垂于体侧，缓缓收功，结束全套动作（图91）。

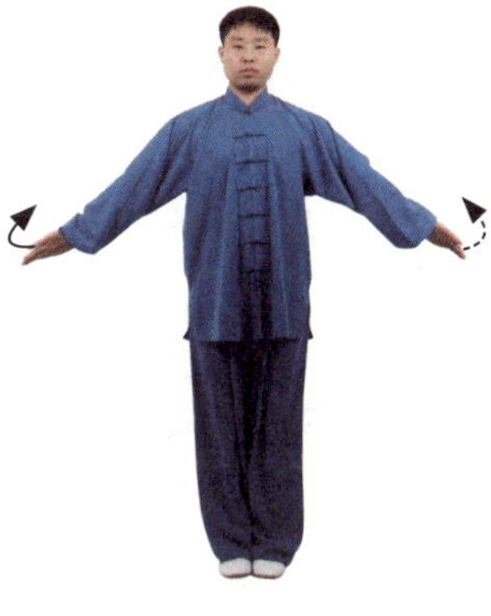

图88

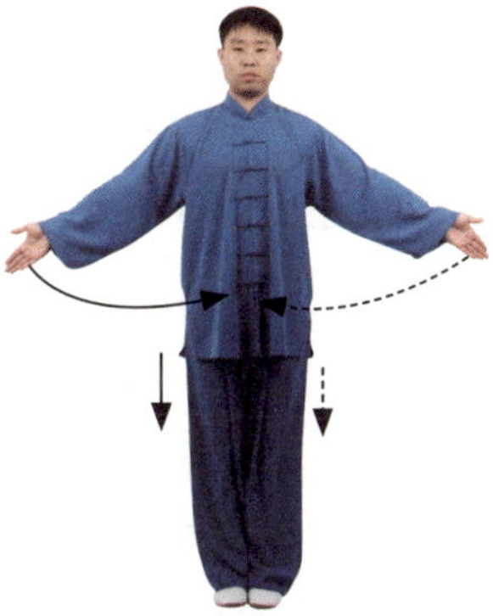

图89

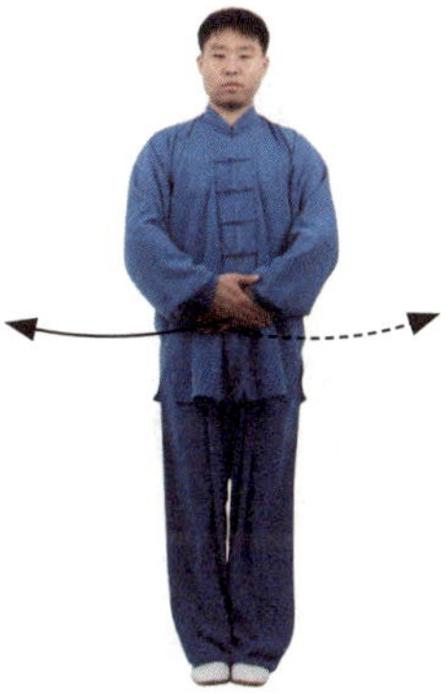

图90

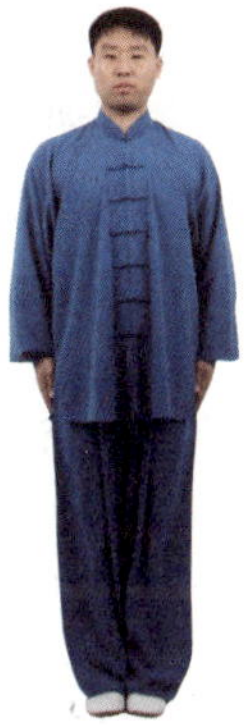

图91

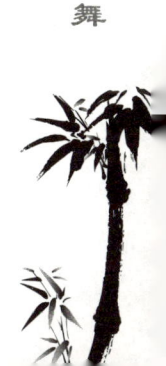

二、注意事项

1. 精神集中，意守金津玉液。
2. 吞津咽液时，宜汩汩有声。

三、主要作用

1. 三国时期百岁老人皇甫隆说："人当朝朝服食玉泉，使人丁壮有颜色……玉泉者，口中唾也。……早漱津令满口乃吞之，名曰炼精。"（《千金要方》）

2. 清·名医程国彭在《医学心悟》中说，唾液乃"治阴虚无上妙方"。

3. 现代医学研究证明，唾液含有球蛋白、黏液蛋白、氨基酸、淀粉酶、溶菌酶、免疫球蛋白和各种微量元素等。

4. 古人造活字，即舌旁之水。水即指唾液而言。

5. 日本学者研究，唾液是天然防癌剂，具有使致癌物质转化为无害物质的功能。他用鱼肉烧烤成焦糊时产生一种能致癌的物质进行试验，结果发现不加入唾液，致癌物质就会大大增加，而加入唾液之后在温度37℃时，经过一昼夜时间，发现致癌物质明显减少。（中国医药报，1988-02-11）

6. 现代科学研究证明，唾液有助于改善糖代谢，维持血糖恒定的作用。

第三节　健身气功·导引养生功十二法（坐势）

习练本功法也可采取坐势，现将习练方法介绍如下。

预备势

一、动作指南

正身端坐，两脚分开，与肩同宽，脚尖朝前，两掌劳宫穴对准伏兔穴，顶平项直，下颏微内收；两眼平视前方或轻闭（图92、图93）。

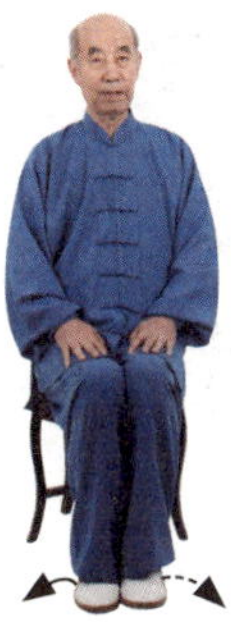

图92 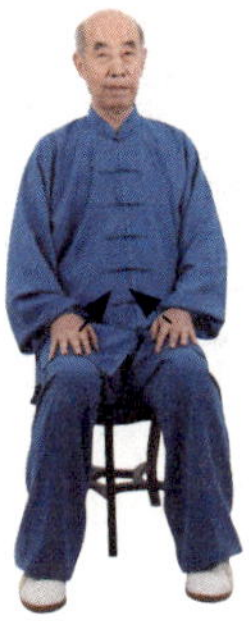　　　　　　　图93

二、要点提示

1. 口唇轻闭，舌抵上腭，上下排牙齿相合。
2. 默念练功口诀：
夜阑人静万虑抛，意守丹田封七窍。
呼吸徐缓搭鹊桥，身轻如燕飘云霄。

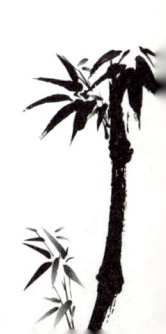

三、注意事项

1. 两手叠于丹田，男、女均左手在里（图94）。
2. 口诀默念毕，将两手落于伏兔穴之上；身体中正，顺项提顶；眼平视前方（图95）。

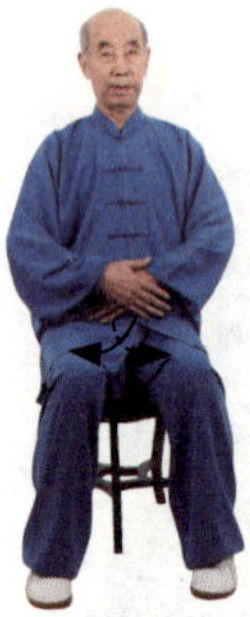

图94 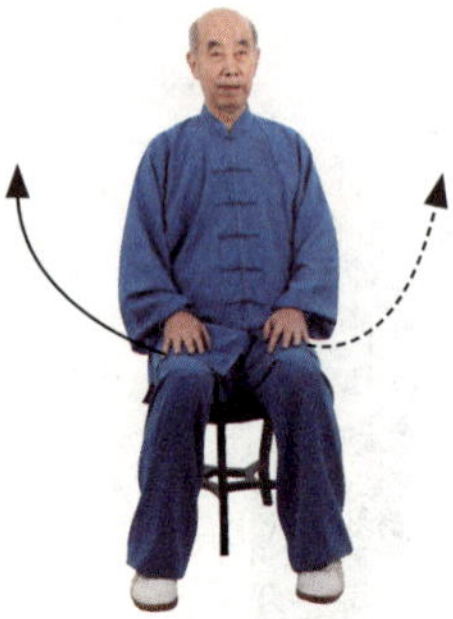　　　　　图95

第一式　乾元启运

一、动作指南

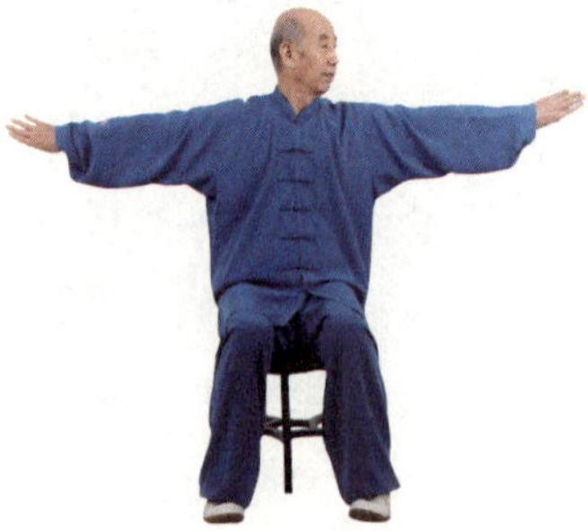

1. 随着吸气，提肛收腹；脚趾上跷；同时，两掌随两臂内旋分别向左右摆至与肩平，掌心朝后，两臂自然伸直；眼看左掌（图96）。

动作不停，两掌随两臂外旋使掌心朝下向身前平摆，两掌之间距

图96

离与肩同宽，两臂自然伸直；眼兼视两掌（图97）。

2. 随着呼气，松腹松肛；脚趾抓地；同时，两掌随两肘下沉落于伏兔穴之上成正身端坐势；眼平视前方（图98）。

3. 随着吸气，提肛收腹；脚趾上跷；同时，两掌随两臂内旋分别摆至与肩平，掌心朝后，两臂自然伸直；眼看右掌（图99）。

动作不停，两掌随两臂外旋使掌心朝下向身前平摆，两掌之间距离与肩同宽，两臂自然伸直；眼兼视两掌（图100）。

4. 随着呼气，松腹松肛；脚趾抓地；同时，两掌随两肘下沉落于伏兔穴之上成正身端坐势；眼平视前方（图101）。

5、6、7、8同1、2、3、4。

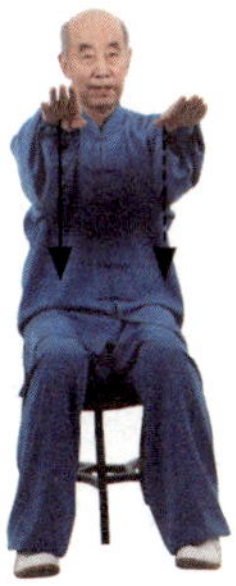

图97

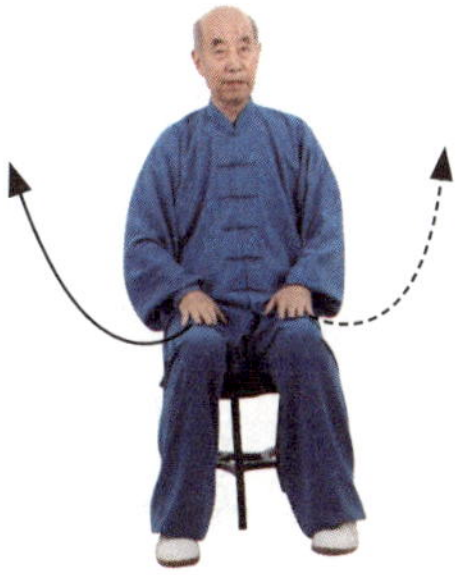

图98

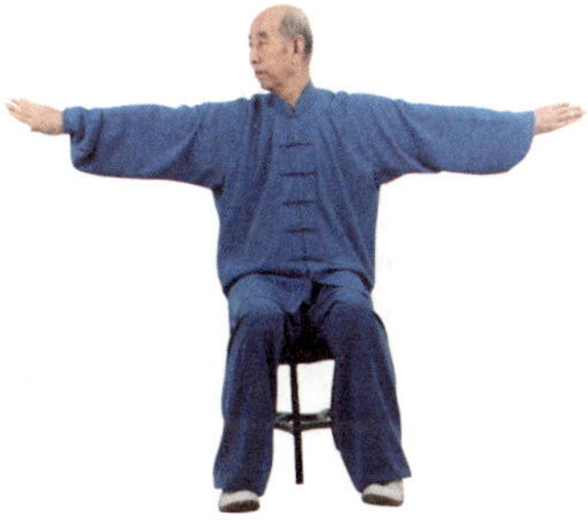

图99

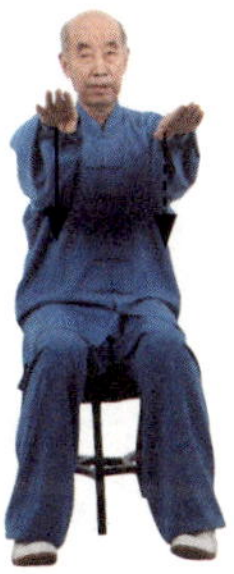

图100

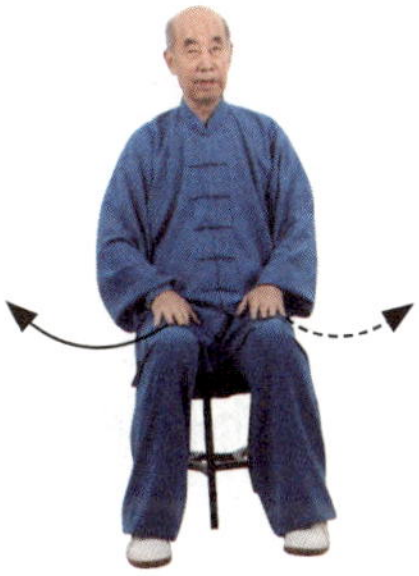

图101

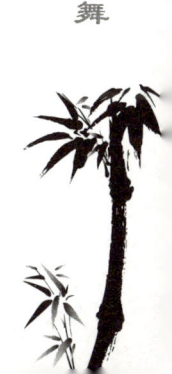

二、练习次数

做一个8拍。

三、注意事项

1. 两臂内旋、两掌左右分摆时拇指须稍用力，以助于臂的旋转幅度。

2. 吸气时，顺项提顶；呼气时，沉肩坠肘。

3. 默读"呼"音或意守丹田。

四、主要作用

1. 有助于畅通手太阴肺经和手阳明大肠经脉，对伤风感冒、支气管炎等呼吸系统疾病有一定防治作用。

2. 意守丹田，既便于排除杂念，净化大脑，又有助于补中益气，扶正培本，增强体质，提高身体抵抗力。

3. 吸气跷脚压迫涌泉以补肾；呼气抓地刺激脾胃经气之井穴（隐白、厉兑）以补脾。

4. 呼吸六字诀云："呼音与脾相配属。"故默读"呼"音，有助于和胃健脾。

第二式 双鱼悬阁

一、动作指南

1. 随着吸气，提肛收腹；脚趾上跷；身体左转约45°；同时，两掌随两臂内旋分别向左右摆起，两臂伸直，掌约与髋同高，掌心朝后；眼平视左前方（图102）。

随着呼气，松腹松肛；脚趾抓地；身体右转；同时，左掌随左臂外旋收于右小腹前，掌心朝上；右掌内收下落于左腕之上，无名指指腹置于太渊穴处呈切脉状；眼之余光看手（图103）。

2. 随着吸气，提肛收腹；脚趾上跷；身体左转；同时，两手仍呈切脉状顺势由身体右前方弧形平摆至左前方，左臂自然伸直；左掌心朝上；眼兼视两掌（图104）。

随着呼气，松腹松肛；脚趾抓地；身体向右转正；同时，左臂内旋，右臂外旋，右掌指随之捻转太渊穴后，与左掌相叠于胸前，两掌心相合，劳宫对劳宫，左掌心朝外，掌距胸部约20厘米；眼之余光看双掌（图105）。

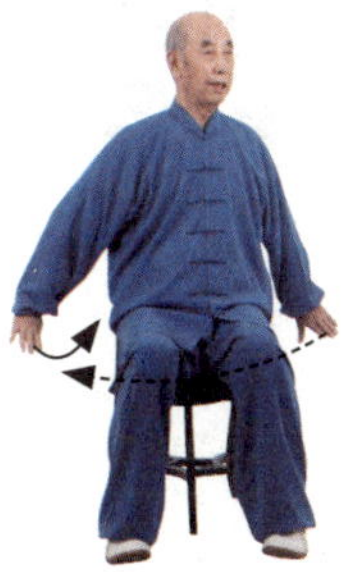

图102

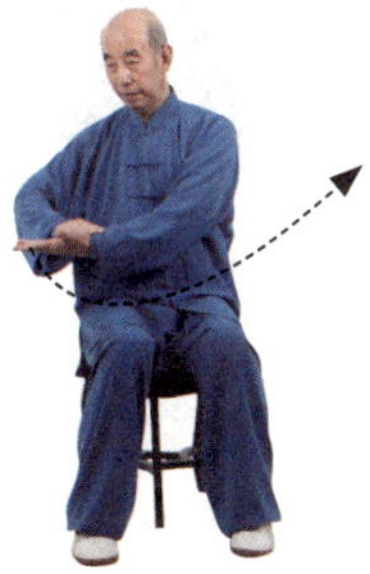

图103

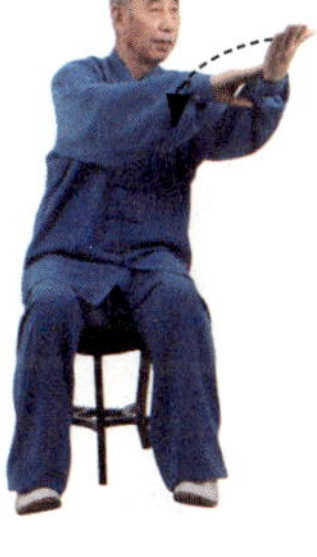

图104

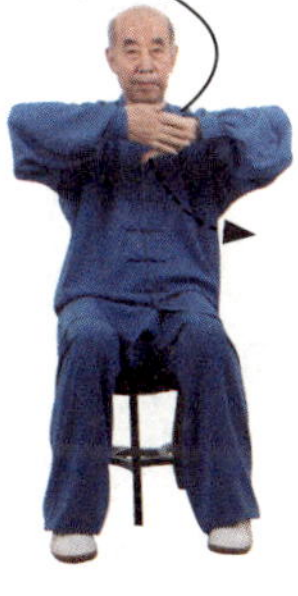

图105

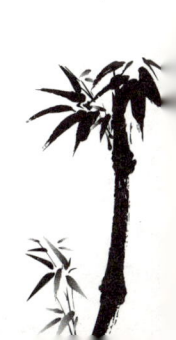

3. 随着吸气，提肛收腹；脚趾上跷；同时，两掌稍横向对摩，继而，左掌随左臂内旋下按于左胯旁，离胯约20厘米，左臂成弧形，左掌指朝右；右掌随右臂内旋上架于头之右前上方，右臂成弧形，右掌指朝左；眼向左平视（图106）。

4. 随着呼气，松腹松肛；脚趾抓地；同时，右掌随右臂沉肘与左掌一起分别垂于体侧；眼平视前方（图107）。

5、6、7、8同1、2、3、4，唯左、右交换做动作。

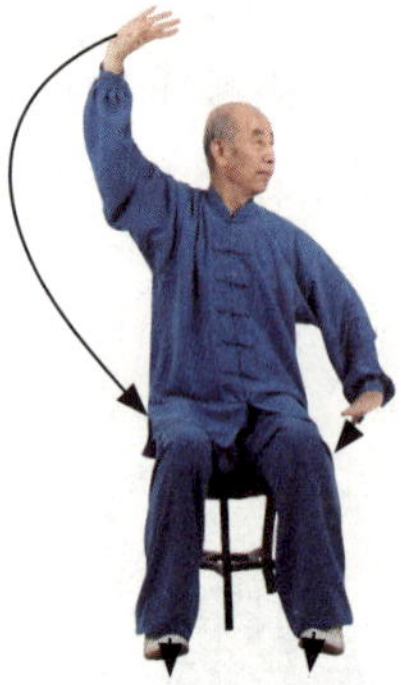

图106 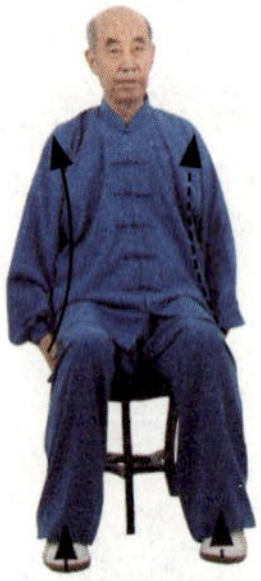   图107

二、练习次数

做一个8拍。

三、注意事项

同站势。

四、主要作用

1. 有助于提高肺功能，缓解咳喘等呼吸系统疾病。
2. 有助于提高脾胃功能，缓解消化不良、胃脘痛等消化系统疾病。

3. 有助于提高肾功能，对生殖、泌尿系统疾病有一定作用。

4. 吸气跷脚压迫涌泉以补肾；呼气抓地刺激脾胃经气之井穴（隐白、厉兑）以补脾。

第三式　老骥伏枥

一、动作指南

1. 随着吸气，提肛收腹；脚趾上跷；同时，两掌随两臂外旋前摆至与肩平，掌心朝上，两掌之间距离与肩同宽；眼看两掌（图108）。

随着呼气，松腹松肛；脚趾抓地；同时，两手握拳随两臂屈肘于胸前，肘尖下垂，两前臂相靠贴身，拳高与下颏齐平；眼平视前方（图109）。

2. 随着吸气，提肛收腹；脚趾上跷；同时，两拳变掌随两臂内旋向前上方伸出，掌心朝前，两臂自然伸直，两掌之间距离稍宽于肩；眼平视前方（图110）。

随着呼气，松腹松肛；脚趾抓地；同时，两掌变成勾手（少商与商阳相接）分别从体侧向身后勾挂，勾尖儿朝上，两臂伸直；眼向左平视（图111）。

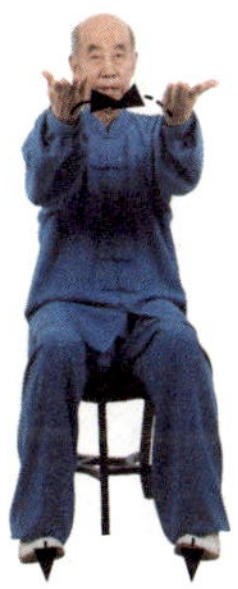

图108 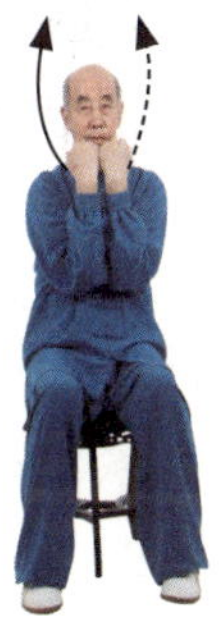　　图109 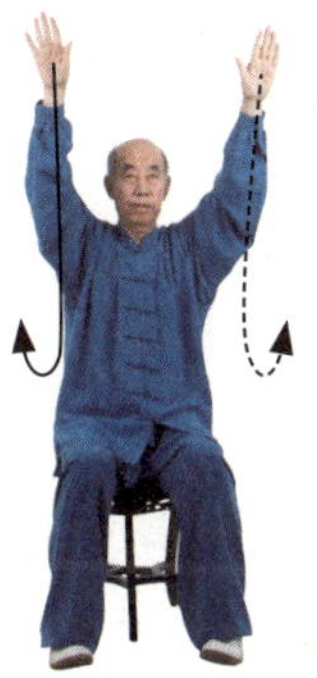　　图110 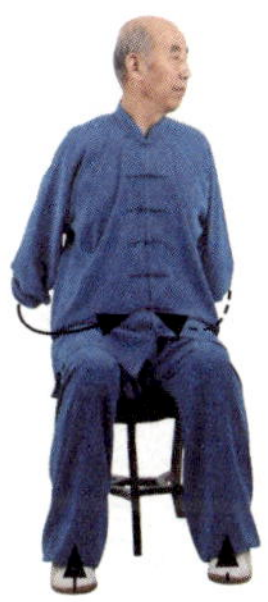　　图111

3. 随着吸气，提肛收腹；脚趾上跷；同时，两勾手变掌随两臂内旋在腹前相靠，掌指朝下；眼平视前方（图112）。

动作不停，两掌背相靠上提依次卷指于面前弹甲（指甲）向左右分开置于体侧，两臂自然伸直，掌指朝上，手腕高与肩平；眼平视前方（图113—图115）。

4. 随着呼气，松腹松肛；脚趾抓地；同时，两掌轻轻下落垂于体侧；眼平视前方（图116）。

5、6、7、8同1、2、3、4，唯第6拍向右转头做动作。

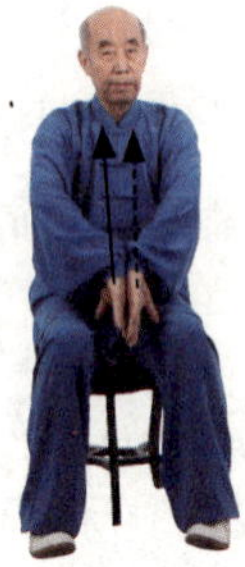

图112 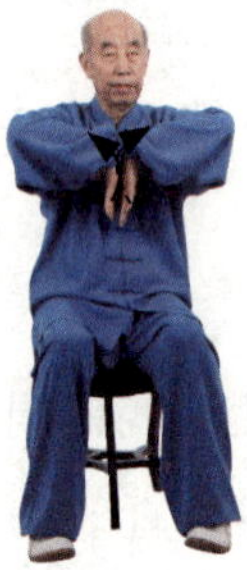　　　　　图113 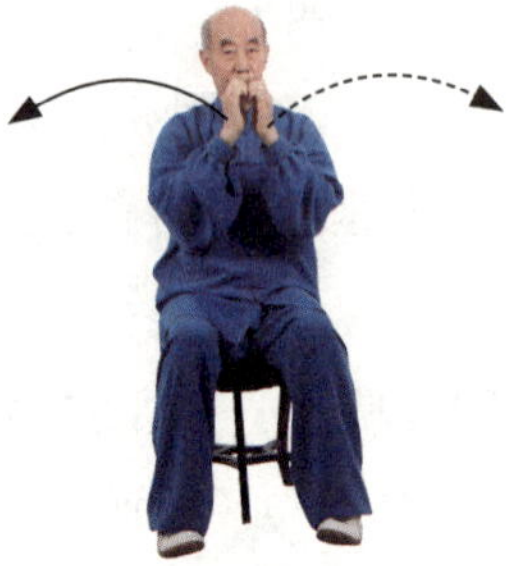　　　　　图114

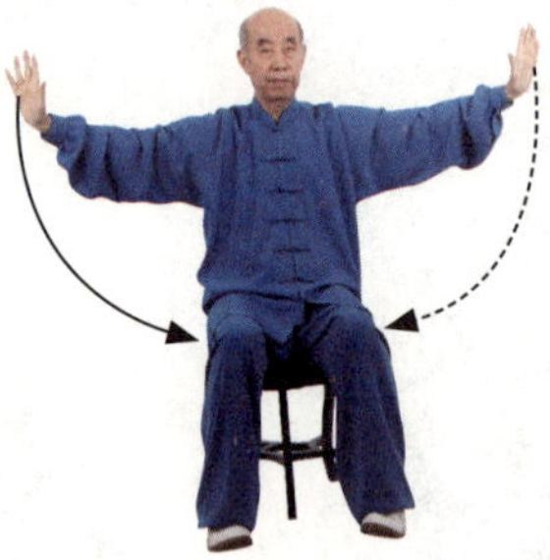

图115 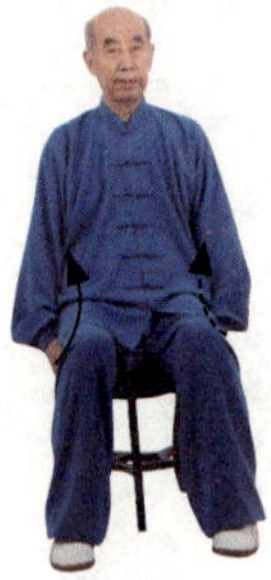　　　　　图116

二、练习次数

做一个8拍。第8拍，两手握拳（方拳）收于腰侧，为第四式"纪昌贯虱"做好准备（图117）。

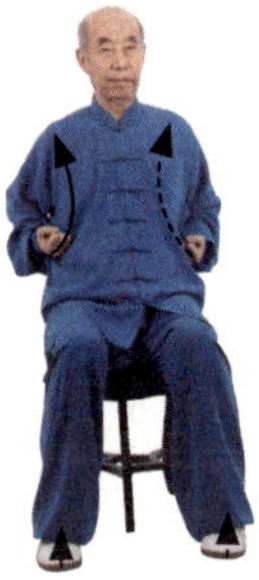

图117

三、注意事项

1. 此式第1、第2两拍，每拍宜吸、呼各1次，并做到深长徐缓。
2. 两掌握拳屈肘于胸前时，应以中指端点抠劳宫。
3. 屈腕成勾手时幅度宜大。
4. 默读"呬"音或以意识引导动作或意守太渊。

四、主要作用

1. 点抠劳宫有益于提高心功能，对高血压、冠心病亦有一定缓解效果。
2. 屈腕成勾手和叠腕、卷指的动作，由于对肺经原穴太渊，心包经原穴大陵，心经原穴神门有按摩作用，故有助于强心益肺。
3. 吸气跷脚压迫涌泉以补肾；呼气抓地刺激脾胃经气之井穴（隐白、厉兑）以补脾。
4. 补中气，壮元气，即扶植正气，强身健体。

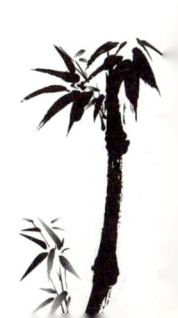

第四式 纪昌贯虱

一、动作指南

1. 随着吸气，提肛收腹；脚趾上跷；同时，两拳变掌坐腕前推，两臂自然伸直，手腕大抵与肩齐平，两掌之间的距离与肩同宽，掌指朝上；眼看双掌（图118）。

2. 随着呼气，松腹松肛；脚趾抓地；同时，两手先轻握拳（方拳）随身体左转，左臂放松，高与肩平；右臂弯曲，右肘屈于左胸前；眼看左拳（图119）。

动作不停，身体继续左转停于身体左后方；左臂伸直，右拳拉至右胸前，两拳紧握，手抠劳宫，舒胸直背；眼看左拳（图120）。

3. 随着吸气，提肛收腹；脚趾上跷；同时，两拳变掌随两臂内旋顺势平移至身前，两臂伸直，高与肩平，掌心朝下；眼看两掌（图121）。

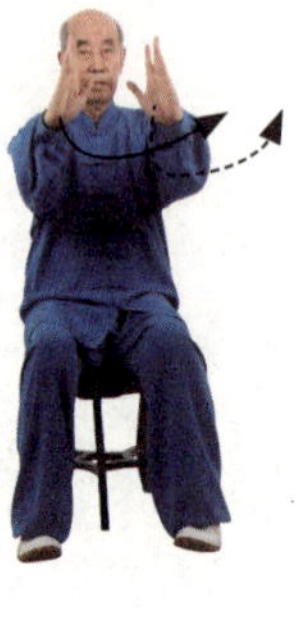

图118 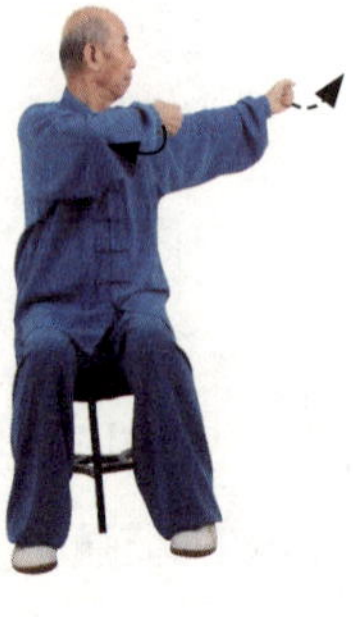　　　　图119 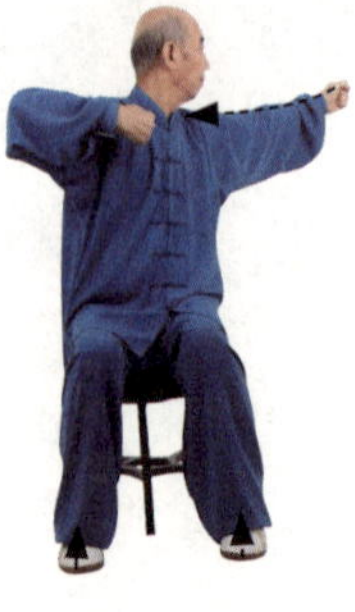　　　　　　　图120 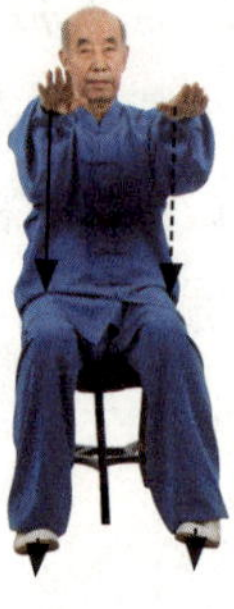　　　图121

4. 随着呼气，松腹松肛；脚趾抓地；同时，两掌下落随之握拳（方拳）收于腰侧，拳心朝上；眼平视前方（图122）。

5、6、7、8同1、2、3、4，唯左、右交换做动作。

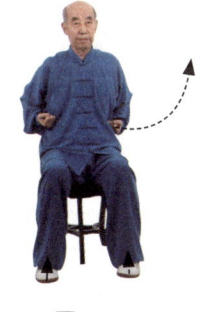

图122

二、练习次数

共做两个8拍。

三、注意事项

1. 做第1拍"两掌前推"时，宜起于根、顺于中、达于梢。
2. 做第2拍"身体左转"时，顺项提顶，身体中正。
3. 做第3拍时，周身放松，两掌摆至身前。
4. 做第4拍时，百会上顶，沉肩垂肘带手下落，将气沉入丹田。
5. 精神集中，意守命门。

四、主要作用

1. 两手握拳，瞬间点抠劳宫，有助于清心降火。
2. 拉弓射箭，有助于舒胸畅气，调和心肺。
3. 意守命门，有助于滋阴补肾，固肾壮腰。

第五式 躬身掸靴

一、动作指南

1. 随着吸气，提肛收腹；脚趾上跷，舒胸展体，身体左转；同时，

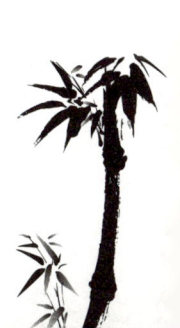

左拳变掌随左臂内旋后伸上举；眼看左掌（图123）。

动作不停，左掌随左臂外旋和身体右转顺势摆至身体右前上方，左臂伸直；眼看左掌（图124）。

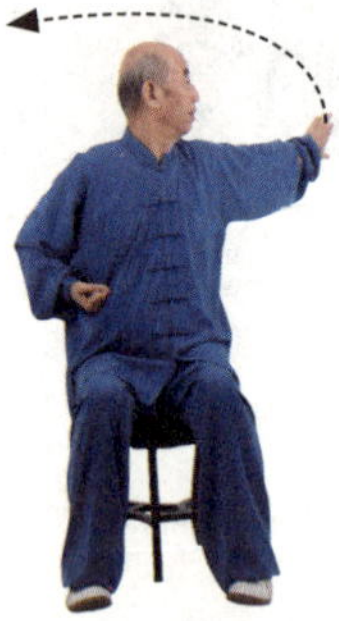

图123 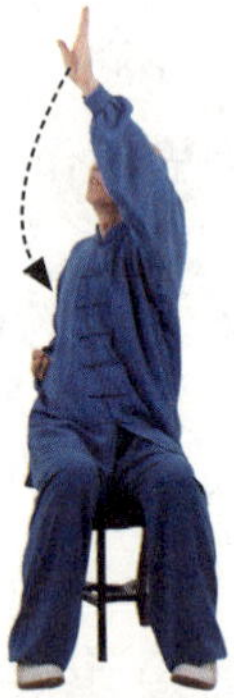　　　　　　　　　　　图124

动作不停，左掌落于右肩前（拇指背和食指桡侧面贴右肩），屈肘翘指；眼之余光看左掌（图125）。

2. 随着呼气，松腹松肛；脚趾抓地；上体向右前方侧倾；同时，左掌稍外旋沿右腰侧依次摩运下行，经大腿、小腿至右外踝处（指腹沿足太阳膀胱经，掌心沿足少阳胆经，掌根沿足阳明胃经）；稍抬头（图126）。

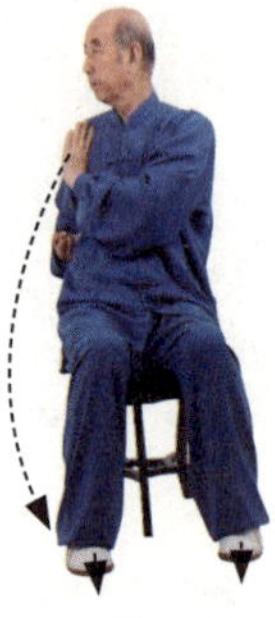

图125 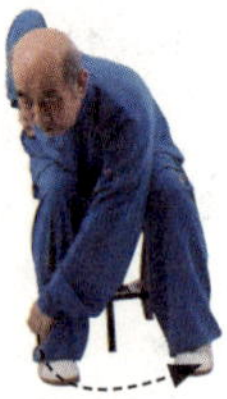　　　　　　　　　　　图126

动作不停，身体向左转正；同时，左掌随左臂内旋经脚面摩运至左脚外侧呈掸靴状，稍抬头；眼之余光看左掌（图127）。

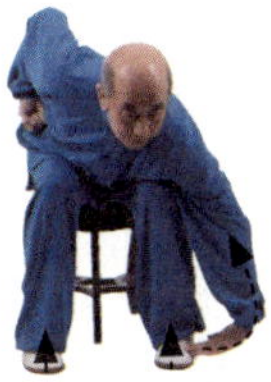

图127

3. 随着吸气，提肛收腹；脚趾上跷；同时，左掌随左臂外旋握拳，并随上体稍起提至左膝关节处；稍抬头（图128）。

4. 随着呼气，松腹松肛；脚趾抓地，上体直起；同时，左拳收于腰侧，拳心朝上，中冲点抠劳宫；眼平视前方（图129）。

5、6、7、8同1、2、3、4，唯左、右交换做动作。

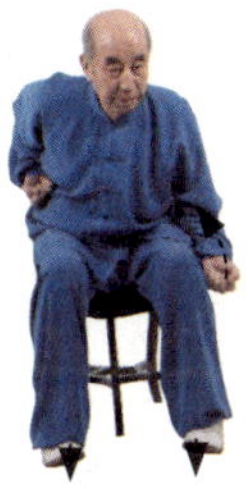

图128 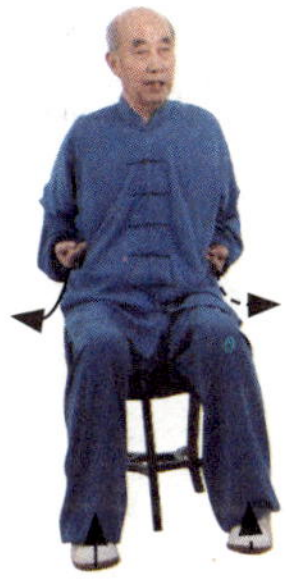　　　　　　　　图129

二、练习次数

共做两个8拍。

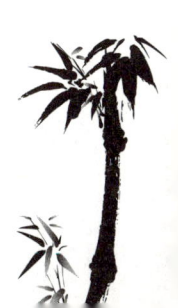

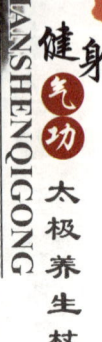

三、注意事项

1. 精神集中，意守命门。

2. 身体尽量舒展，幅度宜大，躬身掸靴时，初学者和病患者应因人而异，不宜强求一致。

3. 上体直起时，宜缓慢进行，速度均匀。

四、主要作用

同站势。

第六式 犀牛望月

一、动作指南

1. 随着吸气，提肛收腹；脚趾上跷；同时，两拳变掌随两臂内旋下按后撑，掌心朝下；眼平视前方（图130）。

不停，两掌随两腕放松下伸，掌心朝后，掌指朝下；眼平视前方（图131）。

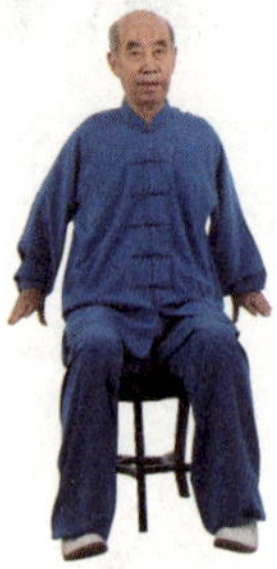

图130

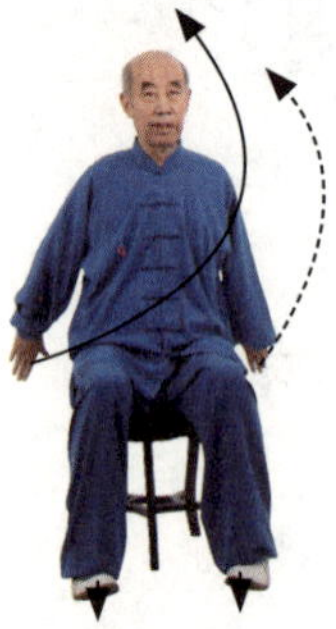

图131

2. 随着呼气，松腹松肛；脚趾抓地；同时，两掌随身体左转分别于头之左右前上方抖腕亮掌，两臂均成弧形，掌心朝前上方，掌指相对；眼看左后上方，呈望月状（图132）。

3. 随着吸气，提肛收腹；脚趾上跷；身体向右转正；同时，两掌下沉随两臂外旋弧形摆至胸前，两臂自然伸直，掌心朝上，掌指朝前，两掌之间的距离与肩同宽；眼兼视两掌（图133）。

4. 随着呼气，松腹松肛；脚趾抓地；同时，两掌随两臂内旋下落垂于体侧后，继而握拳（方拳）收于腰侧，拳心朝上；眼平视前方（图134）。

5、6、7、8同1、2、3、4，唯左、右交换做动作。

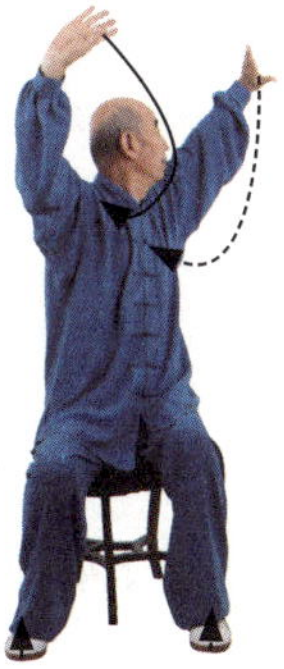

图132 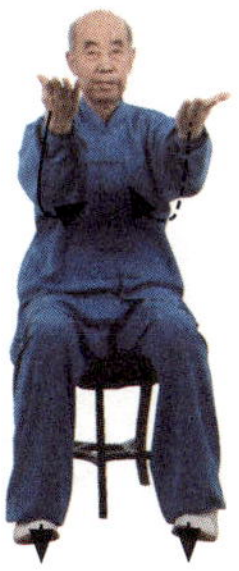　　　　图133 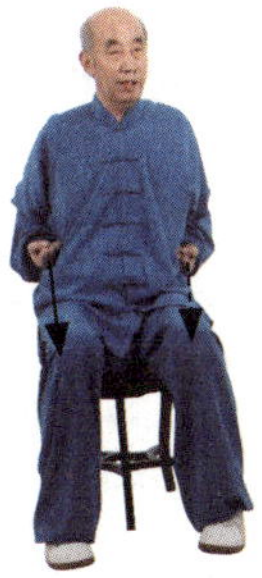　　　　图134

二、练习次数

共做两个8拍。第2个8拍的第8拍，两掌分别落于伏兔穴之上成正身端坐势；眼平视前方（图135）。

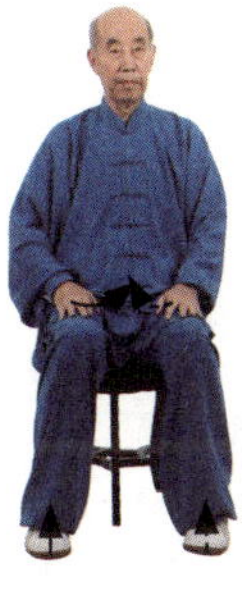

图135

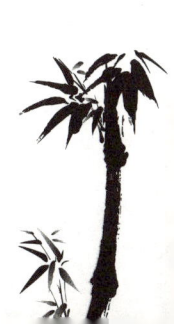

三、注意事项

1. 精神集中，意守命门。

2. 转腰时，宜身体中正，幅度宜大，然年老体弱、腰痛患者宜因人而异。

3. 两掌握拳时，中冲瞬间点抠劳宫。

4. 两臂旋转幅度宜大，速度均匀，切勿端肩、忽快忽慢。

四、主要作用

同站势。

第七式 芙蓉出水

一、动作指南

1. 随着吸气，提肛收腹；脚趾上跷；同时，两掌背相靠于腹前，掌指朝下；眼平视前方（图136）。

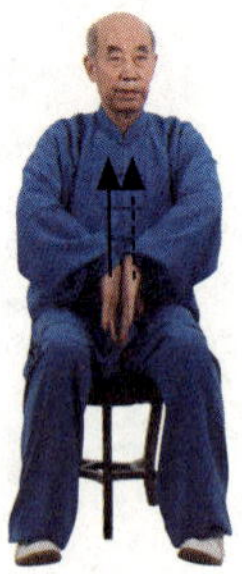

图136

动作不停，两掌背相靠上提，由腕掌骨、第一指骨、第二指骨、第三指骨依次卷曲，顺势弹甲（指甲）变掌分别向左右分开达于体侧，掌高与肩平，两臂自然伸直，掌心朝上；眼平视前方（图137—图139）。

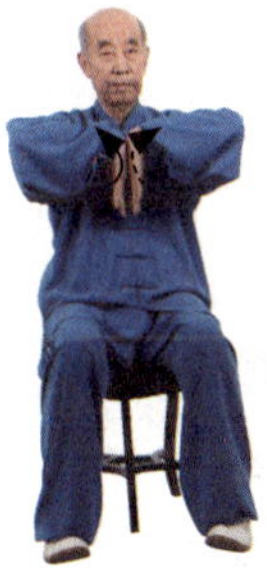

图137 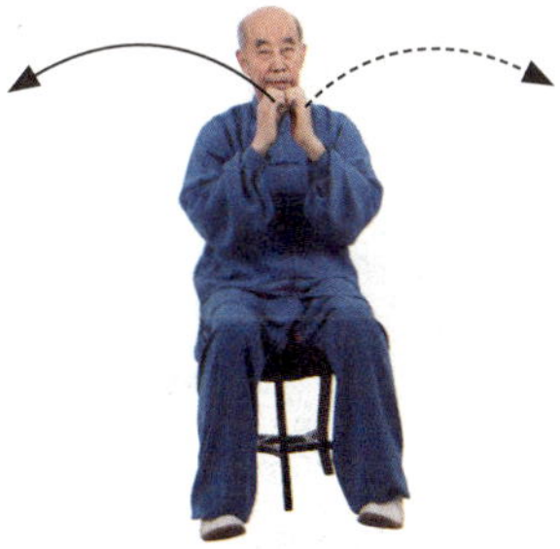　　　　　　　　　图138

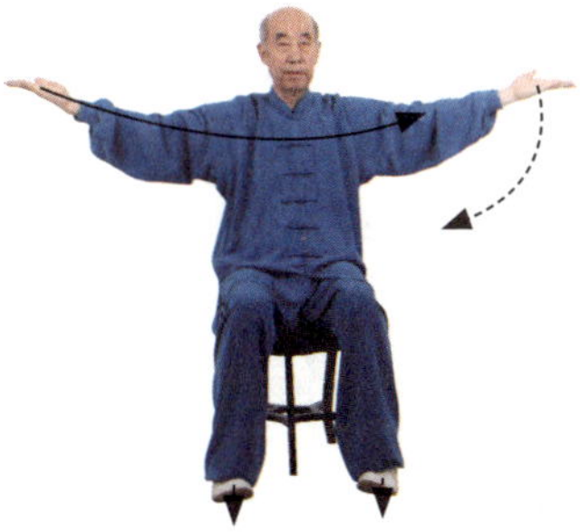

图139

2. 随着呼气，松腹松肛，脚趾抓地；同时，左掌随身体左转、左臂内旋屈肘握拳稍下落，拳心朝下；右掌随右臂内旋握拳平摆至身体左前方，拳心朝下；眼看右拳（图140）。

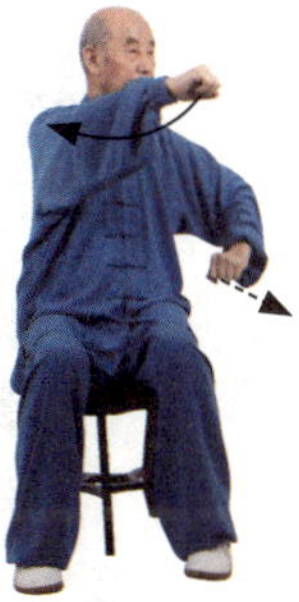

图140

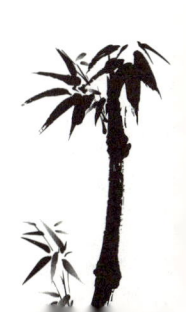

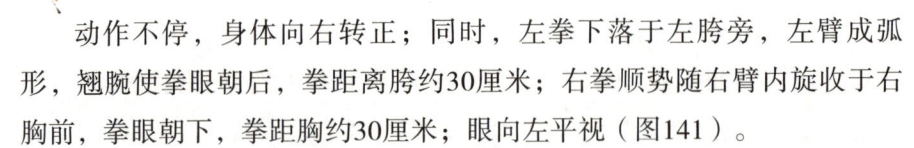

动作不停，身体向右转正；同时，左拳下落于左胯旁，左臂成弧形，翘腕使拳眼朝后，拳距离胯约30厘米；右拳顺势随右臂内旋收于右胸前，拳眼朝下，拳距胸约30厘米；眼向左平视（图141）。

3. 随着吸气，提肛收腹；脚趾上跷；同时，两拳变掌，右臂下沉，两掌根相靠，上托于胸前呈莲荷开放状；眼兼视双掌（图142）。

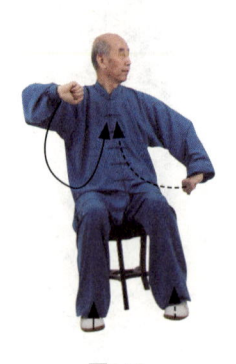

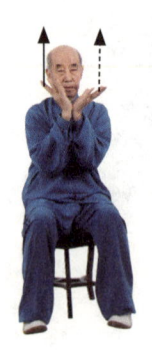

图141　　　　　　　　　图142

动作不停，两掌呈莲荷开放状顺势继续上托，两臂自然伸直；眼看双掌（图143）。

4. 随着呼气，松腹松肛；脚趾抓地；同时，两掌分别向左右下落垂于体侧；眼平视前方（图144）。

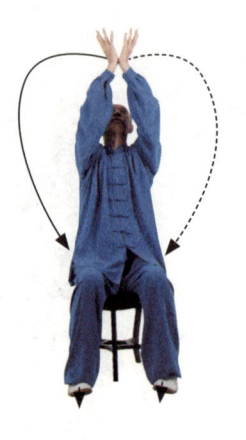

图143　　　　　　　　　图144

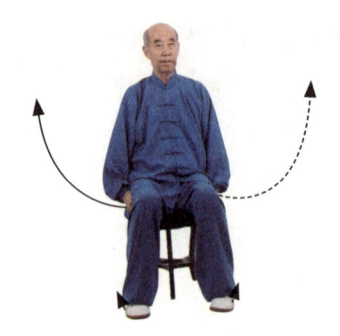

5、6、7、8同1、2、3、4，唯左、右交换做动作。

二、练习次数

做一个8拍。

三、注意事项

1. 第1拍，卷指、弹甲（指甲）时，肩、肘、腕、指等各部要连贯不滞，儒雅大方。

2. 第2拍，两臂一侧屈于胯旁，一侧挽回胸前，宜上下一致、手足相顾，有如芙蓉（莲荷）飘摇飞舞，轻松自如。

3. 第3拍，两掌根相靠上托，象征着在阵阵微风中吹拂着的荷花，从清池水面中浮起，其"出淤泥而不染"的高洁品格，将会赋予人以清廉之美。

4. 第4拍，百会上顶，沉肩顺项，沉肘带手垂于体侧。

5. 默读"呬"音或意守太渊。

四、主要作用

1. 疏通手三阴经和手三阳经脉，有助于强心益肺、润肠化结、调理三焦等。

2. 疏通足三阴经和足三阳经脉，有助于和胃健脾、舒肝利胆、固肾壮腰。

3. 此式以腰为轴枢带动上肢，作用于贯脊属肾的督脉、膀胱经脉，有助于滋阴补肾、筋骨强健。

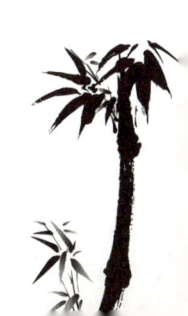

第八式 金鸡报晓

一、动作指南

1. 随着吸气，提肛收腹；脚跟提起；百会上顶；同时，两掌逐渐变勾手（六井相会）分别向两侧、向上摆起，两臂自然伸直，两腕约与肩平；眼看左勾手（图145）。

2. 随着呼气，松腹松肛；脚跟落地；同时，两勾手变掌随沉肘弧形下按于体侧，两臂自然伸直，掌心朝下，掌指朝外；眼平视前方（图146）。

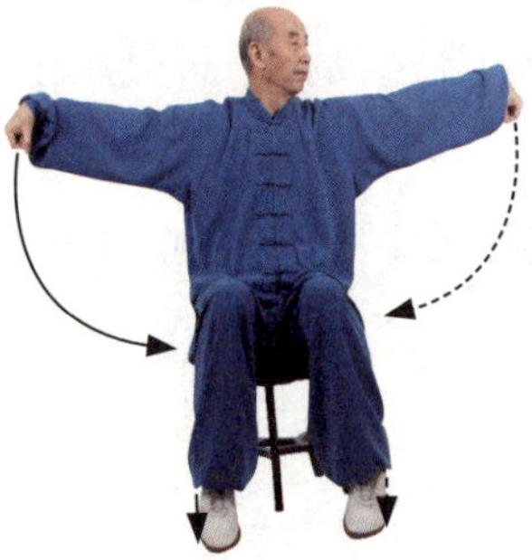

图145 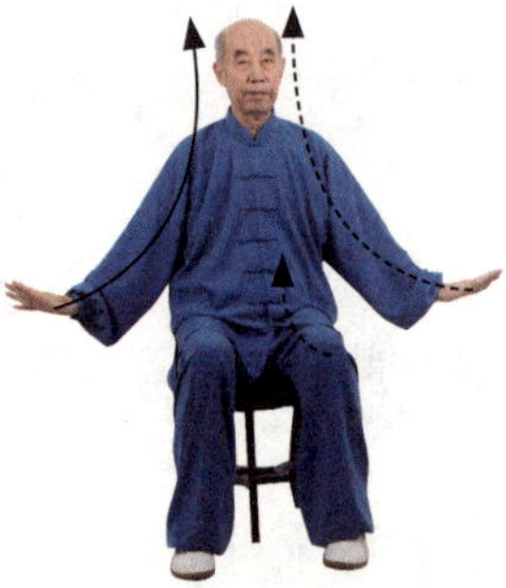　　　　　图146

3. 随着吸气，提肛收腹；左腿屈膝上提，脚尖朝下；同时，两掌随两臂内旋经腹前变成勾手，继而向前、向上提至头的左右前侧上方，两臂伸直，勾尖儿朝下；眼平视前方（图147）。

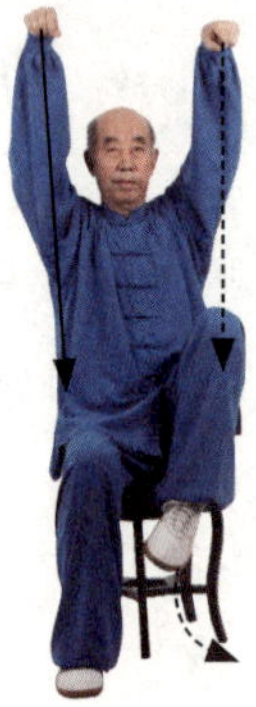

图147

4. 随着呼气，松腹松肛；左脚下落回至原位；同时，两勾手变掌下按于伏兔穴之上；眼平视前方（图148）。

5、6、7、8同1、2、3、4，唯左、右交换做动作。

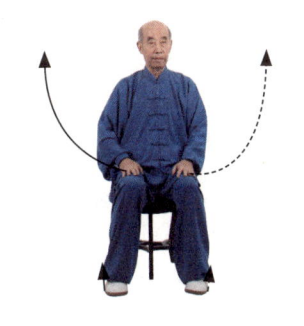

图148

二、练习次数

做一个8拍。

三、注意事项

1. 精神集中，意守丹田（这里指关元）。
2. 上下肢协调一致，轻松柔和，潇洒飘逸，百会上顶，眼看远方。
3. 两勾手屈腕侧摆和屈腕上提时，宜舒胸展体、顺项提顶。

四、主要作用

1. 脚跟拔起，压迫涌泉，有助于激发、启动足少阴肾经，滋阴补肾。
2. 成勾上摆，变掌下按，有助于疏通手三阴、手三阳之原穴，通经活络、颐养心肺、疏导三焦、润肠化结。

第九式 平沙落雁

一、动作指南

1. 随着吸气，提肛收腹；脚跟提起；同时，两掌以腕关节顶端领

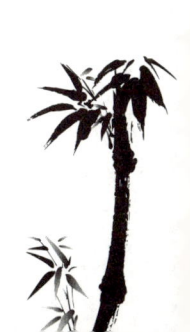

先分别向两侧弧形摆至与肩平，两臂自然伸直，掌心朝下；眼看右掌（图149）。

动作不停，两掌随两肘下沉弧形回收，掌高与肩平，掌心朝下；眼看右掌（图150）。

2. 随着呼气，松腹松肛；脚跟落地；同时，两掌随两臂分别伸肘、坐腕弧形侧推，两臂自然伸直，手腕约与肩平，掌心朝外，掌指朝上；眼看右掌（图151）。

3. 随着吸气，提肛收腹，脚跟提起；同时，两掌分别向两侧伸出，掌心朝下，两臂自然伸直；继而，两掌随两臂分别沉肘弧形回收，掌高与肩平，掌心朝下；眼看右掌。（图152）。

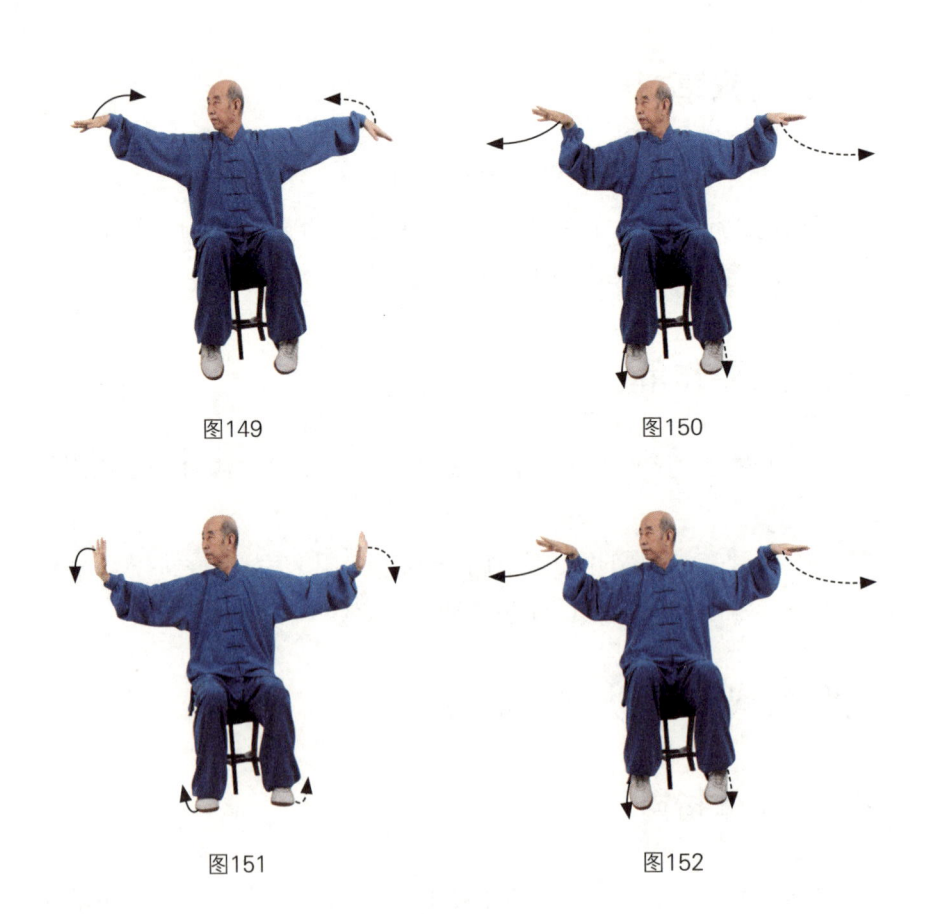

图149　　　　　　　　图150

图151　　　　　　　　图152

4. 同2（图153）。

5. 随着吸气，提肛收腹；脚跟提起；同时，两手稍侧伸上移，两臂自然伸直，掌心朝下；眼看右掌（图154）。

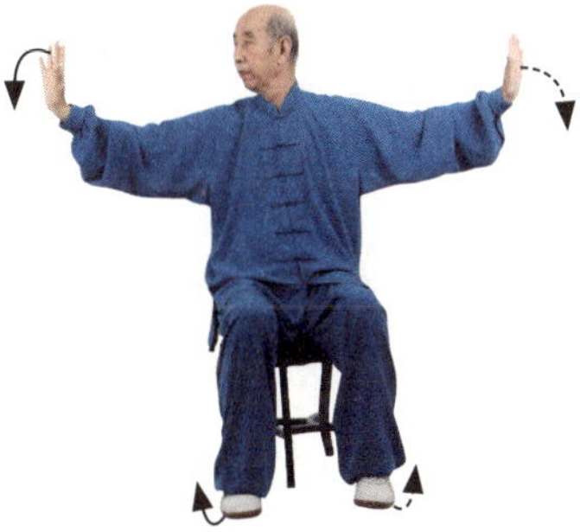

图153

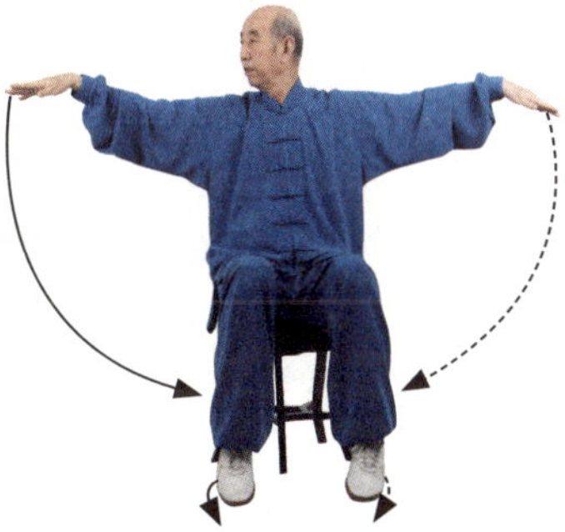

图154

6. 随着呼气，松腹松肛；脚跟落地；同时，两掌随沉肘垂于体侧，掌指朝下；眼转视正前方（图155）。

左、右交换做动作。

二、练习次数

左、右交换各做6拍。

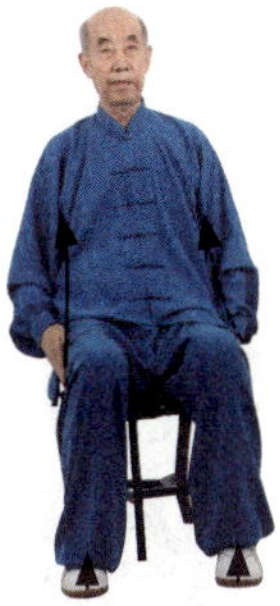

图155

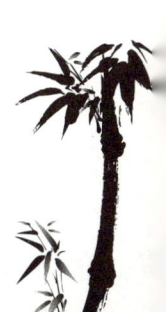

三、注意事项

1. 精神集中，意守劳宫。
2. 上下肢协调一致，吸气时，舒胸直背；呼气时，微含胸松腰。
3. 两掌侧推时，宜起于根（肩）、顺于中（肘）、达于梢（手）；两掌下落时，宜沉肩坠肘带手。

四、主要作用

1. 意守劳宫，有助于通调手厥阴心包经，舒缓心脏、平调血液。

2. 脚跟上提与下落，有助于畅通足三阴、足三阳经脉，对脾、胃、肝、胆、膀胱、肾等脏腑机能的提高有一定作用。

第十式 云端白鹤

一、动作指南

1. 随着吸气，提肛收腹；脚趾上跷；同时，两合谷随两臂内旋沿体侧向上摩运至大包穴附近；眼平视前方（图156）。

动作不停，两掌随两臂外旋以合谷为轴旋转使掌指朝后；眼平视前方（图157）。

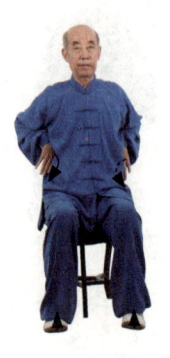

图156

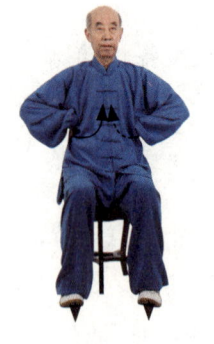

图157

2. 随着呼气，松腹松肛；脚趾抓地；同时，两掌背挤压大包穴，继而靠叠于胸前，两臂屈肘，掌指朝里；眼平视前方（图158）。

继而，两掌依次卷指分别向左右分摆，两臂自然伸直，高与肩平，掌心朝前；眼平视前方（图159）。

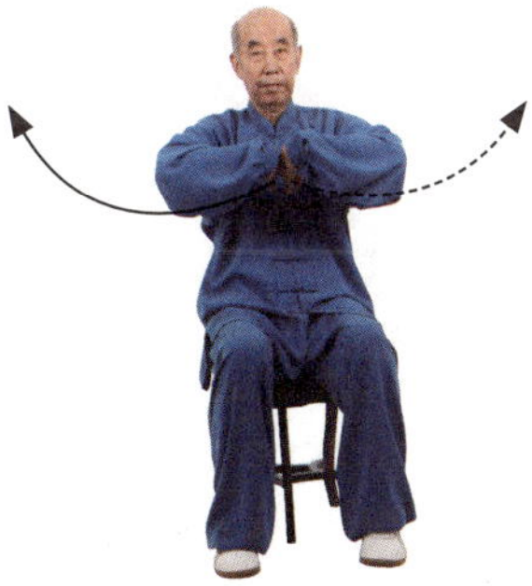

图158 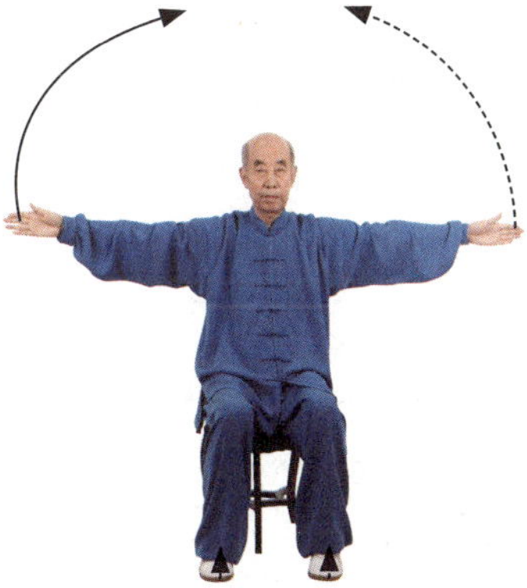　　　　　　　　图159

3. 随着吸气，提肛收腹；脚趾上跷；同时，两掌随两臂内旋分别摆至头的左右前上方，抖腕亮掌，两臂成弧形；眼平视前方（图160）。

4. 随着呼气，松腹松肛；脚趾抓地；同时，两掌分别从两侧下落垂于体侧；眼平视前方（图161）。

5、6、7、8同1、2、3、4。

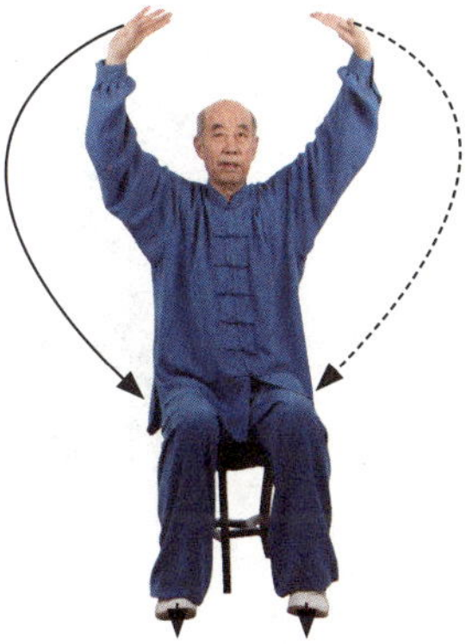

图160 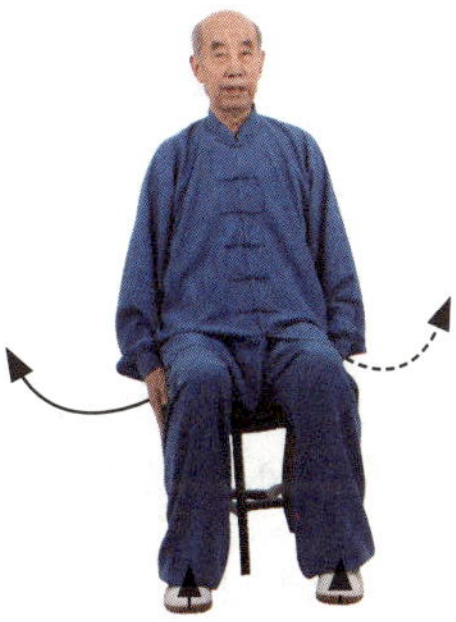　　　　　　　　图161

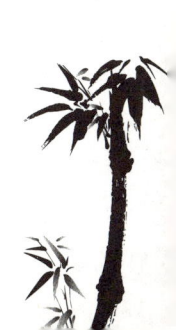

二、练习次数

做一个8拍。

三、注意事项

1. 做第1拍时，随着吸气和跷趾，宜舒胸直背，百会上顶。
2. 做第2拍时，两掌依次卷指分摆，做到"四折"连续不断。
3. 做第3拍时，两手以腕关节顶端领先上摆，抖腕亮掌，两手中指端与肩髃穴上下基本对齐。
4. 做第4拍时，百会上顶，沉肩垂肘带手下落，将气沉入丹田。
5. 精神集中，意守丹田（指关元）。

四、主要作用

同站势。

第十一式 凤凰来仪

一、动作指南

1. 随着吸气，提肛收腹；脚趾上跷；身体左转约30°；同时，两掌随两臂内旋分别摆至身后；眼平视左前方（图162）。

继而，随两臂外旋从两侧向前摆至与肩平，两臂自然伸直，两掌之间的距离与肩同宽，掌心朝上；眼平视左前方

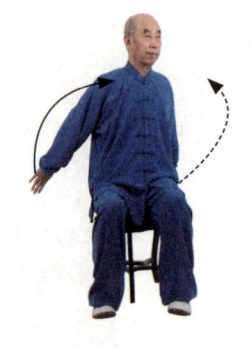

图162

（图163）。

2. 随着呼气，松腹松肛；脚趾抓地；同时，两掌随两臂内旋逐渐变成勾手（少商与商阳相接）分别向身后勾挂，两臂自然伸直，勾尖儿朝上；眼平视左前方（图164）。

3. 随着吸气，提肛收腹；脚趾上跷；身体向右转正；同时，两勾手变掌经腰侧交叉于胸前，左掌在里，掌心朝里；眼兼视两掌（图165）。

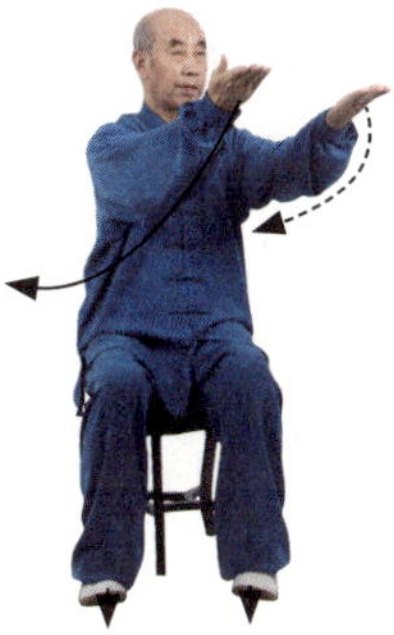

图163 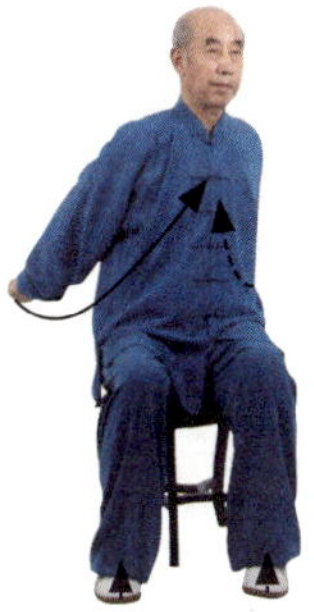　　　　　图164 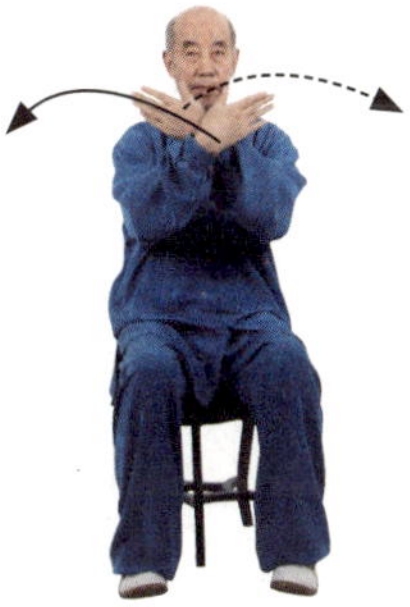　　　　　图165

动作不停，两掌随两臂内旋经面前分别向两侧分开，两臂自然伸直，手腕高约与肩平，掌指朝上；眼平视前方（图166）。

4. 随着呼气，松腹松肛；脚趾抓地；同时，两掌从两侧下落垂于体侧；眼平视前方（图167）。

5、6、7、8同1、2、3、4，唯左、右交换做动作。

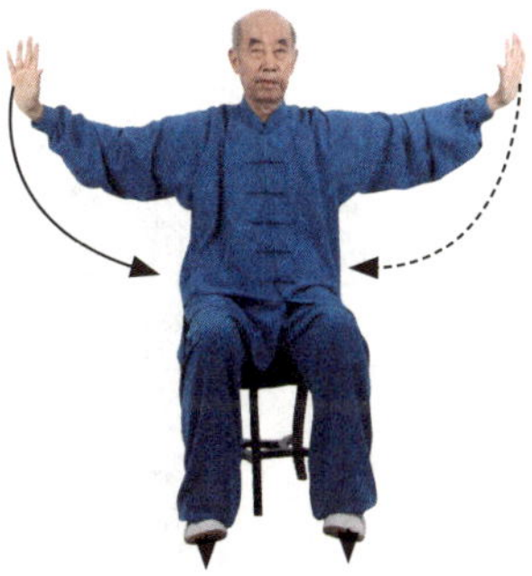

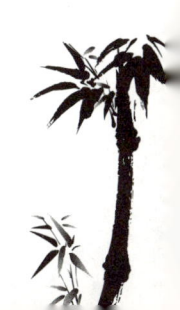

图166 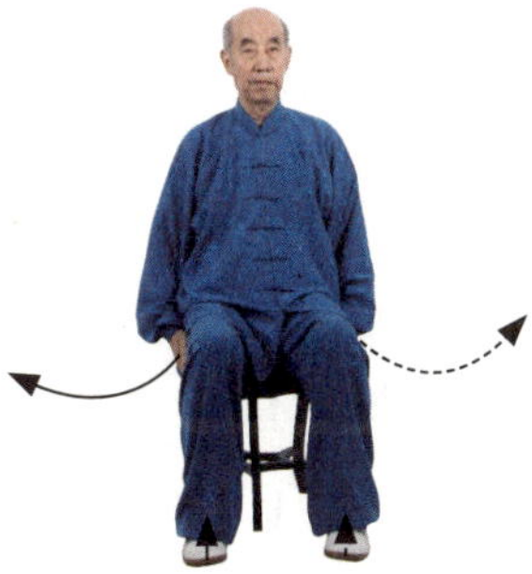　　　　　图167

二、练习次数

做一个8拍。

三、注意事项

1. 第1拍，百会上顶，身体中正，以腰脊之转动带动两臂侧分、前摆。
2. 第2拍，顺项提顶，两掌后摆、屈腕成勾宜依次进行，并短暂稍用力。
3. 第3拍，两手经胸前、面前左右分掌时，宜舒胸直背，沉肩坠肘。
4. 第4拍，周身放松，沉肘带手。
5. 意守丹田，轻吐"呼"音。

四、主要作用

同站势。

第十二式 气息归元

一、动作指南

1. 随着吸气，提肛收腹；脚趾上跷；同时，两掌随两臂先内旋后外旋分别摆至体侧，掌心由朝后转为朝前，臂与上体之夹角约为60°，两臂自然伸直；眼平视前方（图168、图169）。

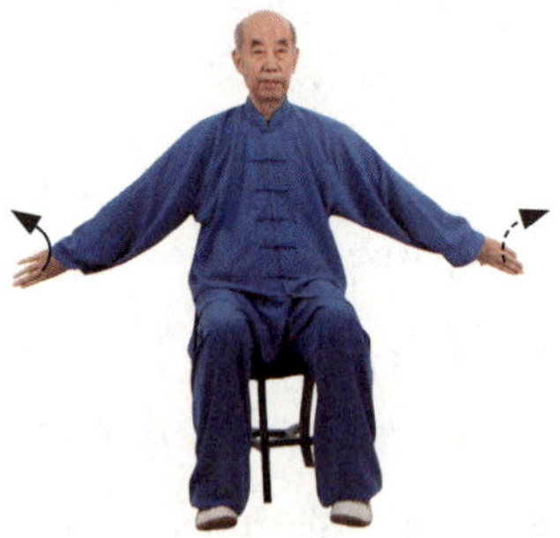

图168

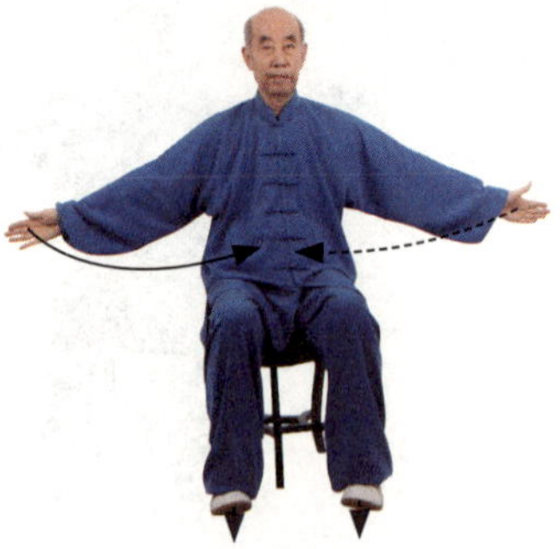

图169

2. 随着呼气，松腹松肛；脚趾抓地；同时，两掌内收回抱将日月精华之气归于关元；眼平视前方（图170）。

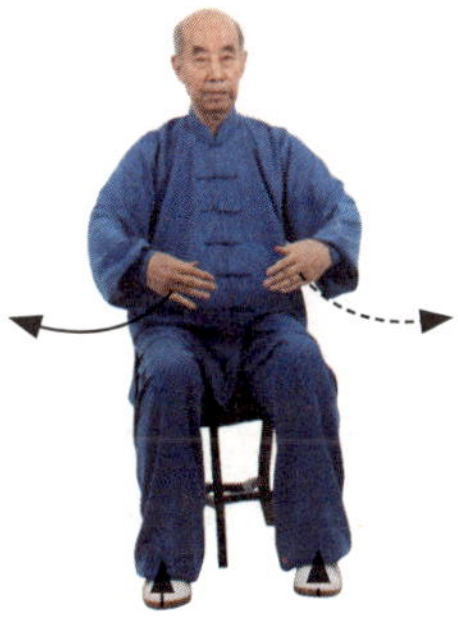

图170

3. 随着吸气，提肛收腹；脚趾上跷；同时，两掌随两臂先内旋后外旋分别摆至体侧，掌心由朝后转为朝前，臂与上体之夹角约为60°，两臂自然伸直；眼平视前方（图171、图172）。

4. 同2。

5. 同3。

6. 同2。

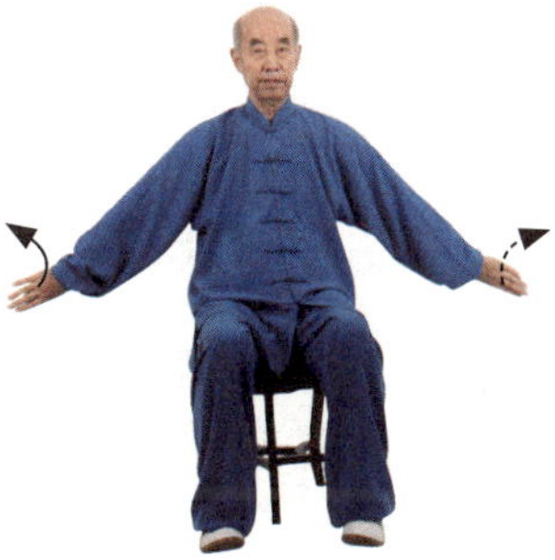

图171 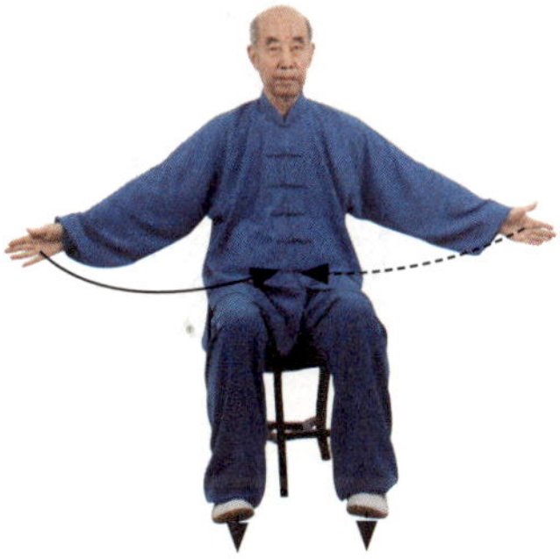　　　　　　　　图172

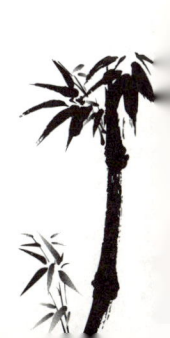

二、练习次数

一吸一呼为1次，共做3次。

三、注意事项

1. 精神集中，意想采气归于关元。
2. 吸气时，百会上顶；呼气时，微松腰含胸。
3. 两掌内收回抱采日月精华时，注意气路由宽变窄，促使气流加速。

四、主要作用

"关元"，位于任脉之上，属丹田之一穴。它是足三阴经与任脉的交会穴，又是小肠的募穴。中医称之为"长寿大穴"，具有显著的保健作用。故以意引气归关元，有助于壮中气、补元气，滋养脏腑，平调阴阳。

收　势

一、动作指南

1. 随着吸气，提肛收腹，脚趾上跷；同时，两掌随两臂先内旋后外旋分别摆至体侧，掌心由朝后转为朝前，臂与上体之夹角约为60°，两臂自然伸直；眼平视前方（图173、图174）。

图173　　　　　　　　　图174

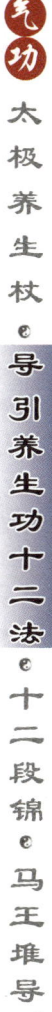

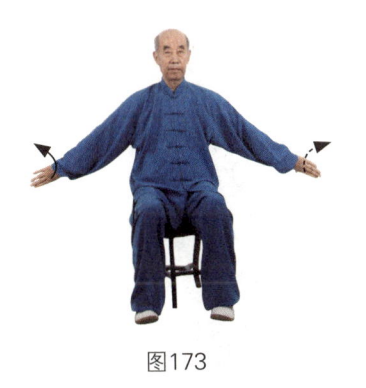

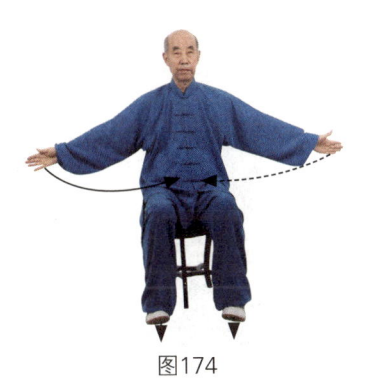

2. 随着呼气，松腹松肛，脚趾抓地；同时，两掌内收回抱叠于关元，男性左手在里，女性右手在里；两眼轻闭（图175）。

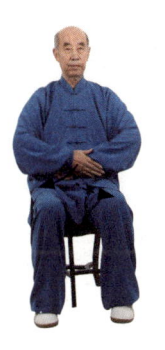

图175

3. 做"赤龙（舌）搅海"，左右各3次，以增加琼浆玉液，并分3口咽下（图略）。

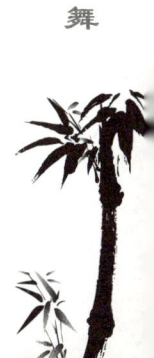

4. 两掌落于伏兔穴之上，两脚并拢，缓缓收功，结束全套动作（图176、图177）。

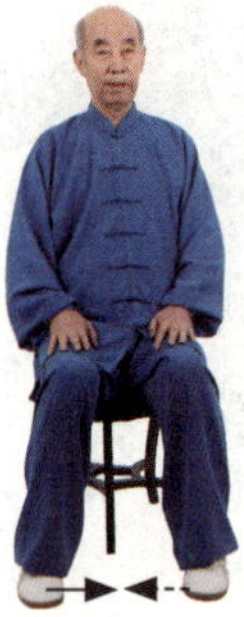

图176

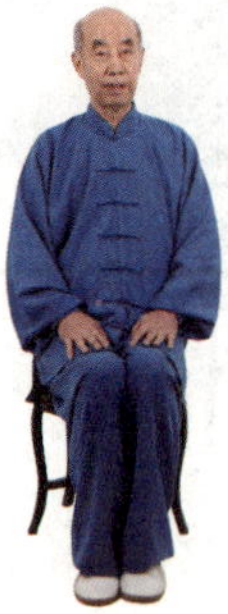

图177

二、注意事项

同站势。

三、主要作用

同站势。

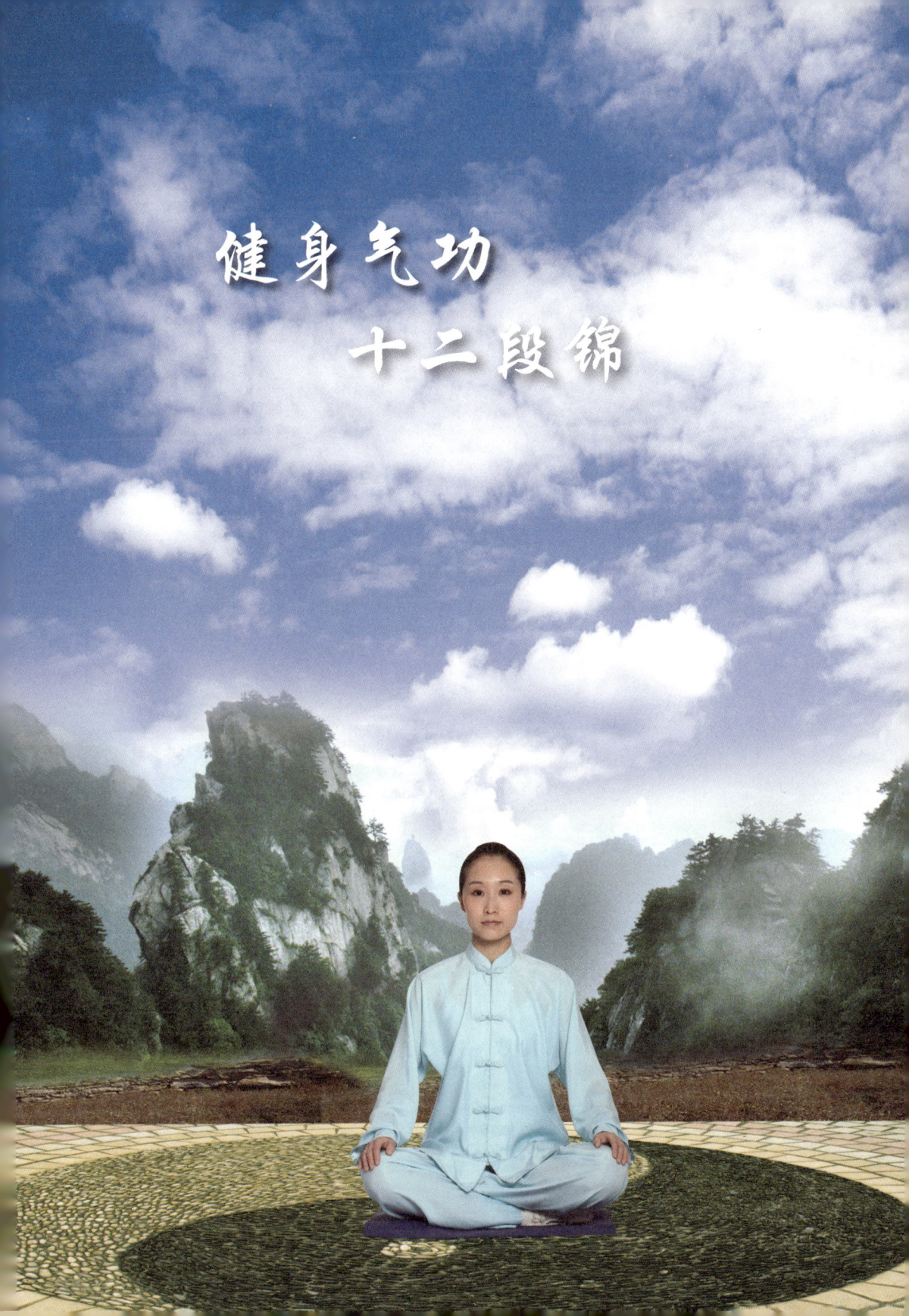

健身气功
十二段锦

第一章

健身气功·十二段锦功法源流

  十二段锦属古代导引术，由十二段动作组成。用"锦"字来命名，表示作为一套完整的坐式导引功法，犹如一幅精美华贵、连绵不断的画卷。

  据考证，十二段锦之名称最早出现在清代乾隆年间徐文弼编辑的《寿世传真》一书，其功法内容则来自于"钟离八段锦法"。"钟离八段锦法"出自明朝《正统道藏》第122至131册中的《修真十书》。据李远国编著《中国道教气功养生大全》记载，《修真十书》"主要收集了隋唐两宋时期几十种重要的气功和内丹著作"。由此推测，"钟离八段锦法"最晚应该在北宋时期就已经出现，这一推测也与宋代洪迈在《夷坚志》中所述的"政和七年（1117年），李似矩为起居郎。……尝以夜半时起坐，嘘吸按摩，行所谓八段锦者"相吻合。

  《修真十书·钟离八段锦法》的歌诀及阐释为：闭目冥心坐（冥心盘跌而坐），握固静思神。叩齿三十六，两手抱昆仑（叉两手向项后，数九息，勿令耳闻。自此以后，出入息皆不可使耳闻）。左右鸣天鼓，二十四度闻（移两手心掩两耳，先以第二指压中指，弹击脑后，左右各二十四次）。微摆撼天柱（摇头左右顾，肩膊随动二十四，先须握固），赤龙搅水浑（赤龙者，舌也。以舌搅口齿并左右颊，待津液生而咽）。漱津三十六（一云鼓漱），神水满口匀。一口分三咽（所漱津液分作三口，作汩汩声而咽之），龙行虎自奔（液为龙，气为虎）。闭气搓手热（以鼻引清气，闭之少顷，搓手令极热，鼻中徐徐乃放气出），背摩后精门（精门者，腰后外肾也。合手心摩串，收手握固）。尽此一口气（再闭气也），想火烧脐轮（闭口鼻之气，想用心火下烧丹田，觉

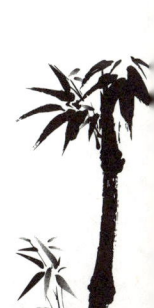

热极，即用后法）。左右辘轳转（俯首，摆撼两肩三十六，想火自丹田透双关入脑户，鼻引清气，闭少顷间），两脚放舒伸（放直两脚）。叉手双虚托（叉手相交，向上托空三次或九次)，低头攀足频（以两手向前攀脚心十二次，乃收足端坐）。以候逆水上（候口中津液生，如未生，再用急搅取水，同前法），再漱再吞津。如此三度毕，神水九次吞（谓再漱三十六，如前一口分三咽，乃为九也）。咽下汨汨响，百脉自调匀。河车搬运讫（摆肩并身二十四次，及再转辘轳二十四次），发火遍烧身（想丹田火自下而上遍烧身体，想时口及鼻皆闭气少顷）。邪魔不敢近，梦寐不能昏。寒暑不能入，灾病不能迍。子后午前作，造化合乾坤。循环次第转，八卦是良因。

进入明代，"钟离八段锦法"被诸多养生文集收入，虽然歌诀与内容没有变化，但名称却有改变。明代朱权所撰《活人心书》（亦称《活人心法》）称为"八段锦导引法"，胡文焕《类修要诀》题名为"钟离祖师八段锦导引法"，高濂《遵生八笺》题名为"八段锦导引法图"，铁峰居士《保生心鉴》称为"导引八图""活人八法"。此外《夷门广牍》《修龄要旨》《摄生总要》《三才图会》《古今医统》《万寿仙书》《陶朱公致富全书》等均将此法收入书中，可见此法被养生家所重视。

明代嘉靖年间，署名为河滨丈人的作者撰《摄生要义》，书中以"钟离八段锦法"为基础，参阅其他导引法，编成"导引约法十六势"，以后冷谦撰《修龄要旨》又将其改为"十六段锦"。"十六段锦"是以坐势八段锦为基础，汲取了唐代胡愔脏腑导引法和其他导引法的一些要素编成的，特点是每段都指明可祛"之邪"。它"不治已病，治未病"，其独特的作用是祛除脏腑和身体不同部位的"积聚风邪"和"邪气"。

到了清代乾隆年间，徐文弼将"钟离八段锦法"8张图谱增加到12张，对其歌诀和阐释有所改动，更名为"十二段锦"，并收入其编辑的《寿世传真》（1771年成书）一书；其功法内容基本保持了"钟离八段锦法"的原貌。增加的图谱为"闭目冥心坐，握固静思神"；"左右鸣天鼓，二十四度闻"；"尽此一口气，想火烧脐轮"；"以候神水至，再漱再吞津。如此三度毕，神水九次吞。咽下汩汩响，百脉自调匀""河车搬运毕，想发火烧身。旧名八段锦，子后午前行，勤行无间断，万病化为尘。"将第五段左右单关辘轳、第六段双关辘轳两张图谱合并成一张图谱。对"钟离八段锦法"的五言歌诀做了如下改动："搅水浑"，改为"搅水津"；"逆水上"，改为"神水至"；"搬运讫"，改为"搬运毕"；"发火遍烧身"，改为"想发火烧身"。将原文最后8句，"邪魔不敢近……八卦是良因"，改为"旧名八段锦，子后午前行，勤行无间断，万病化为尘"。对功法阐释所作的补充，最为详细的是对"想发火烧身"动作的说明："心想脐下丹田中，似有热气如火，闭气如忍大便状，将热气运至谷道即大便处，升上腰间、背脊、后颈、脑后、头顶上。又，闭气，从额上、两太阳、耳根前、两面颊，降至喉下、心窝、肚脐、下丹田止。想似发火烧，浑身皆热。"徐氏的这些改动和补充，对"钟离八段锦法"作了进一步完善。

清咸丰年间，潘霨以徐文弼"十二段锦"为主体，辅之以"分行外功诀"，参阅医经各集，对"十二段锦"又作了进一步完善，并把此功法收入其编撰的《卫生要术》，其歌诀及图谱与徐文弼相同。"分行外功诀"主要分为心功、身功、首功、面功、耳功、目功、口功、舌功、齿功、鼻功、手功、足功、肩功、背功、腹功、腰功、肾功等功法类型。

清光绪七年（公元1881年），王祖源重刊潘霨之书，并更名为《内功图说》，但内容没有变化。此书的出版影响广泛，使十二段锦得以广为流传。

健身气功·十二段锦是在挖掘整理"钟离八段锦法"与"十二段锦"的基础上，本着继承发扬、古为今用、不断发扬光大中华民族优秀传统文化的精神，遵循气功固有的规律，结合现代社会人们的身心特点编创而成。

健身气功·十二段锦继承了原功法动静结合、身心兼练的精髓，把按摩、导引、入静、存想等传统的气功方法融为一体。它不拘泥于古人之见，融传统性与时代性于一体，是对传统十二段锦的再次升华，是一套集修身养性、娱乐观赏于一体的健身功法。

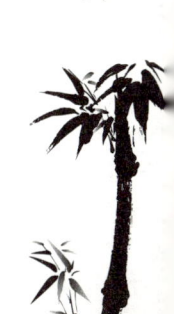

第二章

健身气功·十二段锦功法特点

一、意形相随，动息相合

意形相随，是指在功法练习过程中运用意识来引动形体，使意与形合。所谓"意"，是指练功时的思想（高级神经）活动。身体的任何动作都需要意识或潜意识的参与。练功时意守的内容应紧密结合动作的特点和要求，从而有效地放松习练者的身心，安定情绪，排除杂念，直接引起人体气机的运行，畅通有关经络，防治相关疾病，促进脏腑功能的提高。健身气功·十二段锦要求意念随着形体动作的变化而变化，也就是意念要集中在动作的规格、要领和重点部位上。与此同时，此功法还要求习练者的意念随动作变化而有所侧重。例如，"托天按顶"和"俯身攀足"两式，要求意守动作的要领；而"微撼天柱"和"掌抱昆仑"两式，则要重点意守大椎穴，从而帮助练习者集中精神，保持精神内敛。意守要适度，太过则易引起头痛、胸闷、腹胀，导致气滞血淤，应"似守非守，绵绵若存"，使身心融为一体。

动息相合，要求练习时动作与呼吸协调配合，并强调动作为呼吸服务，也就是动作应符合内气的运行。柔和缓慢、匀速连贯的动作有利于呼吸达到细、匀、深、长。例如，做"前抚脘腹"一式时，采用逆腹式呼吸，并配合提肛呼吸。向上摩运时吸气，向下摩运时呼气，这样可以有效地按摩肝、脾、胃等内脏，促进血液循环和物质代谢，调节改善植物性神经和脏腑组织器官的功能。

二、动静相间，形神共养

动静相间，在这里主要是指健身气功·十二段锦有动功与静功两种锻炼形式，是动与静的有机结合，包含着动中有静、静中有动、动静相生、阴阳相合的哲理。形神共养中的"形"指身，"神"指心。"形为神之宅"，两者互相依赖，互根互用。

历代养生家都提倡动功与静功应兼修，不可偏废。中国传统养生理论非常重视"内外兼修"和"形神共养"。一方面主张"以静养神、静则少费"，另一方面主张"以动养形、动勿过极"，从而达到外壮肢体、内安五脏和调养精神、畅通经脉、调和气血的目的。

三、强调伸展，注重按摩

强调伸展，是指在练习过程中，要结合呼吸、意念充分地伸展导引肢体。《庄子·刻意》说："吐故纳新，熊经鸟伸。"晋·李颐在解释导引一词时注：导引就是"导气令和，引体令柔"。可见传统养生对伸展肢体的重视。

健身气功·十二段锦通过以脊柱为核心的屈伸、绕转、折叠、俯仰等一系列动作，疏理全身的骨骼、肌肉、关节、韧带，对滑润关节、柔筋健骨、提高肢体的灵活性、协调性和强壮体魄具有独特的作用。

注重按摩，就是在练习时要注重对身体特定部位的按摩。按摩是中国传统医学的重要组成部分，通过刺激特定穴位和经络，使身体达到平衡阴阳、调和气血的目的。

养生"十常法"中有"齿宜常叩""腹宜常摩""津宜常咽"的建议。中医认为"齿为肾之余"，常叩齿可以壮骨固齿。"腹宜常摩"是通过对腹部和经络的刺激，对相关功能产生影响，主要有舒肝理气和温补脾肾的作用。中医认为"唾为肾之余"，是金浆玉液，津常咽可内安五脏，增进健康。"鸣鼓法"与"摩精门"也是中医保健按摩的重要手

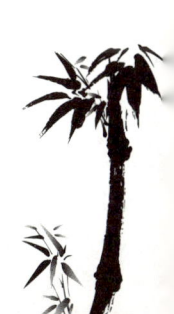

法。鸣鼓可醒脑集神，聪耳明目；摩擦肾俞穴与腰眼可温通经络，补益肾气，有防治腰痛、下肢无力、阳痿、痛经等作用。

　　健身气功·十二段锦中的第二式"叩齿鸣鼓"、第八式"背摩精门"、第九式"前抚脘腹"、第十二式"鼓漱吞津"都是传统保健按摩法在功法中的体现。

第三章

健身气功·十二段锦功法基础

第一节　手型、身型

一、手　型

健身气功·十二段锦的基本手型包括自然掌、通天指、握固拳、卷心拳。

（一）自然掌

五指自然伸直，稍分开，掌心微含（图1）。

（二）通天指

五指自然伸直张开，中指微内屈，意在中指指尖（图2）。

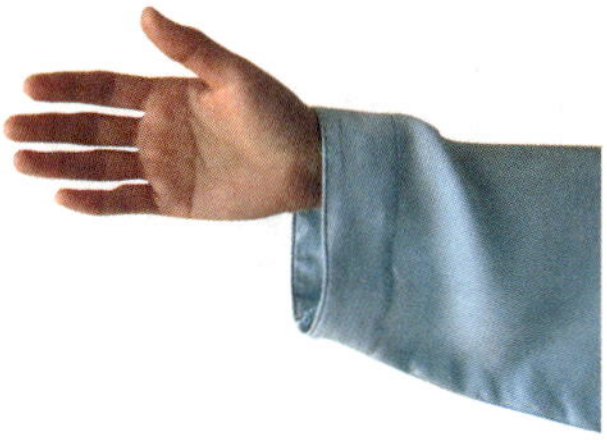

图1

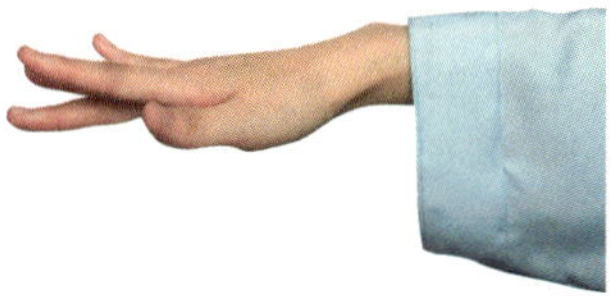

图2

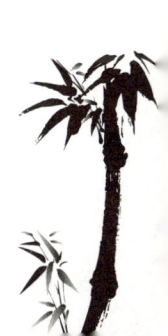

（三）握固拳

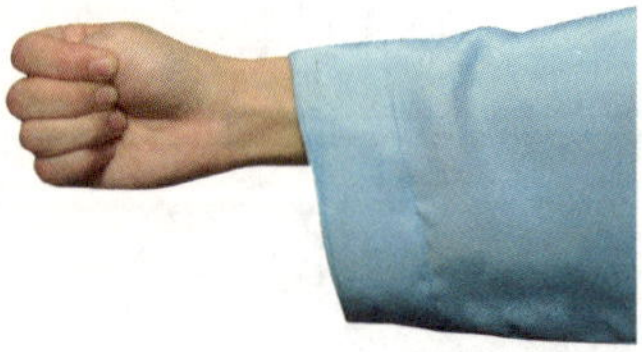

拇指抵掐无名指根节内侧，其余四指握拢成拳，劳宫穴放松（图3）。

图3

（四）卷心拳

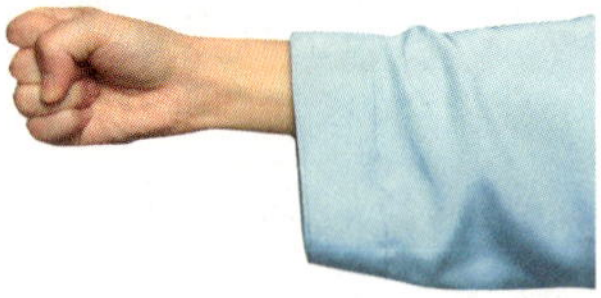

又称方拳，四指并拢卷握，拇指紧扣食指和中指的第二指节，拳面要平（图4）。

图4

二、身　型

身型是对身体姿势或动作进行主动、自觉的调整、锻炼，并使之达到练功的要求和目的。健身气功·十二段锦的身型分为静态和动态两部分。

（一）静态

以功法中自然盘坐势的"温煦脐轮"一式为例（图5）。

正身端坐，百会上领，下颌微收，两眼垂帘，唇齿轻闭，舌抵上腭，眉宇舒展，嘴角放松。立项竖脊，拔背伸腰，含胸松腹，沉肩虚腋，合肘叠掌，轻抚脐轮。沉髋展膝，旋踝翻足，大腿平放。

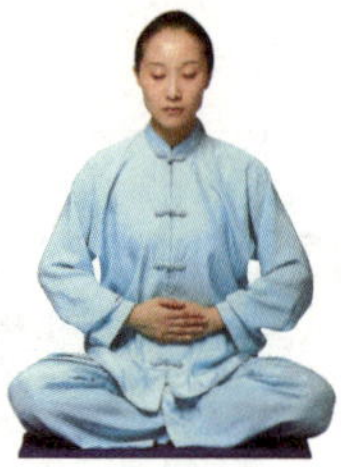

图5

（二）动态

头正顶悬，立项竖脊，含胸拔背，展肩扩胸，松腹沉髋，沉肩坠肘，松腕舒指。以腰为轴，节节贯穿，行于趾指，眼随手动，精神内敛，意形相随，动息相合。

第二节　呼吸、意念

一、呼　吸

呼吸是气功锻炼的重要环节。古人云"一呼一吸谓之息"，所以调整呼吸也称为调息。调息是指主动、自觉地调整和控制呼吸，并使之达到练功的要求和目的。健身气功·十二段锦对呼吸的总体要求是：在初学阶段应采取自然呼吸，以学习掌握动作为主。待动作熟练后再结合动作的升、降、开、合，根据呼吸的要求配合练习。随着练功的不断深入，呼吸逐渐进入不调而自调的状态。

健身气功·十二段锦采用的呼吸方式有自然呼吸、顺腹式呼吸、逆腹式呼吸、提肛呼吸和闭气。

（一）自然呼吸

自然呼吸，是指不改变自己正常的呼吸方式。即要求顺其自然地呼吸，不加意念控制。对于初学者而言，一般宜采用这种呼吸方法。自然呼吸在各种功法练习中都是不可缺少的，具有重要的调节作用。健身气功·十二段锦中的"冥心握固""叩齿鸣鼓""摇身晃海"等式均采用自然呼吸。

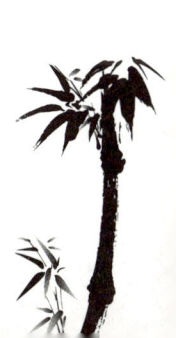

（二）顺腹式呼吸

顺腹式呼吸，即吸气时腹部隆起，呼气时腹部内收。这种呼吸方法有利于通过后天呼吸之气，来引动"先天真气"。正如古代练功口诀所云："缓缓吐来深深吸，后天引动先天气。"健身气功·十二段锦中的"温煦脐轮"一式即采用顺腹式呼吸。

（三）逆腹式呼吸

逆腹式呼吸，是指吸气时腹部内收，呼气时腹部隆起。吸气时，体内"先天之气"由腹部提升到胸中，同时吸入的自然界"后天之气"也进入胸中，二气在胸中交融；呼气时，真气降至丹田，浊气则排出体外。逆腹式呼吸有利于心肾相交、水火既济。健身气功·十二段锦中的"微撼天柱""掌抱昆仑""摇转辘轳""托天按顶""俯身攀足""前抚脘腹""鼓漱吞津"等式均采用逆腹式呼吸。

（四）提肛呼吸

提肛呼吸，是在吸气时有意识地收提肛门及会阴部肌肉，呼气时则放松肛门及会阴部肌肉。前、后二阴为肾之窍，会阴又为任脉、督脉、冲脉交汇处，因此提肛呼吸具有补肾壮阳、固精益气和畅通任、督、冲三脉的作用，并对痔疮、前列腺等生殖、泌尿系统疾病有很好的防治作用。健身气功·十二段锦所有采用逆腹式呼吸的动作均配合提肛呼吸。

（五）闭气

健身气功·十二段锦中的闭气，是指在吸气结束后屏住呼吸。闭气时间长短根据动作的要求和个人状况而异。闭气有利于吸进清气，排出浊气，加强气体交换，畅通经络，促进血液循环，并可加大动作对关节、肌肉、脏腑、神经、体液的刺激强度，提高锻炼效果。健身气功·十二段锦中"背摩精门"一式前的搓手及收势中的第一动均采用闭气。

二、意　念

意念是气功练习的重要内容，调整、控制意念称为调心。具体来讲，调心就是对自我的精神意识、思维活动进行主动、自觉的调整和控制，并使之达到练功的要求和目的。健身气功·十二段锦练习时的意念活动，除了特定的要求外，主要是意想动作的过程，它包括动作的规格、要点、重点部位及呼吸。

健身气功·十二段锦中的意念运用方法主要有冥心法、默数法、意守法、观想法。

（一）冥心法

冥心，就是"冥灭心念、物我两忘、身似垂柳、心若寒冰"，有利于排除杂念、宁心静气、启动气机。健身气功·十二段锦中"冥心握固"即采用冥心法。

（二）默数法

默数，就是指在安静状态下数自己的呼吸或动作次数的方法。默数有利于集中注意力、收心入静，以一念代万念。健身气功·十二段锦中的"叩齿鸣鼓"即采用默数法。

（三）意守法

意守，就是把意念集中于某一处而相守不离。这样有利于专其一处、摄心归一。健身气功·十二段锦中所采用的意守法有意守动作要点、意守穴位等。例如，"微撼天柱"和"掌抱昆仑"两式要求意守大椎穴，"背摩精门"一式要求意守肾俞穴，"温煦脐轮"一式要求意守

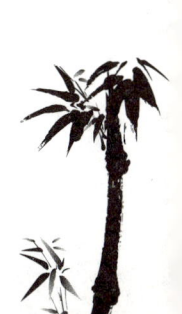

神阙穴,"摇转辘轳"一式要求意守夹脊,"托天按顶"和"俯身攀足"两式要求意守动作的要领。

(四)观想法

观想,就是采用两眼垂帘进行内视、内观身体某一部位或自然界某一景物的方法。古人又称之为存思、存神、返观、默照、禅观等。观想有利于以念制念、返观内照、集中思想、凝神安息。健身气功·十二段锦中的"摇身晃海"一式要求观想海底,"鼓漱吞津"一式则要求观想口内生津、意送丹田。

第三节 基础练习

一、打坐姿势

健身气功·十二段锦的打坐姿势包括自然盘、单盘和双盘3种姿势。

(一)自然盘

正身端坐,两小腿交叉,左腿在内,右腿在外,两脚置于两大腿下,脚心斜向外后方。左右腿可以互换练习(图6)。

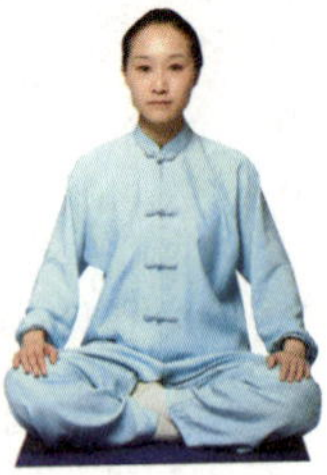

图6

（二）单盘

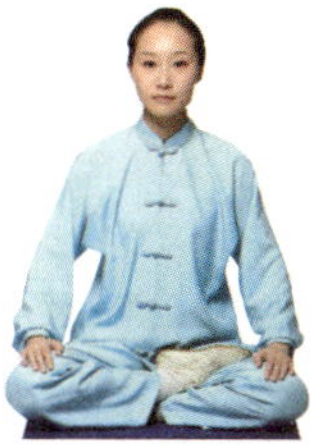

正身端坐，以左脚脚后跟轻轻抵在会阴穴处，右脚置于左腿上靠近大腿根部，脚心朝上，两腿放平。左右腿可以互换练习（图7）。

图7

（三）双盘

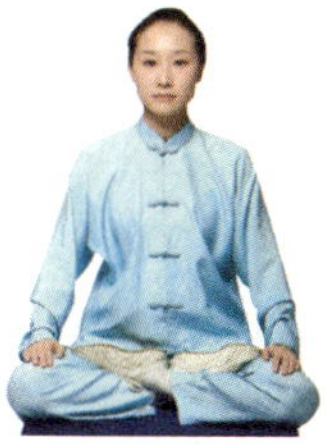

正身端坐，右腿置于左腿上靠近大腿根部，脚心朝上，再将左脚置于右腿上靠近大腿根部，脚心朝上，两腿放平。左右腿可以互换练习（图8）。

图8

二、注意事项

（一）在打坐之前，应做好腰腿部的准备活动。

（二）初练健身气功·十二段锦时宜采用自然盘坐势练习。

（三）如采用单盘或双盘练习，应循序渐进，在老师的指导下进行，不可蛮练。

（四）盘坐时如腰腿出现疼痛、麻木等现象，应及时调整，不可忍耐强行。

三、坐　垫

健身气功·十二段锦的习练一般应在坐垫上进行，坐垫为正方形，边长约60厘米，后半部分厚度约5厘米，前半部分厚度约2厘米，之间成自然斜坡，其材质应有一定的硬度和弹性。

第四章

健身气功·十二段锦功法技术

第一节　动作名称

预备势
第一式　冥心握固
第二式　叩齿鸣鼓
第三式　微撼天柱
第四式　掌抱昆仑
第五式　摇转辘轳
第六式　托天按顶
第七式　俯身攀足
第八式　背摩精门
第九式　前抚脘腹
第十式　温煦脐轮
第十一式　摇身晃海
第十二式　鼓漱吞津
收势

第二节　技术要领、注意事项及功理作用

预备势

【技术要领】

动作一：两脚并步站立，两臂自然垂于体侧，身体中正；目视前方（图9）。

动作二：右膝微屈，左脚向后撤步，前脚掌点地；目视前方（图10）。

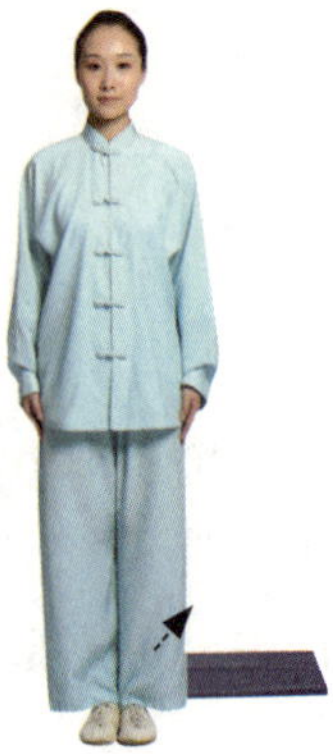

图9 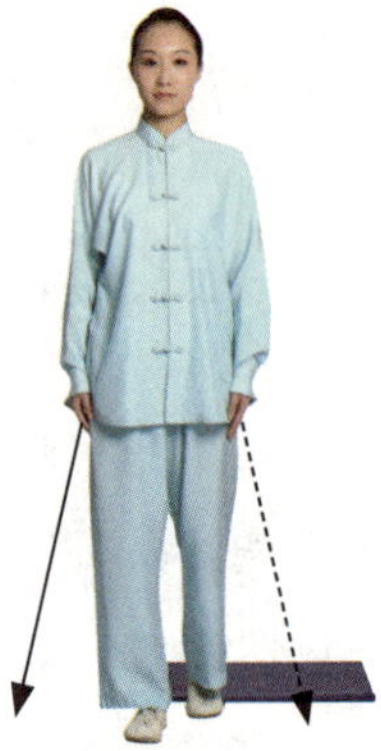　　　图10

动作三：屈膝下蹲；两手五指撑地，两肘微屈，上体稍前倾；目视前下方（图11）。

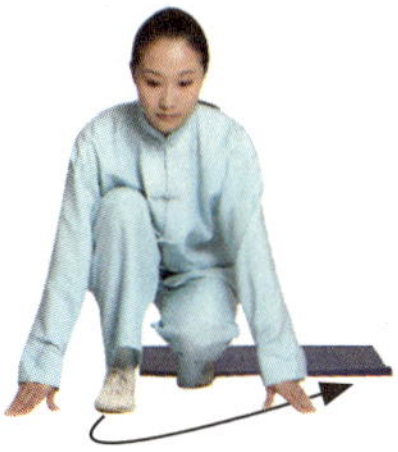

动作四：右脚插至左小腿左下，脚外侧着地；目视前下方（图12）。

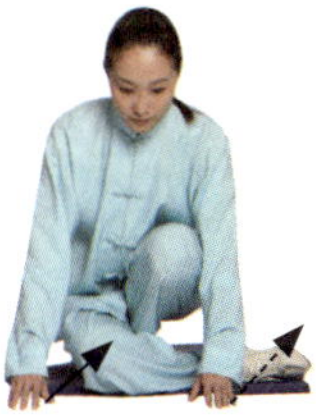

动作五：上动不停，身体重心左移，正身盘坐；两掌扶于两膝内侧；目视前方（图13）。

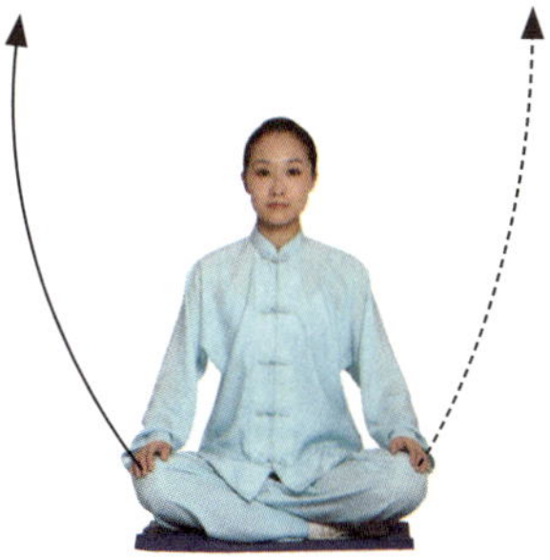

【注意事项】

速度均匀，身体平稳，正身端坐。

【功理作用】

协调四肢，端正身型，调整呼吸，安定心神。

第一式 冥心握固

【技术要领】

动作一：接上动，两掌分别向体前45°前伸，随之两臂外旋向斜上方举起，肘关节微屈；随之抬头，目视前上方（图14）。

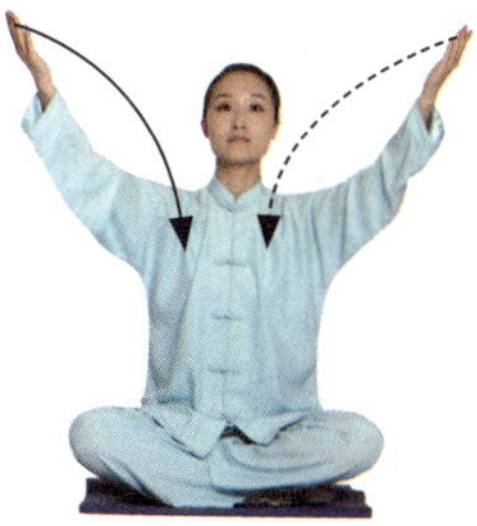

动作二：下颏内收，两臂内旋，两掌下落至前平举，与肩同宽，掌心向下；

图11

图12

图13

图14

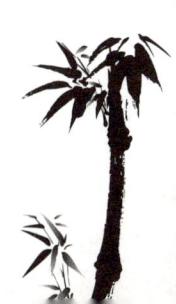

目视前方（图15）。

动作三：上动不停，两掌由身前下按，随之两手拇指抵无名指根节握固，置于两膝内侧；两眼垂帘约30秒钟（图16）。

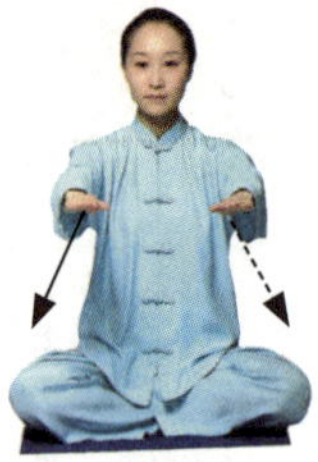

图15 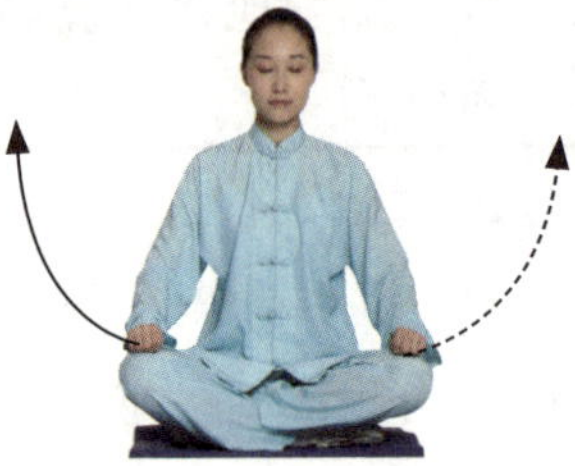　　　　　　　　图16

【注意事项】

1. 两臂上举时，舒胸展体；两掌下按时，立项竖脊，百会虚领。

2. 宁心静气，物我两忘。

【功理作用】

1. 冥心可净化大脑，颐养身心，使心气归一，启动气机；握固可以镇惊守魄，疏肝理肺。

2. 对心悸、失眠、头昏、乏力、神经衰弱等病症有一定的防治作用。

第二式　叩齿鸣鼓

【技术要领】

动作一：接上动，两拳变掌经腰间，两臂内旋向体侧平举，当与肩同高时，两臂外旋，掌心向前；目视前方（图17）。

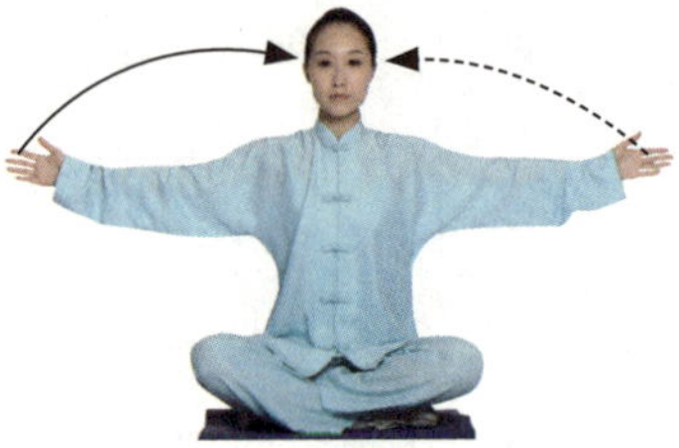

图17

动作二：上动不停，两臂屈肘，两掌变通天指，中指掩实耳孔；随之叩齿36次；目视前下方（图18）。

动作三：两中指拔耳（即拔离耳孔）；目视前下方（图19）。

动作四：两手心按实耳孔，十指轻扶后脑，中指腹位于枕骨粗隆处，接着两手食指分别放在两手中指上，用食指弹击后脑24次；目视前下方（图20）。

动作五：两手拔耳，随之两手前伸按于腹前，掌心向下；目视前方（图21、图22）。

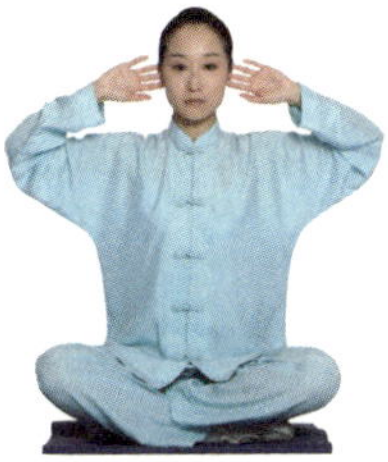

图18 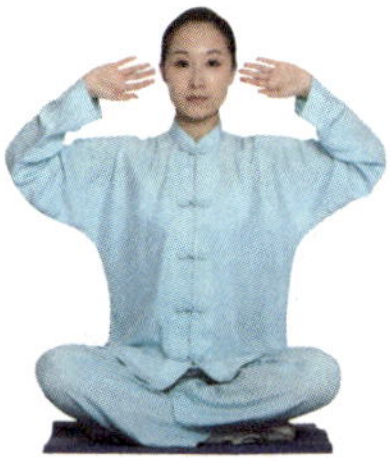　　　　　　　　　　　　　图19

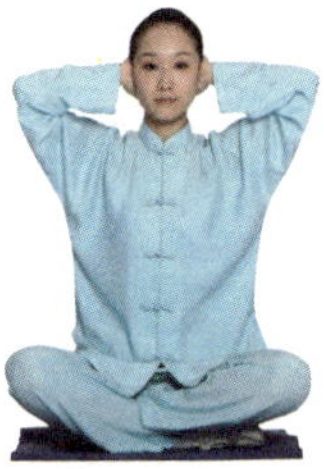

图20

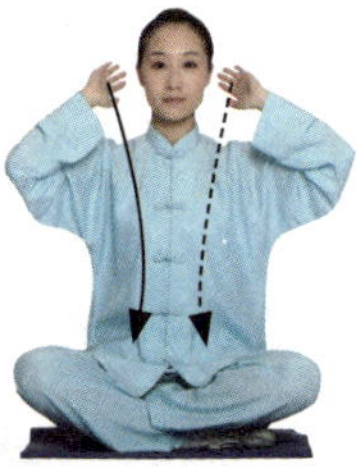

图21 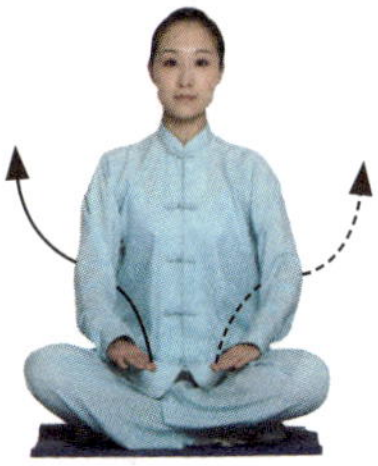　　　　　　　　　　　　　图22

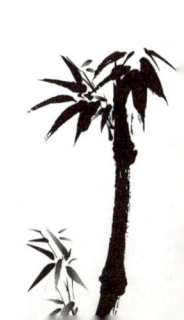

【注意事项】

1. 叩齿鸣鼓需掩实耳孔，静听默数；叩齿宜轻，略带咬劲，嘴唇轻闭。

2. 鼻吸鼻呼；鸣鼓食指要有弹力。

【功理作用】

1. 叩齿可坚固牙齿，防治牙科疾病。

2. 鸣鼓可醒脑集神，聪耳明目。

第三式 微撼天柱

【技术要领】

动作一：接上动，上体左转约45°；同时，两臂内旋成侧平举，掌心向后；目视左掌（图23）。

动作二：上动不停，上体向右转正；同时，两臂外旋向前平举，随之两掌抱于体前，左掌在上，掌心相对；目视前方（图24）。

动作三：上动不停，左掌下按，两掌合于腹前；目视前方（图25）。

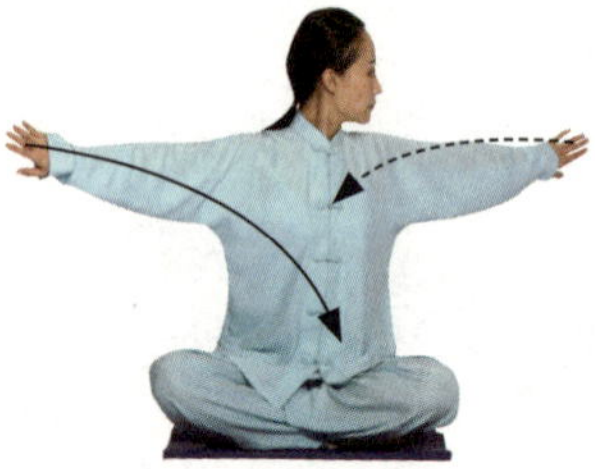

图23

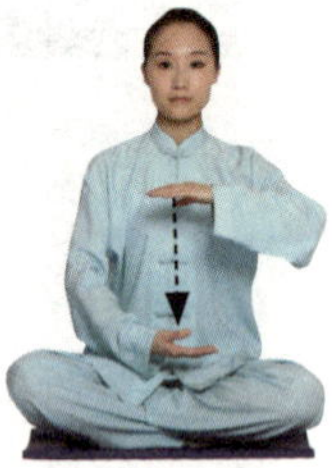

图24

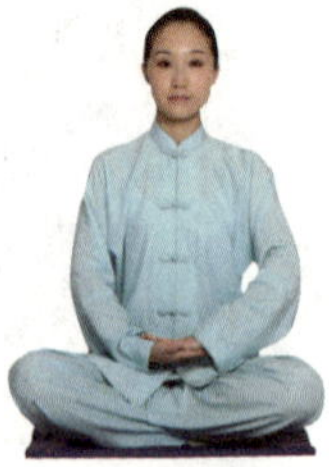

图25

动作四：头向左转；同时，两掌向右移至右大腿内侧；目视左侧（图26）。

动作五：左肩下沉，左掌根向下压右掌；同时，向上抬头，稍停；目视左上方（图27）。

动作六：下颏内收，随之上体右转约45°；同时，两臂内旋成侧平举，掌心向后；目视右掌（图28）。

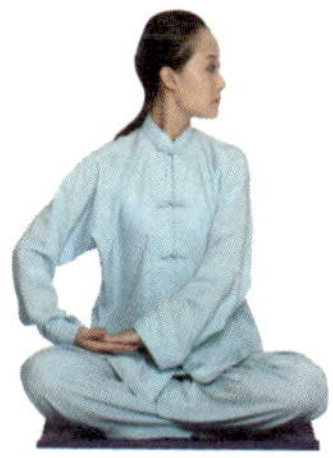

图26

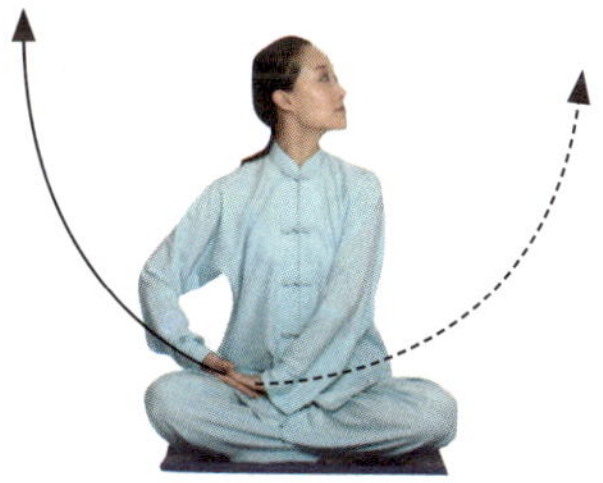

图27

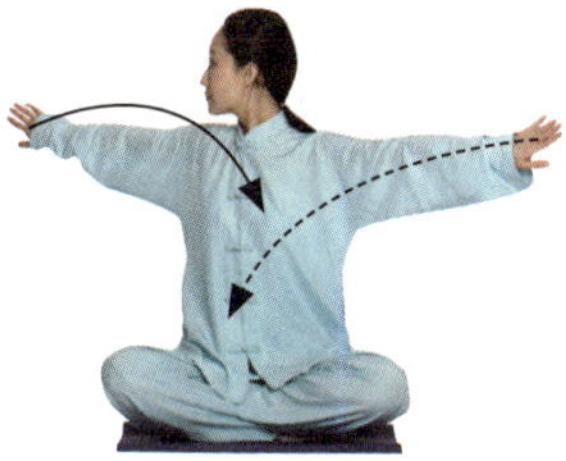

图28

动作七至动作十：同动作二至动作五，唯左右相反（图29—图32）。

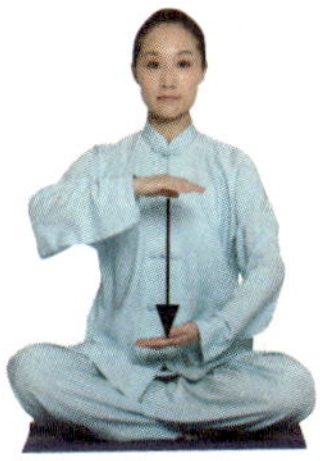

图29

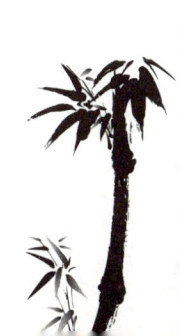

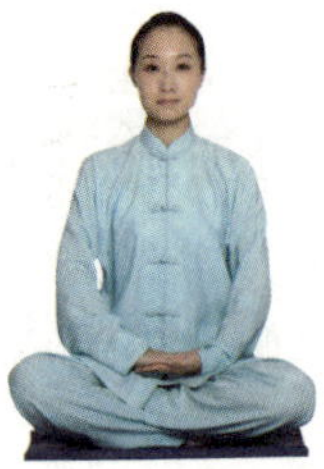

图30 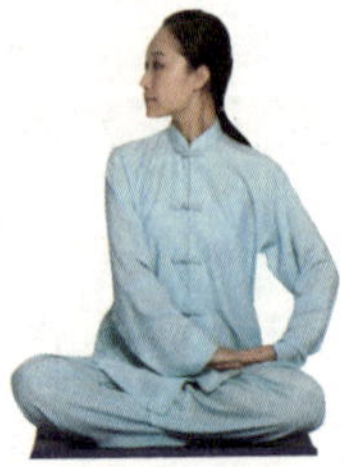　　　　　　图31 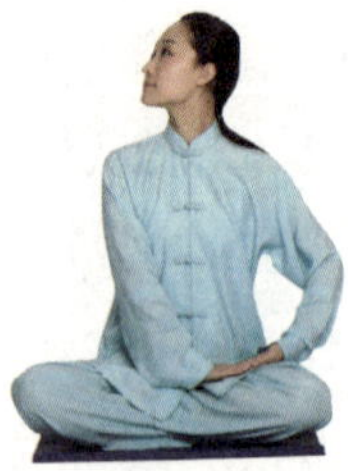　　　　　　图32

本式一左一右为1遍，共做3遍。第3遍最后一动时，下颏内收，头向左转正；同时，两掌稍右移，随之两臂屈肘收于腰侧，虎口向上；目视前方（图33）。

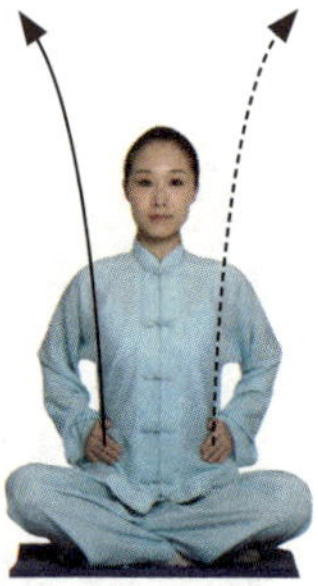

图33

【注意事项】

1. 转腰旋臂时，以腰带臂，沉肩、立身。

2. 转头时，上体不动，竖项；抬头时，下颏用力。颈项不可松懈断劲。

【功理作用】

1. "天柱"指整个颈椎。撼动天柱可刺激大椎穴，调节手足三阳经和督脉。

2. 通过左右转头、转腰、旋臂、沉肩可锻炼脊柱，防治颈、肩、腰部位疾病。

第四式 掌抱昆仑

【技术要领】

动作一：接上动，两肩后展，随之两掌前伸，直臂上举，掌心相对；目视前方（图34）。

动作二：上动不停，两臂屈肘，十指交叉抱于脑后；目视前方（图35）。

动作三：上体左转45°；目视左前方（图36）。

动作四：两掌抱头不动，上体右倾抻拉左胁肋部；目视左斜上方（图37）。

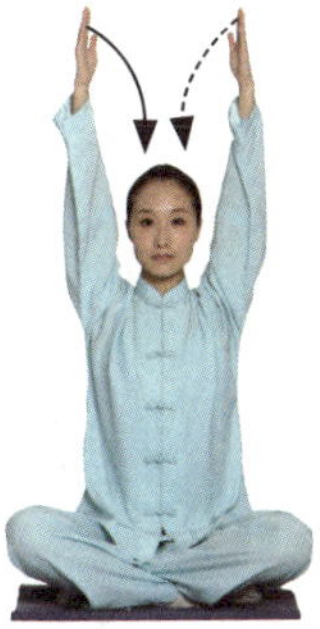

图34

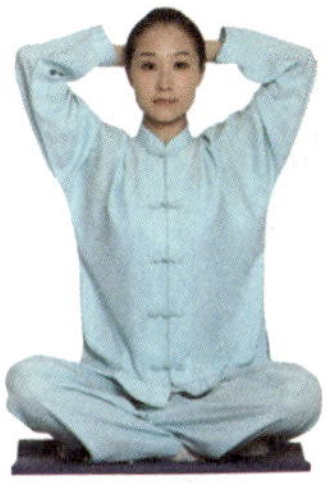

图35

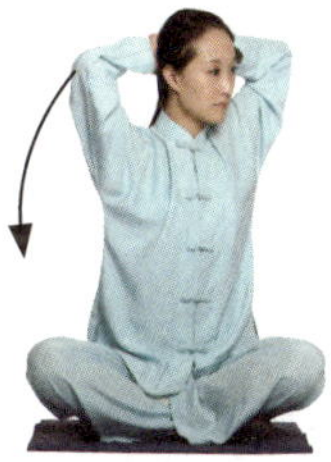

图36

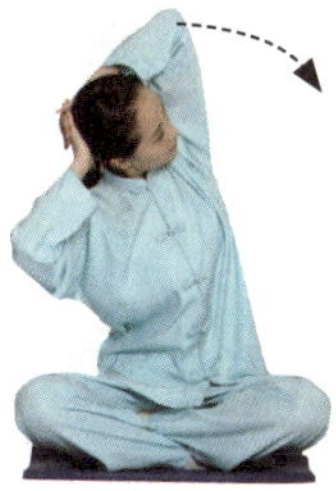

图37

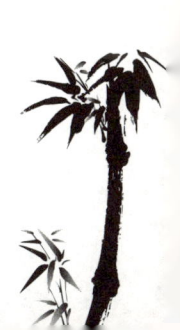

动作五：上体竖直；目视左前方（图38）。

动作六：上体向右转正；目视前方（图39）。

动作七至动作十：同动作三至动作六，唯左右相反（图40—图43）。

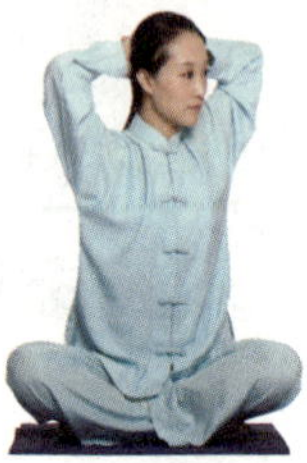

图38

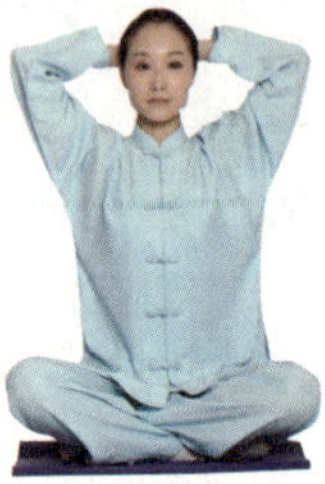

图39

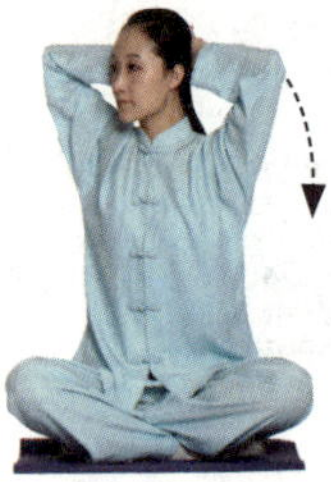

图40

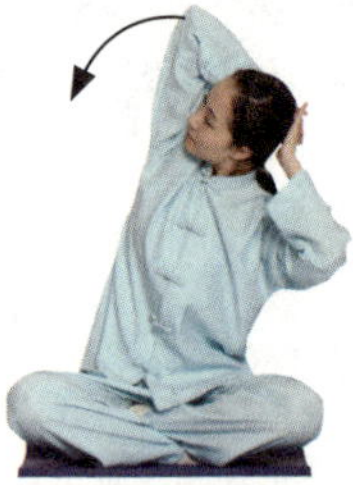

图41

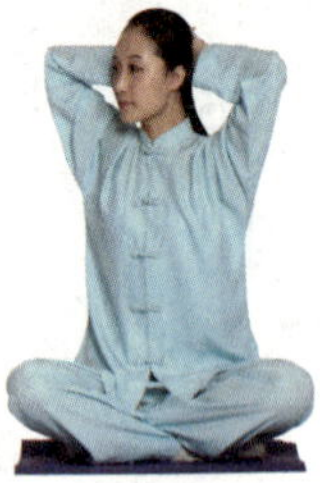

图42

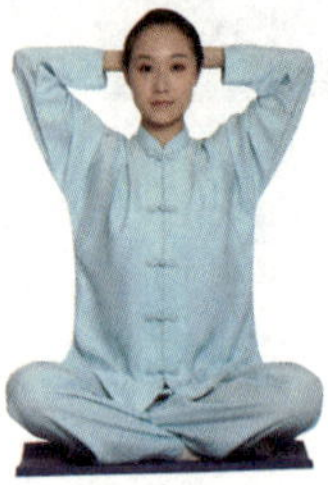

图43

动作十一：头向上抬起，与颈部争力；目视前上方（图44）。

动作十二：向前合肘，随之下颏内收，两掌抱头下按；目视腹部（图45）。

动作十三：两掌分开贴两颊下移，掌根贴下颌；抬头目视前方（图46）。

动作十四：上动不停，抬头，同时两掌上托下颌；目视上方（图47）。

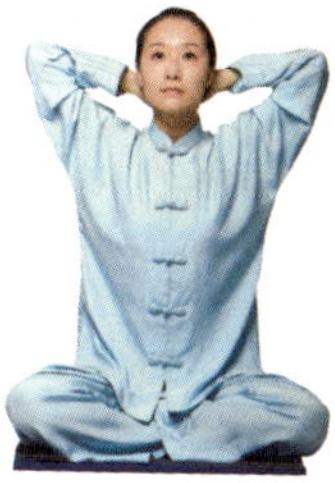

图44

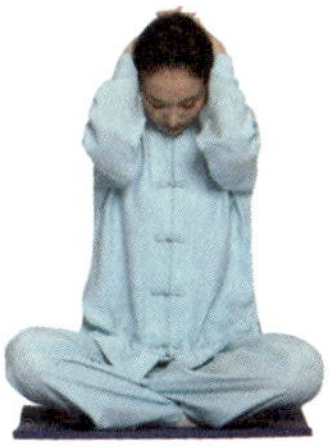

图45

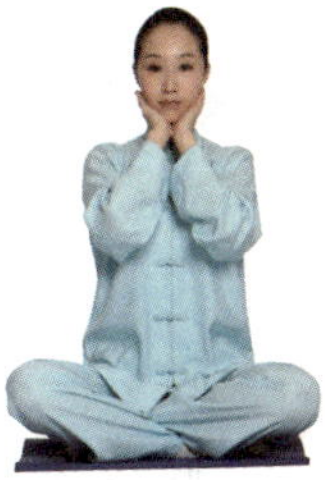

图46

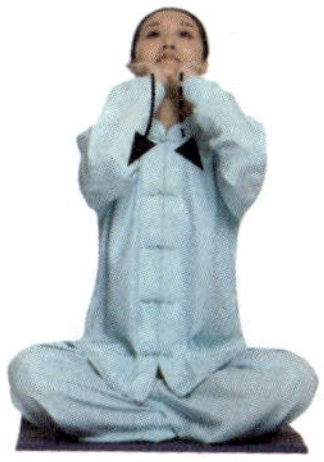

图47

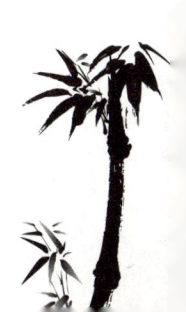

动作十五：下颏内收，颈部竖直；同时，两掌下按至腹前时，臂外旋变指尖向前收于腰间；目视前方（图48、图49）。

本式动作共做3遍。第3遍最后一动时，两掌按至腹前后握拳抱于腰间；目视前方（图50）。

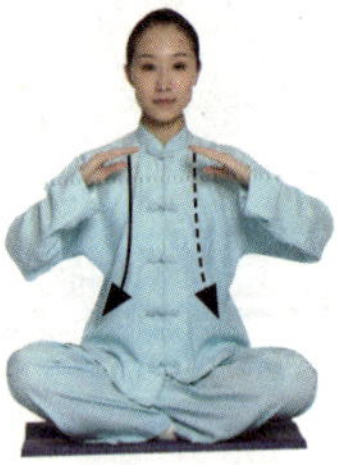

图48

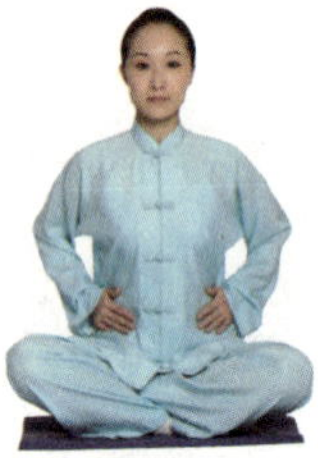

图49

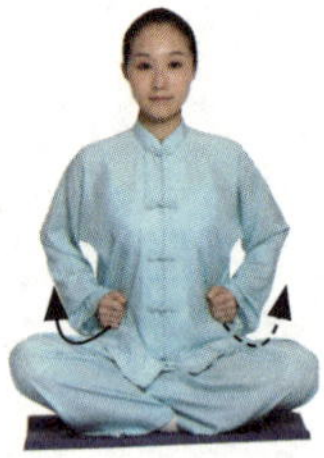

图50

【注意事项】

1. 抱头转体，向后展开肩、肘；左右侧倾身时，异侧肘充分上抬，抻拉胁肋部。

2. 低头时，立身、收紧下颏；抬头时，挺胸塌腰。

【功理作用】

1. 两手上举，可使"三焦"通畅、调和脾胃。左右侧倾身可刺激肝经、胆经，起到舒肝利胆的作用。

2. 两手抱头下拉可刺激督脉、膀胱经和背腧穴，调理相应脏腑；两手上托下颌可刺激大椎穴，《循经考穴编》记载，大椎穴"主五劳七伤，诸虚百损，骨蒸盗汗——当刺大椎第一节"。

第五式　摇转辘轳

【技术要领】

动作一：接上动，两拳后移置于腰后肾俞穴处，拳心向后；目视前方（图51）。

动作二：上体左转约45°；同时左拳屈腕上提至左肩前；目视左拳（图52）。

动作三：上动不停，上体右转，随之向左侧倾；同时，左腕上翘向左前方约45°前伸，肘关节微屈；目视左拳（图53）。

动作四：上动不停，上体左转立起；同时，左拳回拉收至腰间，屈腕拳心向后；目视左拳（图54）。

动作二至动作四连续做6遍，即左摇转辘轳。当第6遍结束时，上体向右转正，左拳收至腰后肾俞穴处，拳心向后；目视前方（图55）。

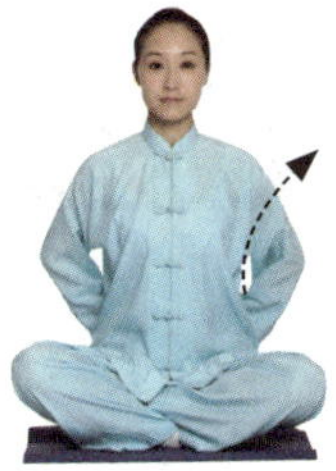

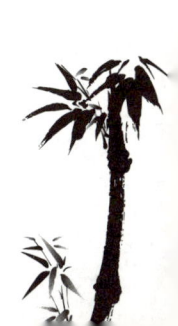

图51 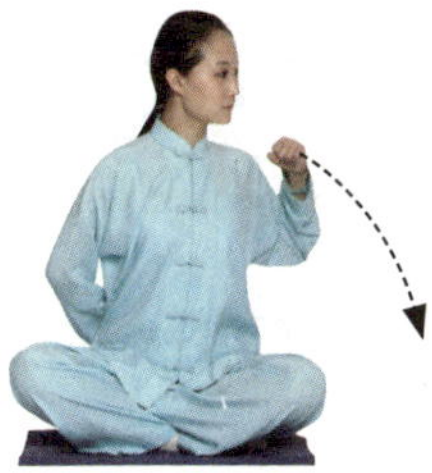　　　　　　　　　图52

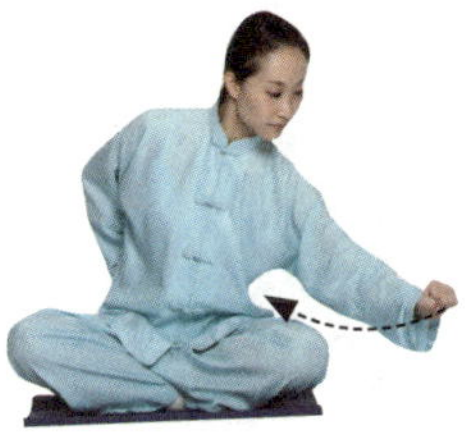

图53 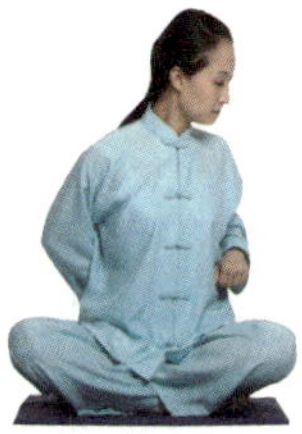　　　　　　图54 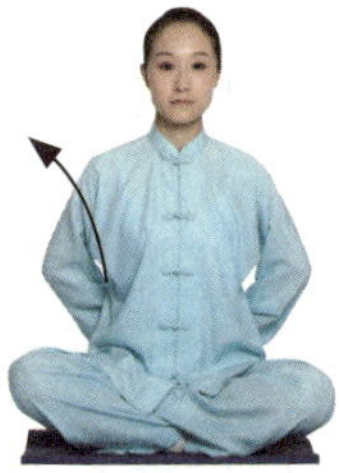　　　　　　图55

动作五至动作七：同动作二至动作四，唯左右相反，即右摇转辘轳（图56—图58）。当第6遍结束时，上体向左转正，右拳收至腰后肾俞穴处，拳心向后；目视前方（图59）。

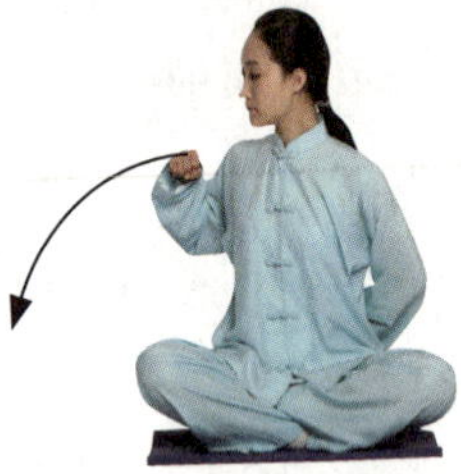

图56

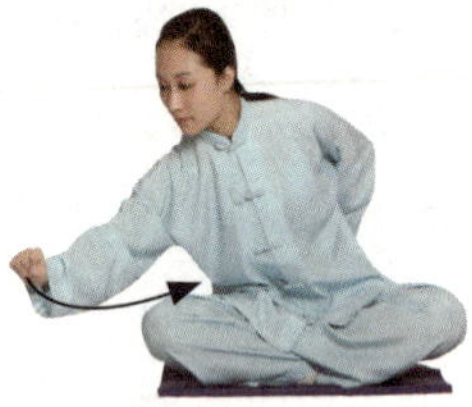

图57

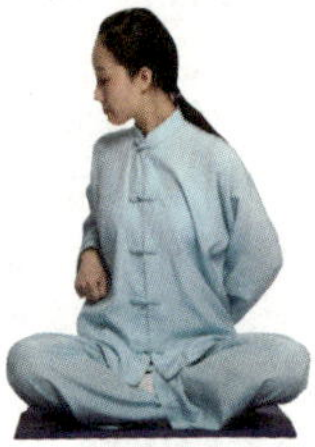

图58

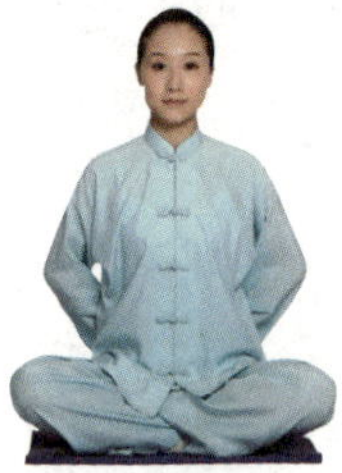

图59

动作八：展肩扩胸，向上提肩，再向前合肩含胸、沉肩；目视前下方（图60—图62）。如此共向前绕肩6遍，第6遍结束后，还原成正身端坐（图63）。

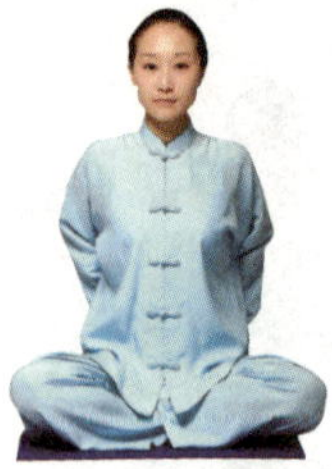

图60

图61　　　　　　　　　图62　　　　　　　　　图63

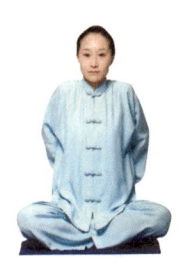

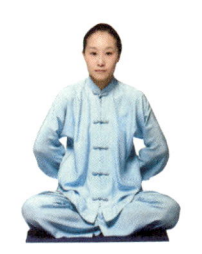

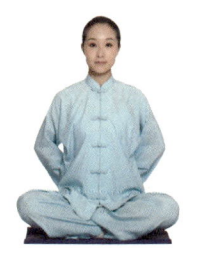

动作九：接上动，反方向向后绕动双肩6遍（图64—图66）。第6遍结束后，还原成正身端坐（图67）。

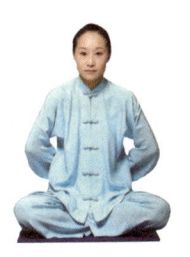

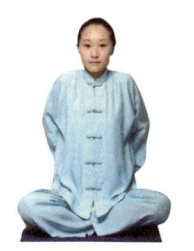

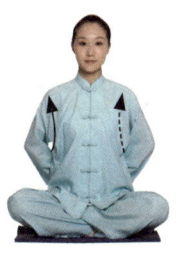

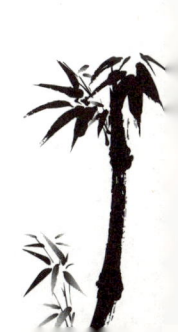

图64　　　　　　　　　　　　　　　图65

图66　　　　　　　　　　　　　　　图67

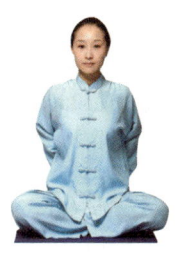

动作十：两拳变掌，指尖向下，虎口贴肋上提置于肩上，沉肩坠肘；目视前方（图68）。

动作十一：两手不动，上体左转；以肩为轴，右臂前摆，左臂后摆；目视前下方（图69）。

动作十二：上动不停，上体向右转正，两臂继续上摆，肘尖向上；目视前下方（图70）。

动作十三：上动不停，上体向右转；左臂前摆，右臂后摆；目视前下方（图71）。

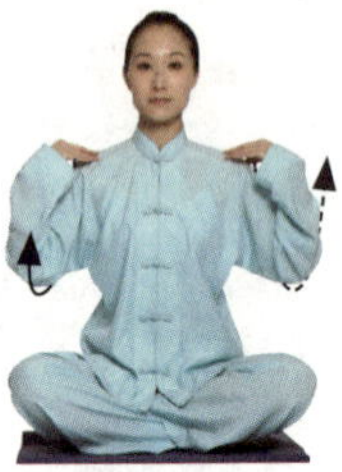

图68

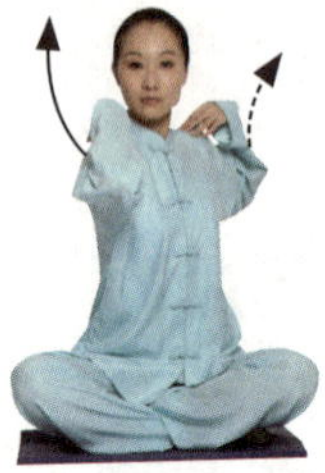

图69

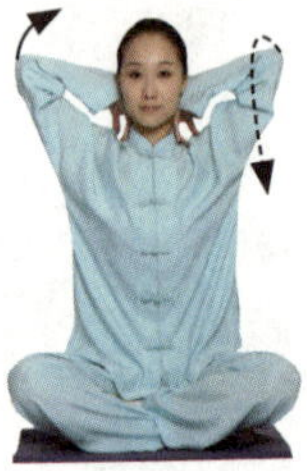

图70

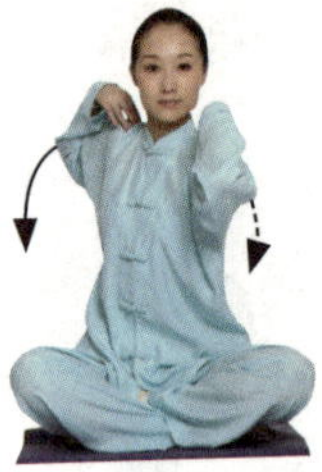

图71

动作十四：上动不停，上体向左转正，两臂下落，肘尖向下；目视前下方（图72）。

动作十一至动作十四，连续前后交叉绕肩6遍。

动作十五至动作十八：同动作十一至动作十四，连续前后交叉绕肩6遍，唯左右相反（图73—图76）。

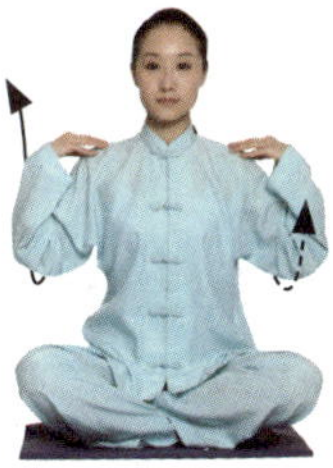

图72 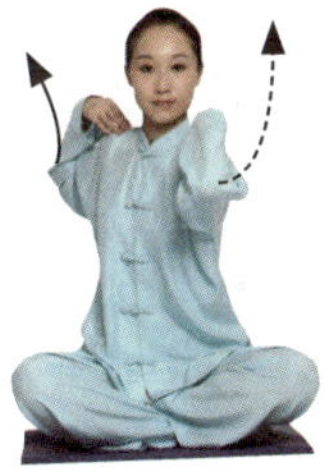　　　　　　　　　图73

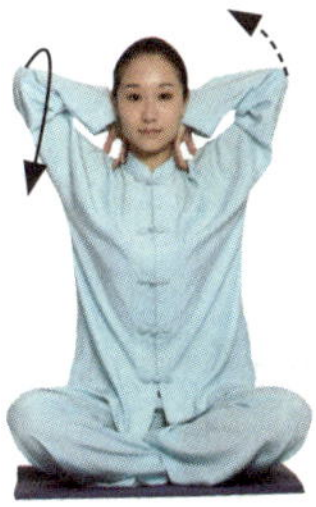

图74 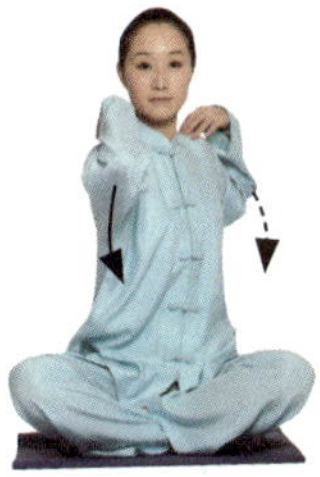　　　　　　图75 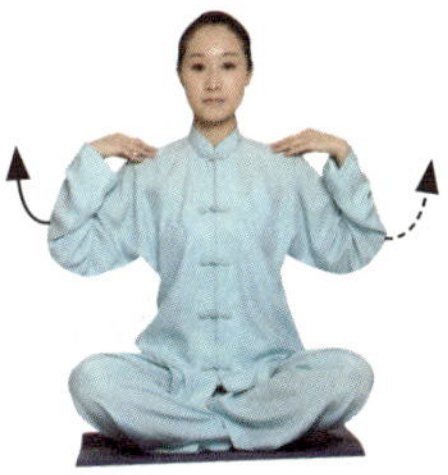　　　　　　图76

【注意事项】

1. 单摇：臂前送时，转腰、顺肩、坐腕；臂回拉时，屈肘、提腕。

2. 双摇：食指根节点揉肾俞穴，绕肩要圆活连贯。

3. 交叉摇：以腰带臂绕立圆，两肘前后摆起要一致。

【功理作用】

1. 本式动作可刺激手三阴三阳经、督脉、膀胱经、背俞穴，调理相应脏腑，有畅通心肺、益肾助阳的功效。

2. 可强壮腰脊，防治肩部与颈椎疾患。

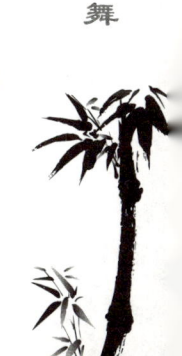

第六式 托天按顶

【技术要领】

动作一：接上动，两肘上提与肩平；目视前方（图77）。

动作二：上动不停，两手虎口贴肋下插至髋关节处；目视前下方（图78）。

动作三：上动不停，两臂外旋，两掌心贴大腿外侧移至膝关节处向上托膝；目视前下方（图79）。

动作四：上动不停，右腿前伸，脚尖向上，膝关节微屈；目视右脚（图80）。

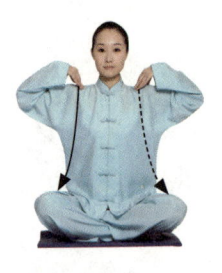

图77

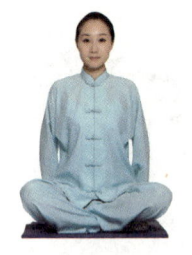

图78

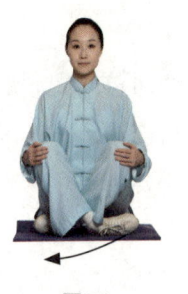

图79

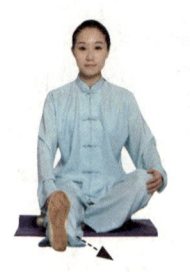

图80

动作五：左脚前伸，两腿伸直，脚尖向上；同时两手扶于膝关节上；目视脚尖（图81）。

动作六：上动不停，两臂外旋，两掌收至腹前，指尖相对，掌心向上，随之十指交叉；目视前下方（图82）。

动作七：上动不停，两手上托至胸部，随之臂内旋，翻掌直臂上托；同时，膝关节挺直，脚面绷平；目视前下方（图83）。

动作八：沉肩屈肘，两掌心翻转向下落至头顶，两手稍用力下压；同时两脚尖向上勾紧；目视前下方（图84）。

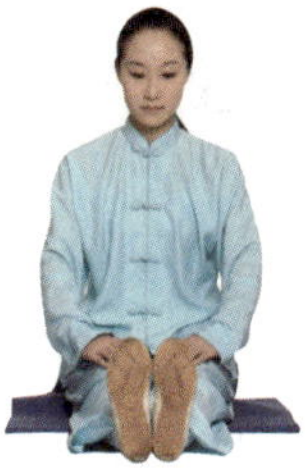

图81

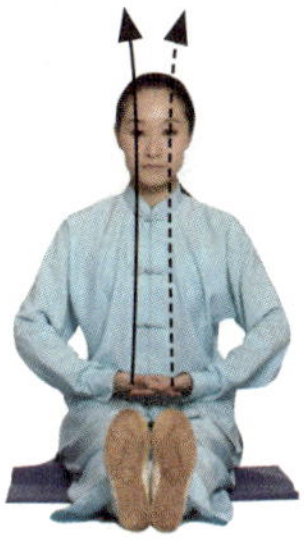

图82

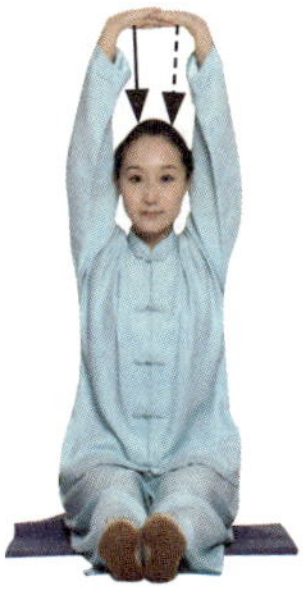

图83

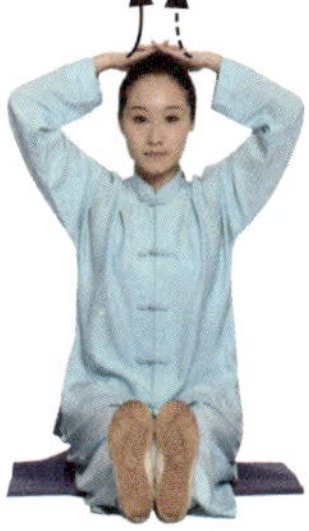

图84

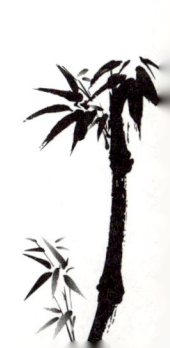

动作九：两臂内旋，两掌心翻转向上，直臂上托；同时，膝关节挺直，脚面绷平；目视前下方（图85）。

两掌上托下按为一遍，共做9遍。第9遍最后一动时同动作八（图86）。

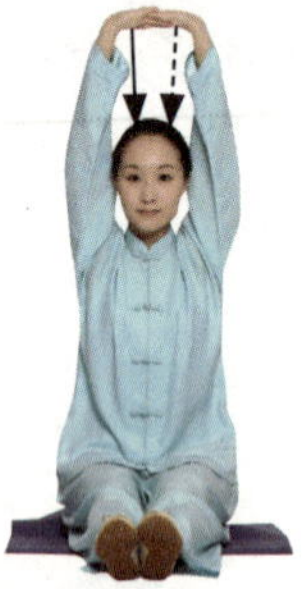

图85

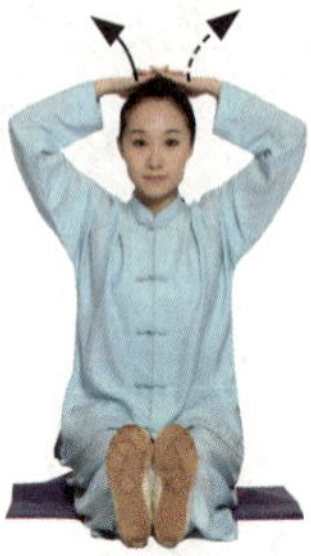

图86

【注意事项】

1. 两掌上托时，躯干与臂要保持垂直，伸展腰臂，抻拉两胁，挺膝，脚面绷平。

2. 两掌下按时，立腰，头向上顶，挺膝，勾紧脚尖。

【功理作用】

1. 伸脚、勾脚可分别刺激足三阴三阳经，疏通经脉，促进气血运行。

2. 向上抻拉脊柱、两胁和肩颈部，可调理三焦，舒肝利胆，防治肩颈疾病。

第七式　俯身攀足

【技术要领】

动作一：接上动，两手分开直臂上举，掌心相对；踝关节放松，脚尖向上；目视前方（图87）。

动作二：上动不停，上体前俯不超过45°；同时，两手前伸抓握脚掌，拇指压于脚面；目视脚尖（图88）。

动作三：两手回搬，脚尖勾紧；同时挺膝、塌腰、抬头，动作稍停；目视上方（图89）。

动作四：两腿与腰脊保持抻拉姿势不变；下颏内收，抻拉脖颈，动作稍停；目视膝关节（图90）。

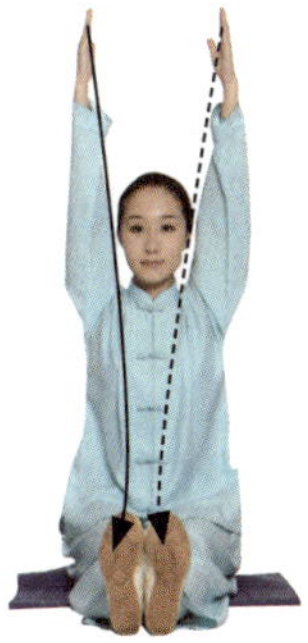

图87

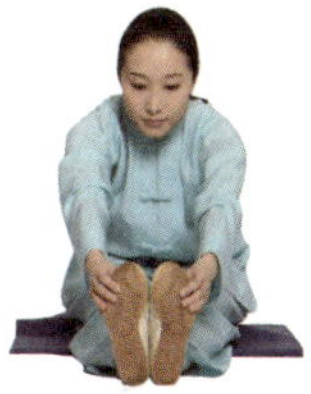

图88

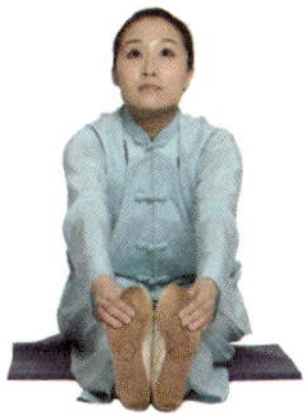

图89

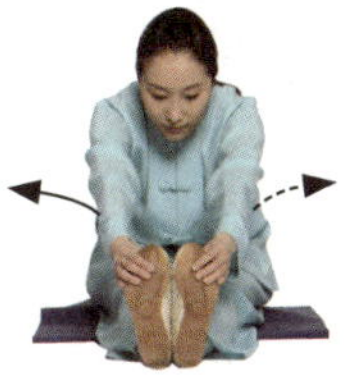

图90

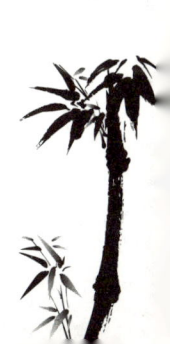

动作五：上体立起，颈部竖直；同时，两手松开，手心向下，沿腿上屈肘回收，经腰间直臂后伸，掌心向后；目视前方（图91）。

动作六：上动不停，上体前俯不超过45°；同时，两臂外旋，两掌弧形前摆抓握脚掌，拇指压于脚面；目视脚尖（图92）。

动作七、动作八：同动作三、动作四。

重复动作五至动作八4遍，共做6遍。第6遍结束后，上体立起，颈部竖直；同时两手松开扶于膝关节处；目视前下方（图93）。

动作九：左臂外旋，掌心翻转向上，向右平行划弧；同时，右掌掌心向下，从左臂上方向左平行划弧，两臂合于腹前；目视右掌（图94）。

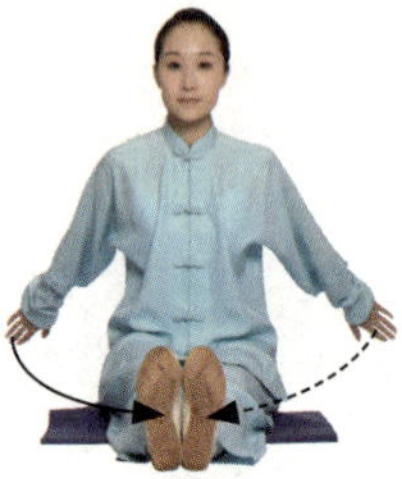

图91

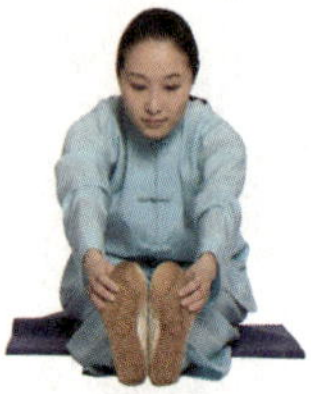

图92

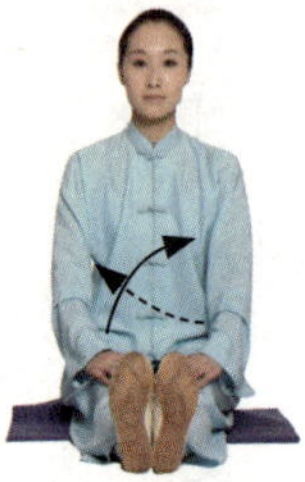

图93

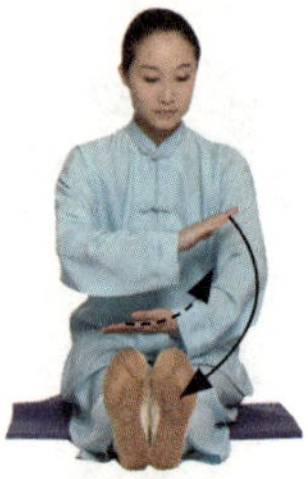

图94

动作十：上动不停，左臂内旋，左掌按于左大腿根部；同时，上体前俯，右臂内旋，右掌前伸反手搬握左脚掌；目视左脚（图95）。

动作十一：上体立起，右腿膝关节稍屈，同时左腿屈膝，右手搬左脚置于右大腿下方；目视下方（图96）。

动作十二：右臂外旋，右掌心朝上向左划弧；同时，左掌从右臂上方向右平行划弧，两臂合于腹前；目视左掌（图97）。

动作十三：上动不停，右臂内旋，右掌按于右大腿根部；同时，上体前俯，左臂内旋，左掌前伸反手搬握右脚掌；目视右脚（图98）。

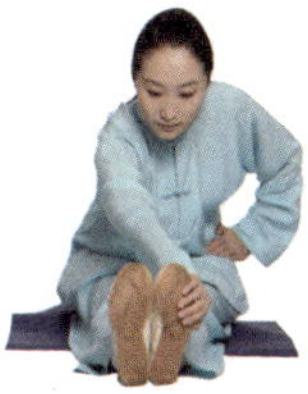

图95

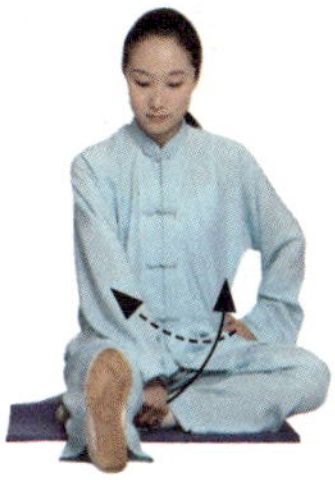

图96

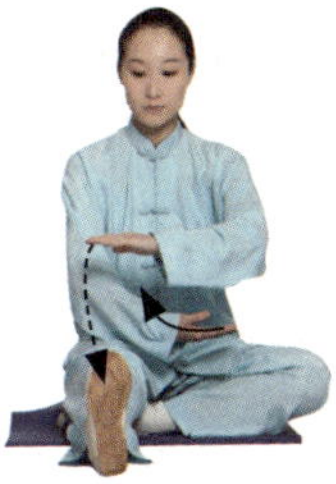

图97

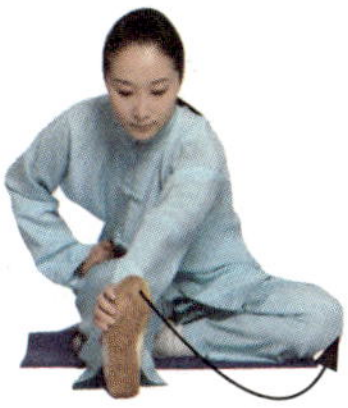

图98

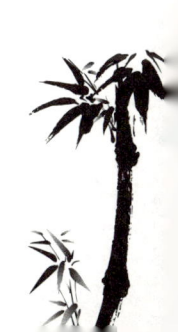

动作十四：上动不停，上体立起，左膝稍向上抬；同时，右腿屈膝，左手搬握右脚经左膝外侧置于左大腿下方；目视左下方（图99）。

动作十五：上动不停，正身端坐；左掌收于左大腿根部；目视前下方（图100）。

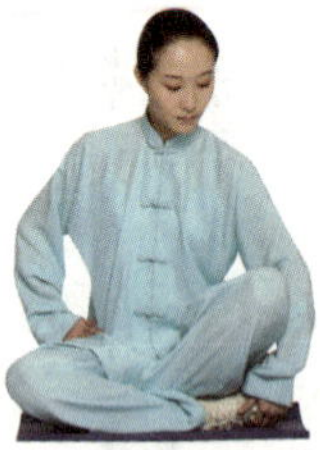

图99

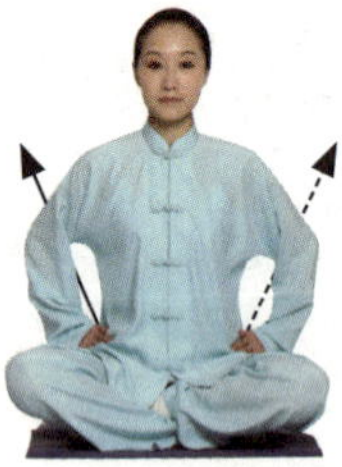

图100

【注意事项】

挺胸、塌腰、膝关节伸直，脚尖勾紧。抬头时，下颏主动向上用劲；下颏内收时，颈部向上伸展。

【功理作用】

1. 本式动作可刺激任脉、督脉、带脉等多条经络，可锻炼脊柱、颈椎和腰背部肌肉。

2. 现代医学认为锻炼腰脊刺激脊髓神经和植物神经，对治疗脑疾和开发大脑智力有一定效果；双腿伸直平坐勾脚尖能伸展马尾神经，可缓解肌肉疼痛。

第八式　背摩精门

【技术要领】

动作一：接上动，上体前俯；两掌后伸，掌心向上；目视前下方（图101）。

动作二：上动不停，两掌向体侧平摆，掌心向上；目视前下方（图102）。

动作三：上动不停，上体立起；同时，两臂外旋，两掌弧形前摆成前平举，掌心向下；目视前方（图103）。

动作四：上动不停，两臂屈肘合掌于胸前，指尖向上；目视前下方（图104）。

动作五：上动不停，两掌合紧，拧翻落于腹前，左手在上；目视前下方（图105）。

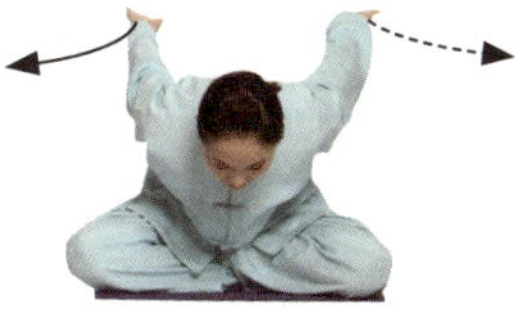

图101

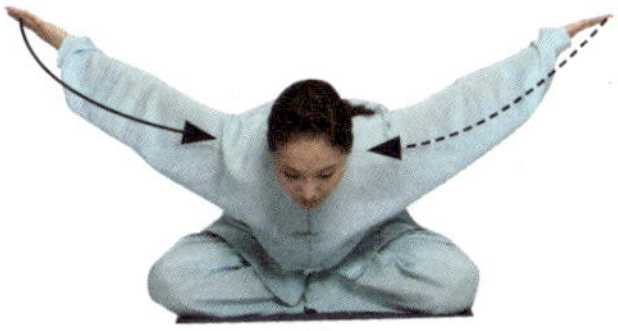

图102

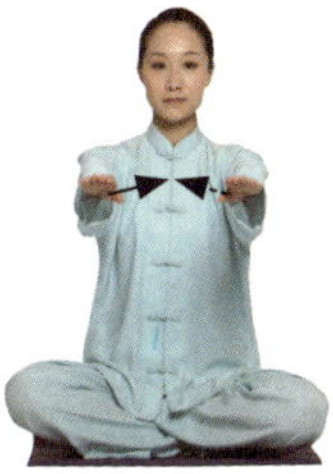

图103

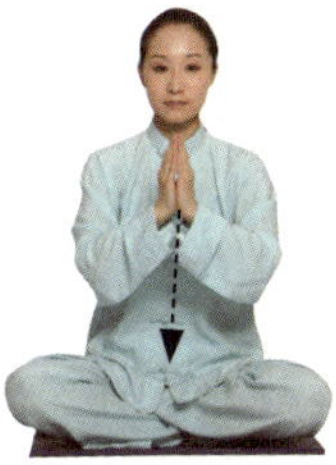

图104

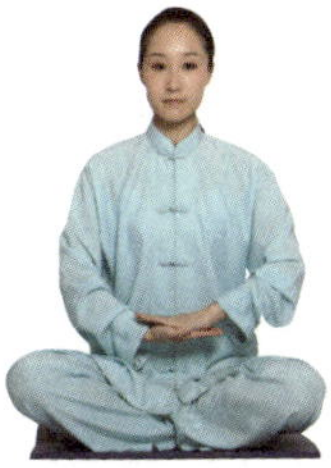

图105

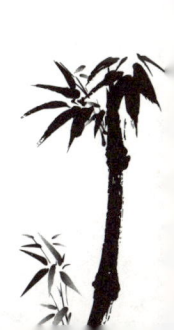

动作六：上动不停，两掌合紧，稍向上抬起，继续拧翻落于腹前，右手在上；目视前下方（图106）。

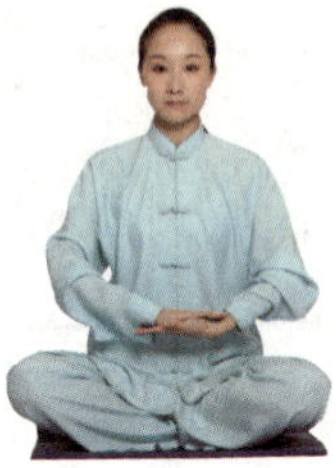

图106

动作五、动作六左右手上下拧转翻落再做7遍，共9遍。第9遍左手在上。

动作七：左臂外旋，右臂内旋，两手贴腹部两侧向后摩运至后腰处，转手指向下；目视前下方（图107、图107背）。

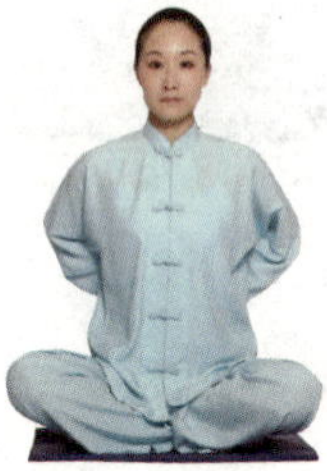

图107 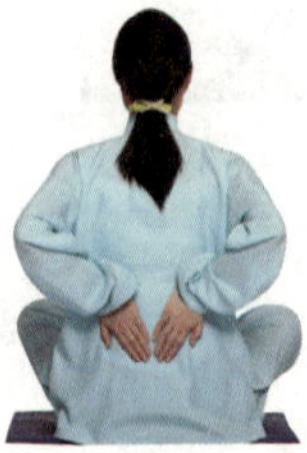　　　　　　　　图107背

动作八：两掌贴住后腰，做上下连续摩擦动作；目视前下方。此动一下一上为1遍，共做24遍（图略）。

【注意事项】

1. 搓手时，闭气，两掌压紧，搓热。

2. 背摩时，五指并拢，掌心含空，上轻下重，速度适中。

【功理作用】

精门，气功术语。出自《修真十书·钟离八段锦法》："精门者，腰后外肾也。"

摩擦肾俞穴与腰眼可温通经络，补肾益气，有防治腰痛、下肢无力、阳痿、痛经等效果。

第九式 前抚脘腹

【技术要领】

动作一：接上动，两掌稍向上提，转掌指向前，贴肋前摩至乳下，指尖相对；目视前下方（图108）。

动作二：上动不停，转指尖向下顺腹前向下摩运；目视前下方（图109）。

动作三：上动不停，两掌向两侧摩运，转指尖斜相对；目视前下方（图110）。

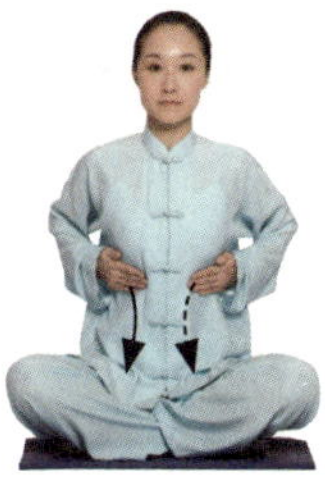

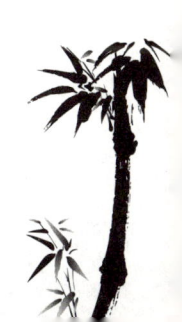

图108 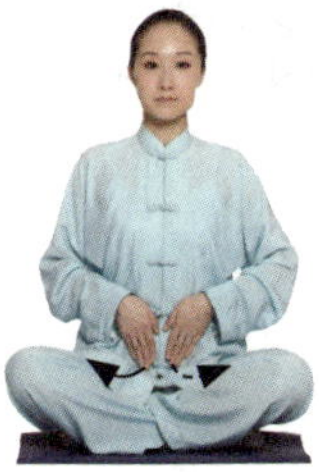　　　　图109 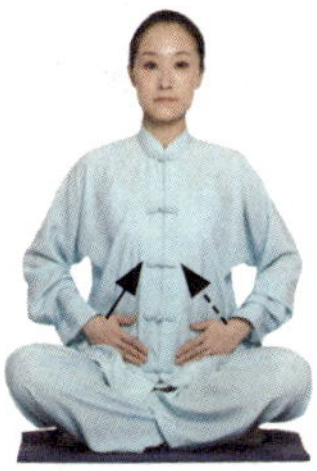　　　　图110

动作四：上动不停，两掌转指尖斜向下沿胁肋部向上摩运，指尖相对置于乳下；目视前下方（图111）。

本式一下一上为1遍，共做6遍。第6遍最后一动时，两掌沿腹前继续向下摩运，转指尖向下；目视前下方（图112）。接着再由下向上做反方向摩运6遍（图113—图115）。第6遍最后一动时，两掌置于胁肋部，指尖相对（图116）。

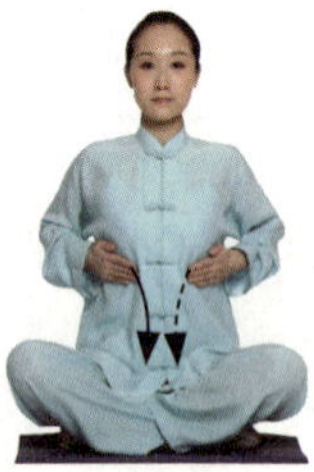

图111 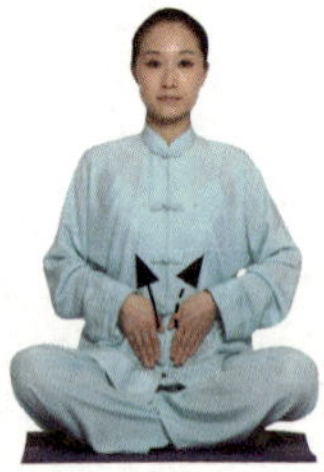　　　　　　　图112 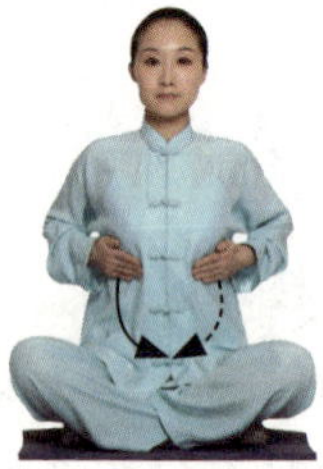　　　　　　　图113

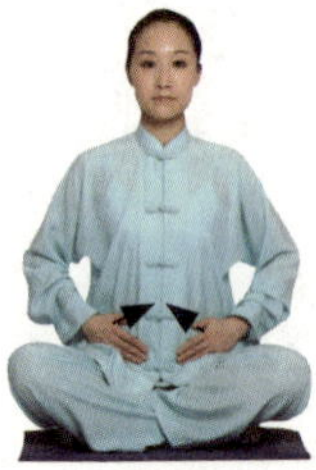

图114 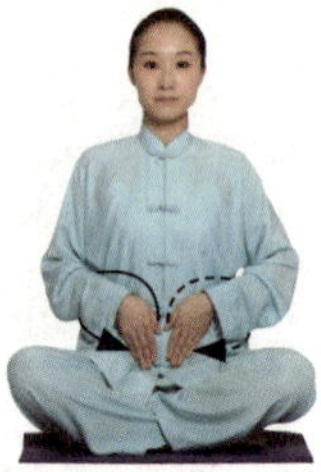　　　　　　　图115 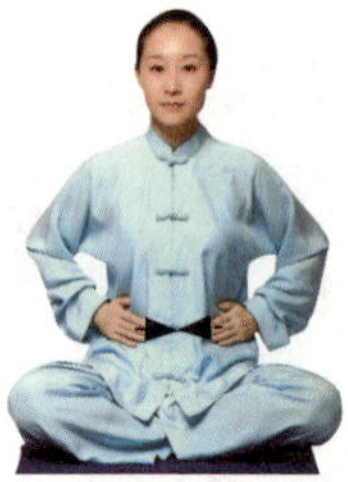　　　　　　　图116

【注意事项】

1. 向上摩擦时，吸气、收腹、提肛；向下摩擦时，呼气、松腹、松肛。

2. 速度均匀，用力适度。

【功理作用】

1. 通过对腹部的按摩，可调和气血，疏通经络，促进腹腔脏器的血液循环。

2. 舒肝理气，调理脾胃，改善消化、泌尿生殖系统功能。

第十式 温煦脐轮

【技术要领】

动作一：接上动，两掌叠于肚脐处，左掌在里；两眼垂帘，意守肚脐2～5分钟（图117）。

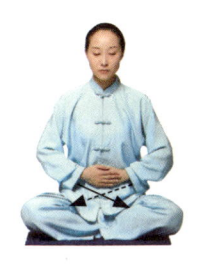

图117

动作二：两眼睁开；两掌做顺时针摩腹3周，接着再做逆时针摩腹3周；目视前下方（图略）。

【注意事项】

1. 意想脐轮有温热感，用意要轻，采用顺腹式呼吸法，身体保持中正安舒。

2. 揉按腹部时，劳宫对准肚脐，柔和缓慢，呼吸自然。

【功理作用】

中医理论和传统气功认为：肚脐是人体生命之根，是经络系统奇经八脉中任脉的一个重要穴位，称为"神阙"。

1. 意守脐轮可养气安神、固本培元，有促进心肾相交、调节阴阳平衡的作用。

2. 可使大脑皮质细胞得到充分休息，从而使大脑的活动有序化，提

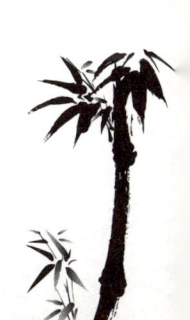

高脑细胞的活动效率，并处于最佳整合状态；同时，有助于交感神经系统紧张性下降，使情绪得到改善。

3. 揉按腹部可疏通经络、调和气血，避免由于用意过重而出现结气现象。

第十一式　摇身晃海

【技术要领】

动作一：接上动，两掌分开前伸扶于膝上；目视前方（图118）。

动作二：两眼垂帘，上体左倾顺时针绕转6圈。第6圈结束后继续绕至体前，立身端坐（图119—图123）。

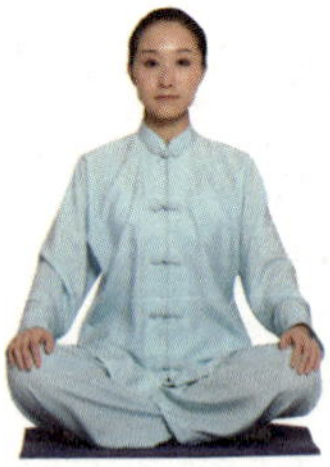

图118

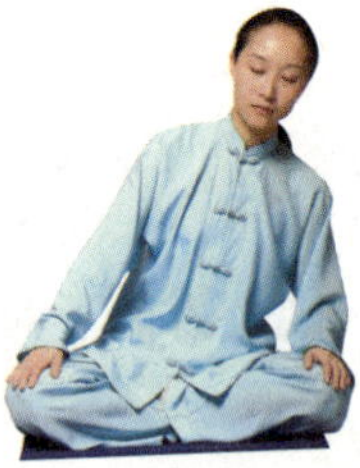

图119

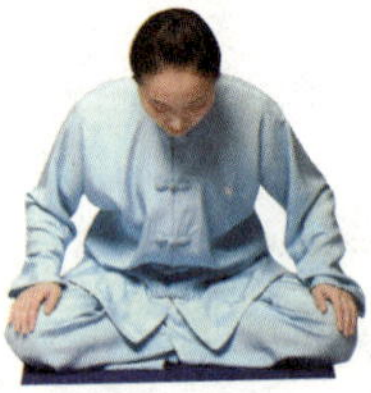

图120

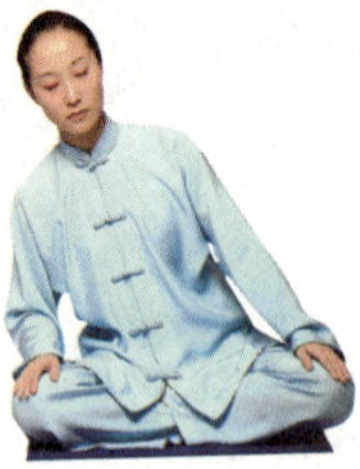

图121

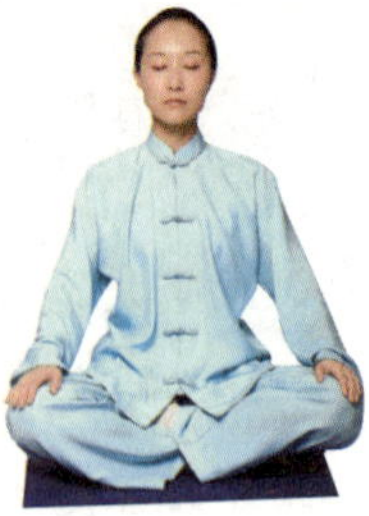

图122

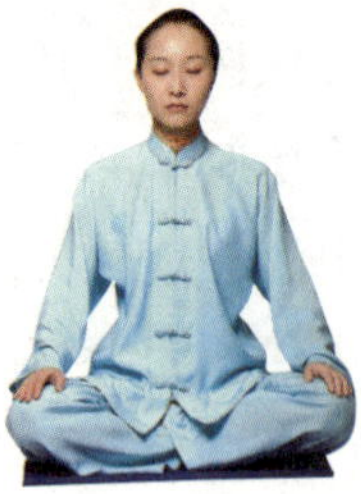

图123

动作三：接上动，上体右倾逆时针绕转6圈。第6圈结束后继续绕至体前，立身端坐；两眼睁开，目视前方（图124—图128）。

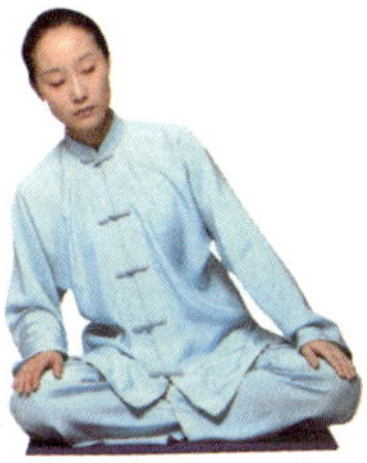

图124

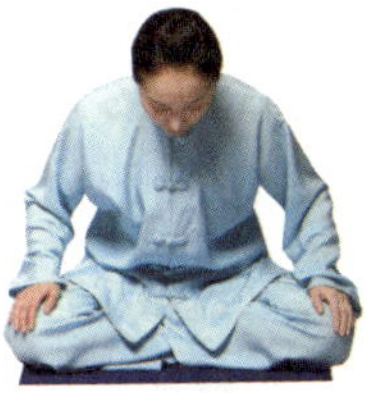

图125

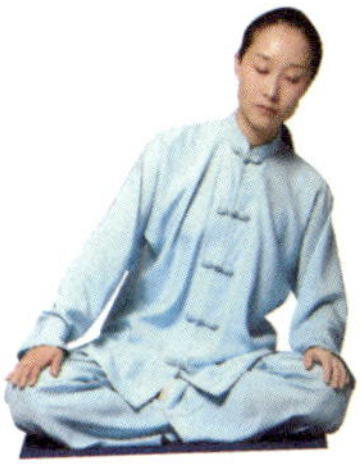

图126

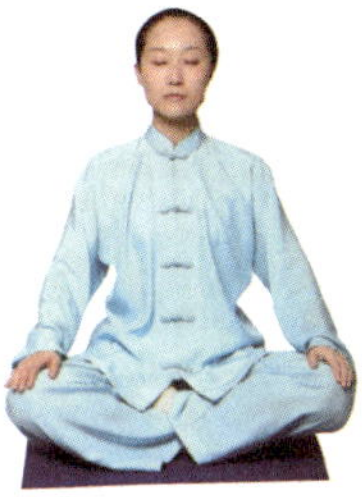

图127

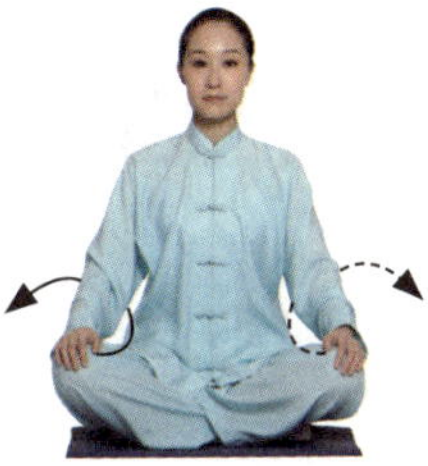

图128

【注意事项】

1. 上体绕转时，要求竖脊、收下颏，速度均匀，圆活连贯。
2. 幅度不宜过大，两膝不要抬起。
3. 内视海底，引气归元。

【功理作用】

会阴穴，又称海底，位于前后阴之间。阴跷脉即处于此，其脉在尾闾前阴囊下，道家修炼言："此处为任督二脉之总枢，采炁之时以此为先。"此脉一动，诸脉皆通。

1. 本式内视海底，可畅通任督二脉，调和气血，引气归元。
2. 摇晃脊柱可强壮腰脊，对腹腔脏器有良好的按摩作用，可刺激其活力，改善其功能。

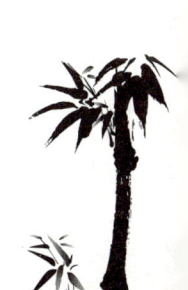

第十二式 鼓漱吞津

【技术要领】

动作一：接上动，两臂内旋，两掌回收经腰间向两侧划弧，掌心向后；目视前下方（图129）。

动作二：上动不停，两臂外旋，两掌弧形向腹前合抱，指尖相对，与肚脐同高；目视前下方（图130）。

动作三：上动不停，屈肘两掌回收接近肚脐时握固，落于大腿根部，拳眼向上；目视前下方（图131）。

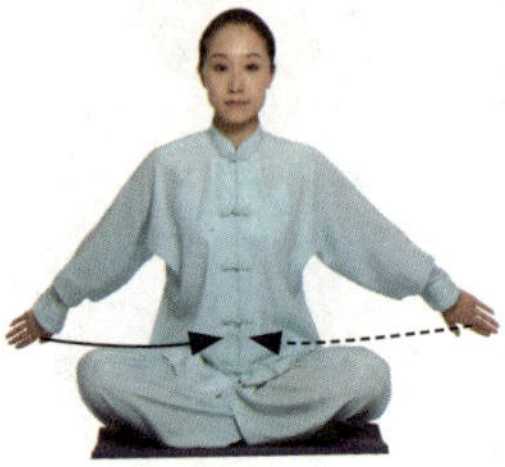

图129

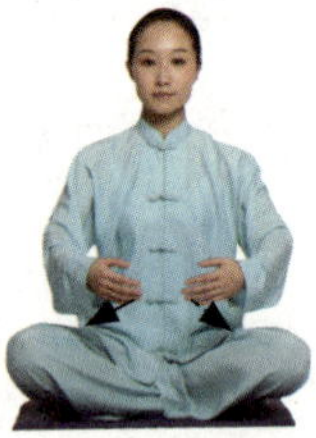

图130

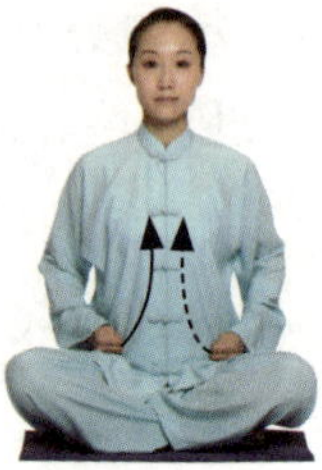

图131

动作四：唇口轻闭，舌尖在口腔内由右向上、向左、向下绕转1圈；接着舌尖移到牙齿外，贴牙龈由右向上、向左、向下绕转1圈。一内一外为1遍，共做6遍（图略）。

动作五：接上动，动作相同，舌尖向相反方向绕转，一内一外为1遍，共做6遍（图略）。

动作六：接上动，两腮做鼓漱36次；目视前下方（图略）。

动作七：接上动，两臂外旋，两拳变掌上举至胸前；目视前下方（图132）。

动作八：上动不停，两臂内旋直臂上举，掌心向外；目视前方（图133）。

动作九：两臂外旋，两手握固，拳心相对；目视前下方（图134）。

动作十：上动不停，两拳下拉置于大腿根部，拳眼向上；同时，在两拳下拉时，吞咽口中1/3的津液，用意念送至丹田；目视前下方（图135）。

动作七至动作十共做3遍，口中津液分3次全部咽下。

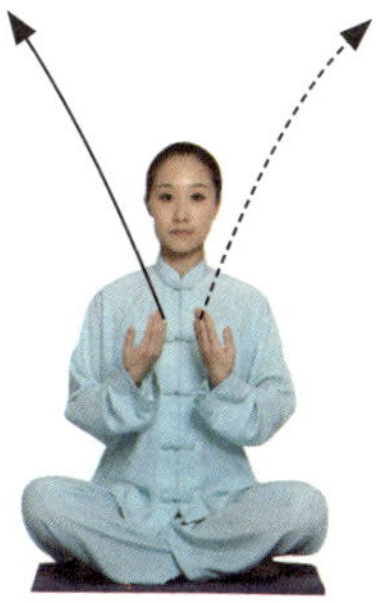

图132

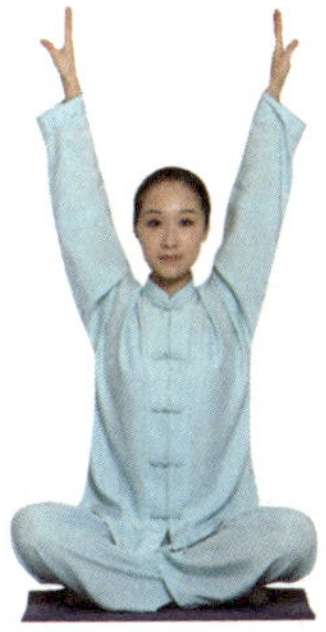

图133

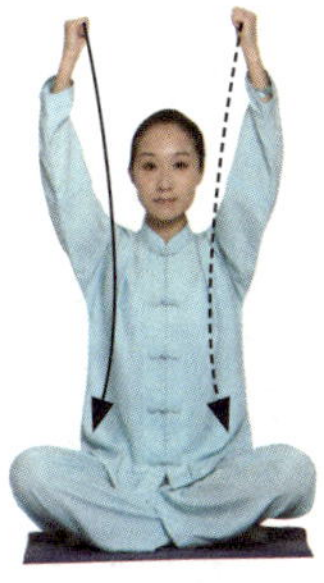

图134

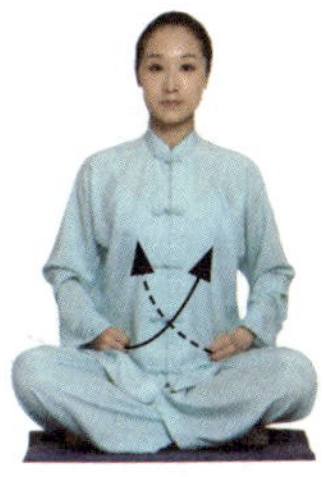

图135

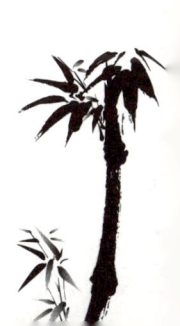

【注意事项】

1. 意想口中生满津液。

2. 舌在口中搅动要圆活连贯。

3. 鼓漱时两腮要快速抖动。

4. 吞津要发出"汩汩"响声,意送丹田。

【功理作用】

津液,被称为神水,乃天地之至宝,五行之秀气也。古人将"水"与"舌"合为"活"字,即取其意"舌上之水",用以维持人体生命活动。

1. 舌的搅动与鼓漱可促进唾液分泌。唾液有杀菌、清洁口腔、防治牙龈炎和牙龈萎缩的作用。

2. 吞津可调节全身气息,灌溉五脏,营养周身,有消食化淤、解除疲劳、延缓衰老、增进健康的作用。

收 势

【技术要领】

动作一:接上动,两拳收至腰间,同时吸气、展肩扩胸,随之闭气约2秒钟,两臂前伸,左臂在内,两腕在胸前交叉,拳心向内,稍用力前撑;同时胸部微含,背向后倚,动作略停;目视前方(图136)。

动作二:两拳变掌下落置于膝上,掌心向上;目视前方(图137)。

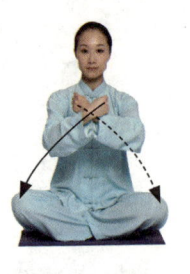

图136 图137

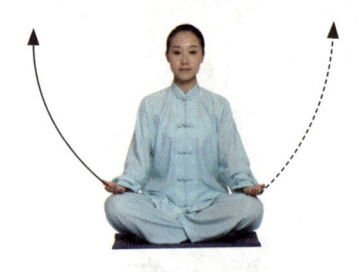

动作三：两掌向体前45°斜上方托起，肘关节微屈；随之抬头，目视前上方（图138）。

动作四：下颏内收，两臂内旋，两掌下落至前平举，与肩同宽，掌心向下；目视前方（图139）。

动作五：上动不停，两掌由身前下按，扶于膝关节内侧，略停；目视前方（图140）。

动作六：两掌沿大腿外侧下落至十指撑地；目视前下方（图141）。

动作七：上动不停，上体前俯，同时十指与两脚撑地；目视前下方（图142）。

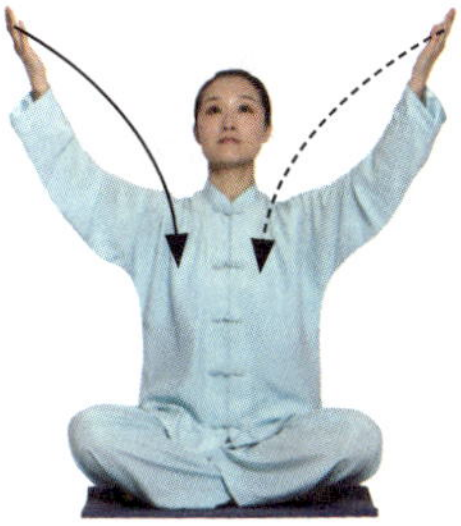

图138

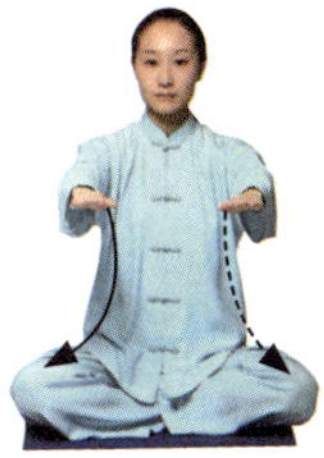

图139

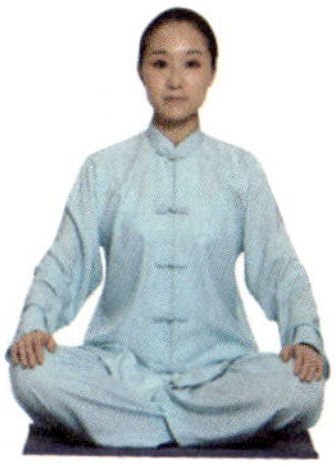

图140

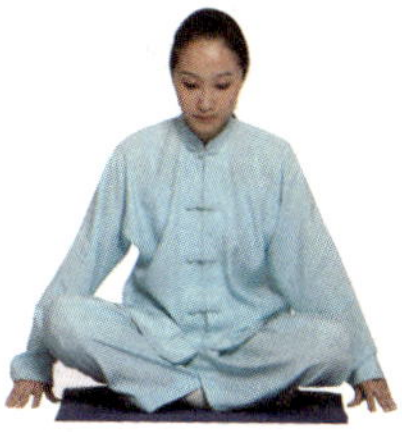

图141

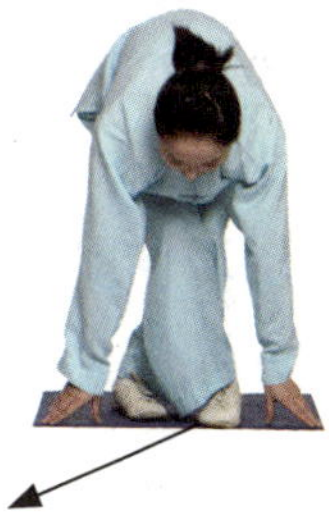

图142

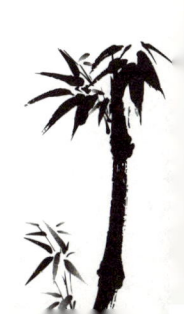

动作八：上动不停，顺势身体向上立起，随之右脚向右斜前方上步；两掌垂于体侧；目视前方（图143）。

动作九：上动不停，左脚收于右脚内侧成并步站立；目视前方（图144）。

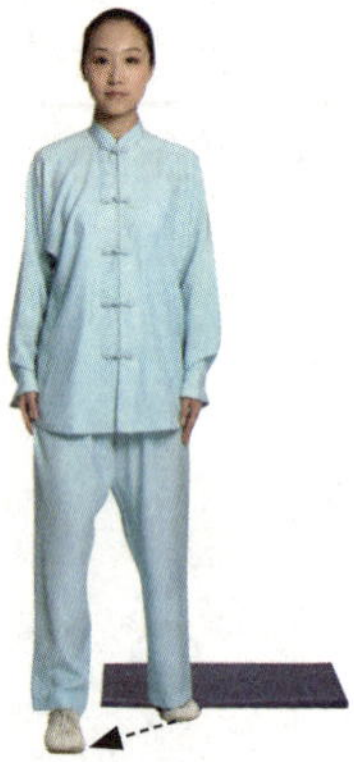

图143 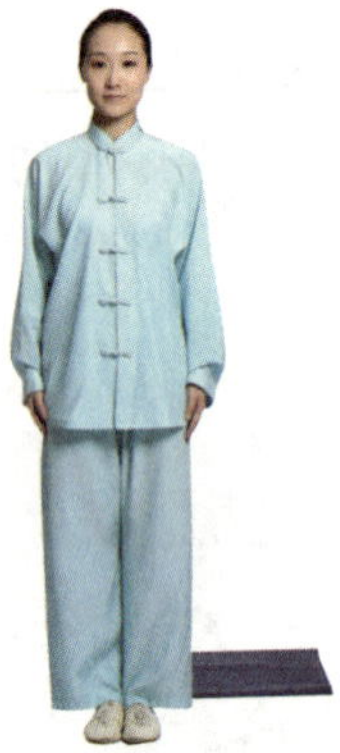　　　　　　　　　　图144

【注意事项】

1. 两腕交搭、闭气、背向后倚时，拳要握紧，提肛、收腹、咬牙；两掌下落时，意想周身放松、气血通畅。

2. 两掌上托时注意调整呼吸，两掌下落使气息归元。

3. 起身时要借助手脚的撑力，顺势站起，控制住重心，保持动作的连贯、稳健。

【功理作用】

放松肢体，平和气息，愉悦心情，恢复常态。

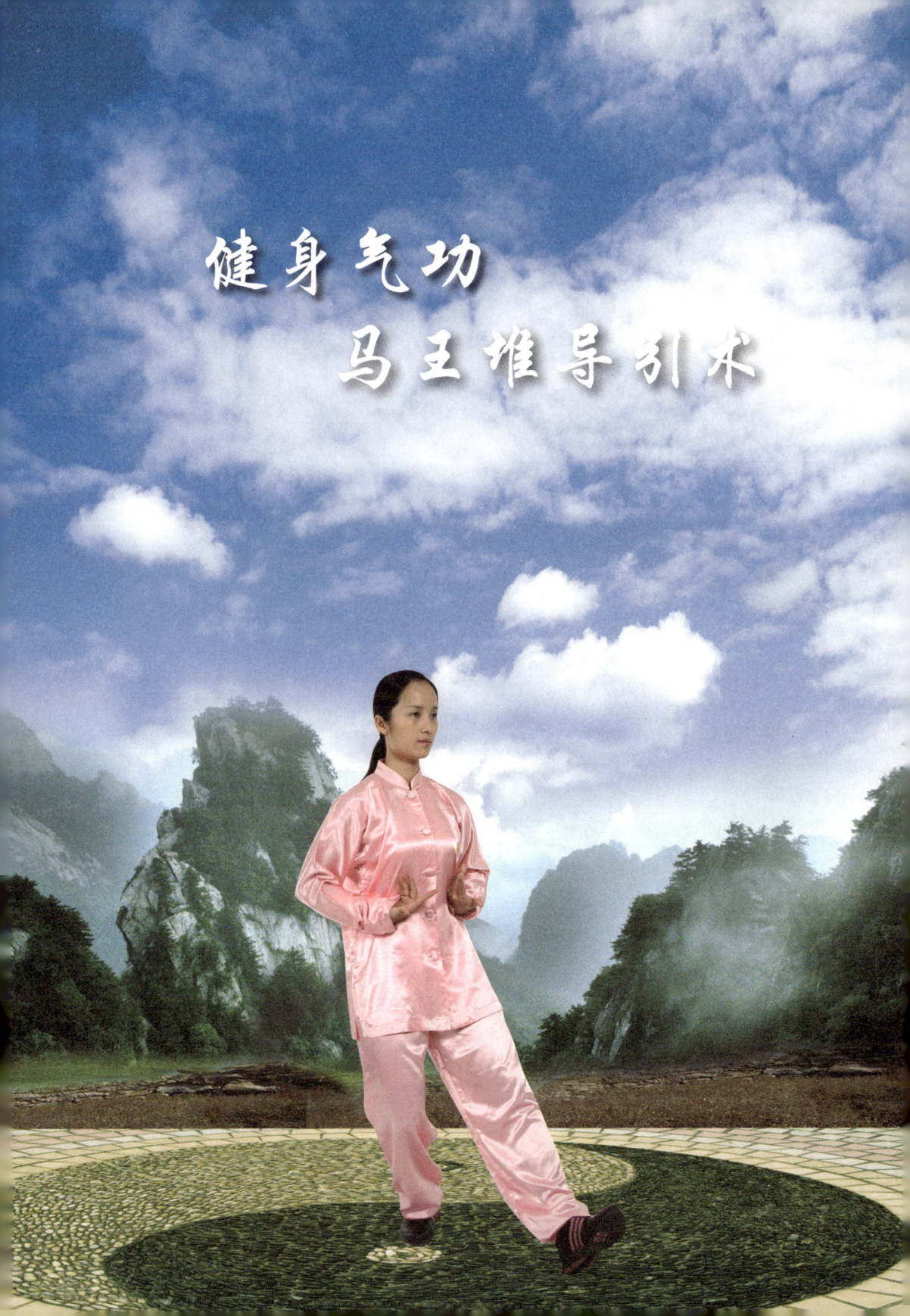

健身气功
马王堆导引术

第一章

健身气功·马王堆导引术功法源流

"导引"一词，目前文献最早能追溯到先秦典籍《庄子·刻意》篇："吹呴呼吸，吐故纳新，熊经鸟申（伸），为寿而已矣。此导引之士，养形之人，彭祖寿考者之所好也。"这里不仅表明导引的主要内容是"导气令和、引体令柔"，还说明在先秦时期已出现了专事导引的术士和致力养形的习练者。

"导引"一词出现以后，古人把许多健身养生方法都归入导引。《抱朴子·别旨》中记载："夫导引不在于立名、象物、粉绘、表形、著图，但无名状也，或伸屈，或俯仰，或行卧，或倚立，或踯躅，或徐步，或吟，或息，皆导引也。"唐·释慧琳在《一切经音义》中，把自我按摩也包括在导引之内："凡人自摩自捏，伸缩手足，除劳去烦，名为导引。"导引所包括的健身方法在古代是相当宽泛的，它所包含的内容虽各有不同，但都可以把它看做是一种自我调节身体气血运行、祛病健身的养生方法。

1973年，湖南省长沙市马王堆三号汉墓正式发掘，在开棺后发现椁箱东侧有一个长方形盝顶形盖的髹漆木匣，里面保藏着许多古医书文献，其中可以辨识出23000多字。在专家修复这些古文献的过程中，发现一些残破的人物画像，经过认真裱糊，缀补拼合，可以看出这是一幅描述古人锻炼身体的彩色帛画，在其前面先后抄录了《却谷食气》和《阴阳十一脉灸经》（乙本）。该帛画经认定长约140厘米，宽约50厘米，其中绘有人物图像的部分长约100厘米，分4层，经马王堆帛书整理小组认定，每层各应绘有11幅小图，各图平均高9～12厘米。每图均绘有一个运

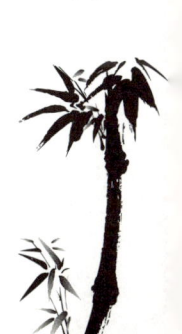

动姿势的人像，有男有女，或着衣，或裸上身，均为工笔彩绘，以黑色线条勾画轮廓，填以朱红或青灰带蓝色彩。除个别人像做器械运动外，其余均为徒手操练，别无背景，图侧有简单的说明文字，因残缺，能看出的文字只有31处。

这幅帛画本没有名，马王堆帛书整理小组按照下述理由进行定名：第一，结合原图32"信（伸）"和原图41"熊经"与《庄子·刻意》篇"吹呴呼吸，吐故纳新，熊经鸟申（伸），为寿而已矣。此导引之士，养形之人，彭祖寿考者之所好也"相合；第二，《隋书·经籍志》曾记述有《行气图》一卷，《导引图》一卷，但原图已佚；第三，同写在一张帛书上的《却谷食气》与《阴阳十一脉灸经》（乙本）确定该图为养生图谱，古人多称养生为"导引"。故马王堆帛书整理小组一致断定该图谱为导引养生图谱，最后定名为《导引图》。

根据《导引图》所描绘的动作大致可归为以下几类：

第一类，《导引图》仿生导引的动作有：沐猴讙引炅中、鹞背、鹤㖞、龙登、俛蹶、猿呼、堂狼、熊经、龟恨（咽）、（鸟）信（伸）、鹯等。

第二类，在我国古代，"引"有治病之意。《导引图》中的很多动作名称以"引"字开头，说明其以治病为目的。这样的动作包括：（引腰痛）、引膝痛、（引）痛目、引胠积、（引背痛）、引温病、引䐴、（引头风）、引痹痛、（引）腹中、引项、引聋、（引）烦等。

第三类，《导引图》中可以明显辨析的行气动作有：仰呼、沐猴讙引炅中、（龙息）、（胎息）、（燕息）等。

第四类，导引图中有关壮力的动作有：（踢脚）、（挽弓）、折阴、俛蹶、堂狼、以杖通阴阳、龟恨、（捩肩）等。

第五类，可以归类于按摩术的《导引图》动作有：（捶背）、引胠积、坐引八维、引痹痛等。

从陶唐氏、阴康氏时代的"作舞以宣导"，到庄子所说的"吹呴呼吸""熊经鸟申（伸）"导引养形之人，以及马王堆三号汉墓出土的帛画《导引图》，我们可以看出我国养生术发展的轨迹，到了秦、汉时代已有了较为完备的导引锻炼方法，既有伸屈俯仰的引体，又有或吟或息的导气，还有存想的行气及肢体的按摩。此后出现的易筋经、五禽戏、六字诀、八段锦等功法都能在《导引图》中找到印迹，在一定意义上可以把它们看做是《导引图》继承和发展的代表，与《导引图》有一定渊源关系。

《导引图》的绘制已有2000多年的历史，它的内涵和外延随着历史而发展，至今仍在不断丰富和扩大。今天，发掘和研究这一古老而仍然具有旺盛生命力的健身方法，不仅可以丰富养生史和体育史的内容，而且对当今的养生理论与实践，也具有重要的现实意义。

健身气功·马王堆导引术的动作主要取自于《导引图》，我们从《导引图》中选取了17个动作。起势动作选取了导引图中的一个行气图式，为开始练功做好准备；收势动作通过三环抱气，起到引气归元、静养心神的作用。整套功法的编创以整体观为指导，通过疏通经络、调和气血、平秘阴阳达到强身健体的目的。功理符合健身气功的传统理论；动作设计围绕肢体进行开合提落、旋转屈伸、抻筋拔骨，符合体育运动的规律；呼吸要求自然，以形导气，意引气行（以意引气）；动作演练要求松紧交替，舒缓圆活，形意相随，身心合一。按每式动作对称重复练习2遍计算，全套功法演练时间约为17分钟，适合大众练习，更适合中老年人群进行锻炼。

附：健身气功·马王堆导引术动作名称对照表和马王堆导引图。

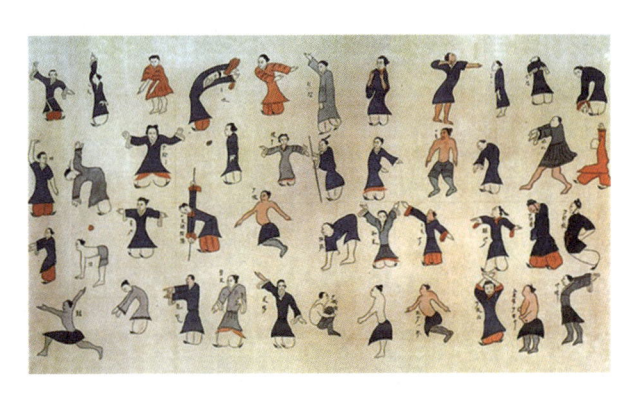

马王堆导引图（复原图）

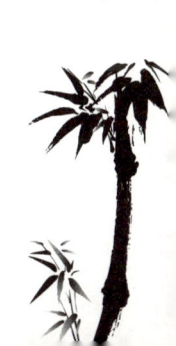

健身气功·马王堆导引术动作名称对照表

动作顺序	原图名称	功法名称	对应图谱
起势	（燕息）	预备势	第3行第11图
第一式	（振手）、（挽弓）	挽弓	第1行第4、5图
第二式	（引背痛）、痛明	引背	第2行第2、3图
第三式	（凫浴）、堂狼	凫浴	第1行第7、8图
第四式	龙登	龙登	第3行第5图
第五式	（鸟）伸	鸟伸	第3行第10图
第六式	（引）腹中（燕飞）	引腹	第1行第11图 第2行第7图
第七式	（踢脚）	鸱视	第2行第1图
第八式	（引腰痛）	引腰	第1行第1图
第九式	（引头风）	雁飞	第3行第4图
第十式	鹤（谭）	鹤舞	第3行第3图
第十一式	仰呼	仰呼	第4行第1图
第十二式	折阴	折阴	第1行第6图

（注"原图名称"中带括号者为后人补缺；图的顺序按原图由右至左数）

第二章

健身气功·马王堆导引术功法特点

一、循经导引，形意相随

循经导引，就是遵循人体经脉的走向，配合呼吸，进行一定规律的肢体运动。健身气功·马王堆导引术动作编排与经络理论相结合，在动作的习练过程中，要了解经脉的基本运行路线，便于掌握动作要领。如第一式动作"挽弓"，通过胸廓开合，调节胸中之肺气，在转体伸臂的过程中，意念引导肺气沿手太阴肺经的方向运行。形意相随，就是在功法的习练过程中，意念活动与形体动作相互配合，它是循经导引的关键因素。

二、旋转屈伸，舒缓圆活

健身气功·马王堆导引术的许多动作都是通过四肢、躯干的旋转屈伸达到牵拉刺激脏腑的作用，这种旋转屈伸不仅作用于内脏，而且对身体各关节也有益处。整套功法柔和缓慢，动作舒展大方、富于变化，并多旋转屈伸的练习，可以为习练者营造出惬意的练功意境。

三、抻筋拔骨，松紧交替

抻筋拔骨可以更大范围地牵拉人体各部位的肌腱、韧带等结缔组织，配合松紧交替的运动形式，从而达到"引体令柔"的目的。如第四

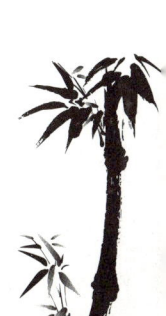

式动作"龙登",在手臂上举的时候,压掌提踵,对于身体筋骨有较好的抻拔作用。

四、吐故纳新,身心合一

健身气功与其他体育运动的不同点就在于强调呼吸,注重身心合一。健身气功·马王堆导引术整套动作都要求呼吸自然顺畅,精神内守,意念与肢体动作相配合,从而达到身心合一的境界。

第三章

健身气功·马王堆导引术功法基础

第一节　健身理念

一、全身运动、内外合一

健身气功·马王堆导引术在编创时就以整体观为指导，从调节自身整体状态出发，注重全身锻炼。该功法以脊柱为纽带，带动上下肢、躯干进行前俯、后仰、侧屈、扭转、折叠、开合、缩放、提落等全方位运动。在运动过程中，始终强调精神内守、形意相随、内外合一，从而达到健身的目的。

二、导气令和、引体令柔

所谓"导气令和"，主要指调顺呼吸之气以配合肢体运动，从而达到调节体内气血运行的目的。细、匀、深、长的呼吸调整方式不仅能帮助身体处于舒适自然的状态，还可有效增加横膈肌的力量，更大范围地刺激按摩五脏六腑，促使气血顺畅。健身气功·马王堆导引术练习开始就注重"导气令和"，在功法锻炼的始终，都要求做到呼吸细、匀、深、长。

所谓"引体令柔"，主要指通过各种牵拉肢体关节的运动达到身体柔顺的目的。通过引体的动作不断改善人体各部位的屈伸能力，发展人

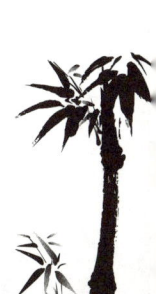

体的柔韧性、灵活性，进而提高人体的稳定性、耐久力。它对于滑利关节、松解黏连、疏导经脉、畅通气血都有所帮助。健身气功·马王堆导引术在编创过程中特别注重这一健身理念，动作设计大多注意到旋转屈伸，抻筋拔骨，"引体令柔"。

三、定向疏导、畅通经脉

定向疏导就是运用意念与肢体的配合，按照经脉气血的运行方向进行疏导的方法。健身气功·马王堆导引术通过肢体导引与意念的相互配合，突出强调了疏通经脉的健身理念。

第二节 手型步型

一、基本手型

掌：五指微屈，稍分开，掌心微含（图1）。

勾手：五指自然弯曲（图2、图3）。

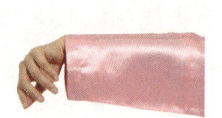

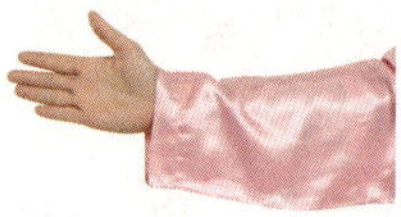

图1　　　　　　　　图2 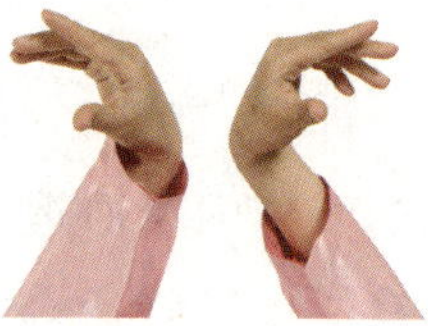　　　　　　　　图3

二、基本步型

开步：两脚平行开立，脚内侧间距与肩同宽（图4）。

后坐步：身体后坐，左（右）腿屈膝下蹲，右（左）腿自然伸直（图5）。

八字步：并步，以两脚跟为轴，脚尖外展，两脚约成90°夹角（图6）。

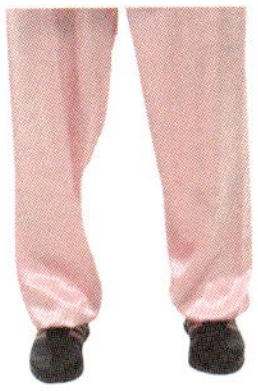

图4 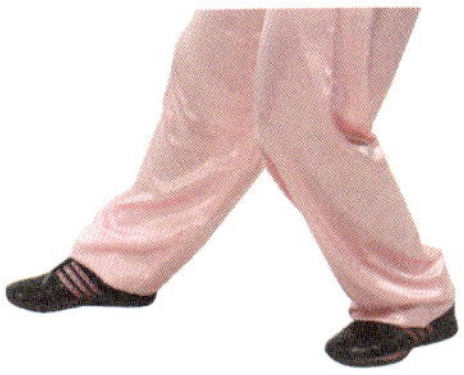　　　　　　　　　图5 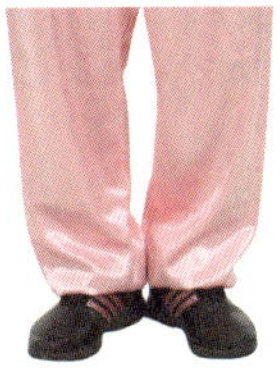　　　　　　　　　图6

第三节　呼吸意念

在健身气功·马王堆导引术的习练中，呼吸、意念和动作的配合贯穿始终，三者密不可分。

呼吸和动作配合的总体规律是起吸落呼，开吸合呼。主要的呼吸形式有自然呼吸、腹式呼吸等，可根据姿势变化或劲力要求而选用。呼吸的"量"和"劲"都不能太大、太过，在习练过程中要循序渐进，逐步达到细、匀、深、长的程度。

健身气功·马王堆导引术对意念的要求较多，在每一节的动作里都有意念活动的要求。习练者根据动作掌握的熟练程度，可以逐步体会意念活动。对于初学者，意念不可以过重，仅仅作为习练健身气功时的一

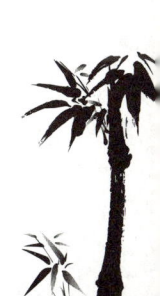

种思维操作形式。

　　初学健身气功·马王堆导引术首先要掌握的是肢体动作的要领，意念可以作为辅助掌握动作要领的形式，了解意念的起止点即可，意念转换要跟随动作的不同而变化。如起势时，两手抬掌，意念贯注两掌劳宫穴；下按时，百会穴上领，意念贯注下丹田。熟练掌握肢体动作之后，逐渐增强意念贯注的程度，习练者可以逐步体会意念活动在练习过程中的感受。

第四章

健身气功·马王堆导引术功法技术

第一节　动作名称

预备势　　　　　　　第七式　鸥视
起　势　　　　　　　第八式　引腰
第一式　挽弓　　　　第九式　雁飞
第二式　引背　　　　第十式　鹤舞
第三式　凫浴　　　　第十一式　仰呼
第四式　龙登　　　　第十二式　折阴
第五式　鸟伸　　　　收　势
第六式　引腹

第二节　技术要领、注意事项及功理作用

预备势

【技术要领】

并步站立，头正颈直，下颔微收，含胸拔背；两臂自然下垂，周身中正；唇齿轻叩，舌抵上腭；目视前方（图7）。

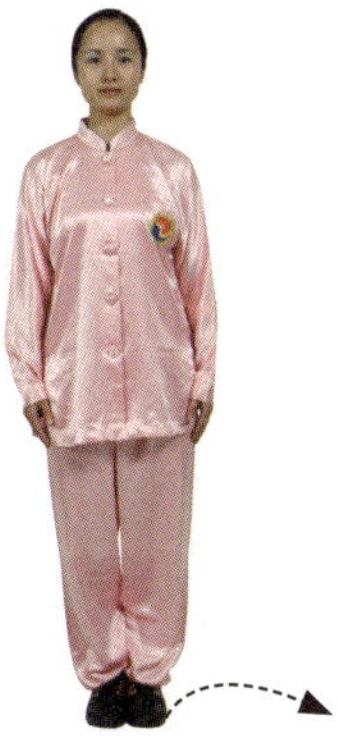

图7

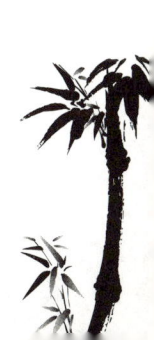

【注意事项】

1. 松静站立，自然呼吸。

2. 面容安详，内心平静。

【功理作用】

通过身心调整，渐入练功状态。

起 势

动作一：左脚向左侧开半步，脚尖朝前，两脚距离约与肩同宽；目视前方（图8）。

动作二：微展肩，同时两掌外旋，掌心向前（图9）。

动作三：两掌自体侧向前缓缓抬起，掌心斜向上，吸气；同时，微提踵，两掌上抬至与肚脐同高（图10、图10侧）。

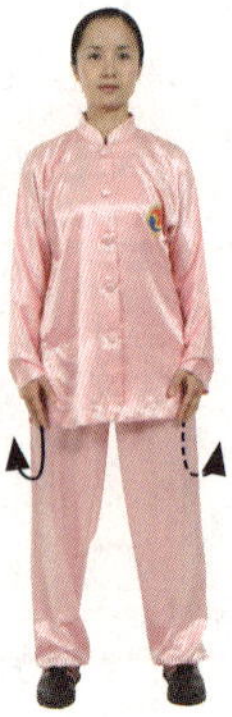

图8

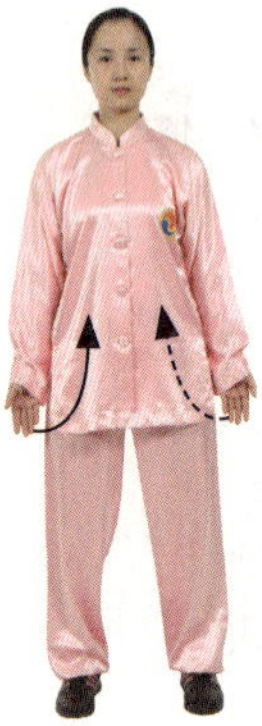

图9

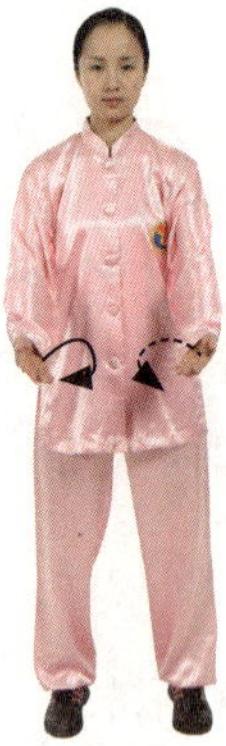

图10

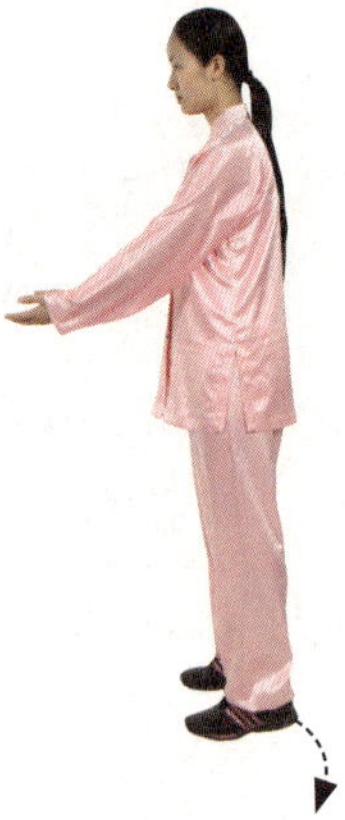

图10侧

动作四：接上势，转掌心向下，两掌缓缓下按，至两胯旁，呼气，落踵；同时，脚趾微抓地（图11、图12）。

本势抬掌、按掌为1遍，共做3遍。

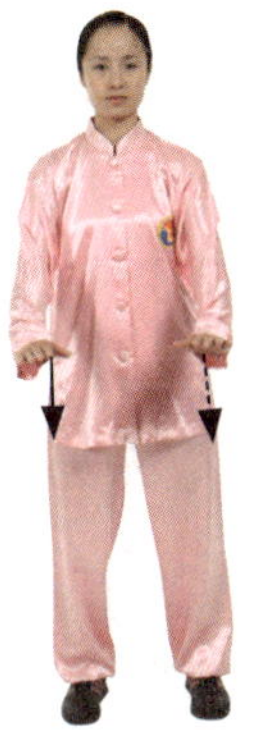

图11 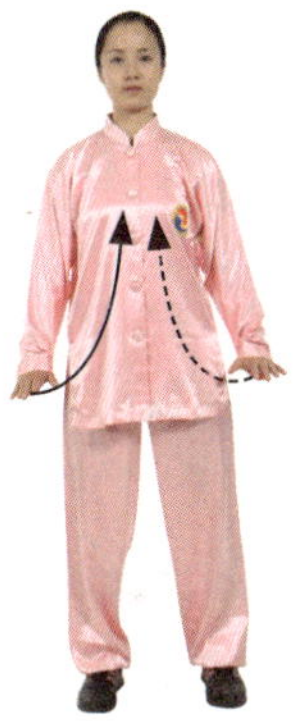　　　　　　　　　图12

【注意事项】

1. 百会穴上领，身体保持中正安舒。
2. 按掌与托掌转换时，注意旋腕。
3. 抬掌时意念劳宫穴，按掌时意念下丹田。

【功理作用】

1. 通过两掌上抬、下按，配合呼吸，可以引导清气上行，浊气下降，使习练者逐步进入练功状态。
2. 通过抬掌按掌、提踵抓地的有节律运动，可以改善练习者手足末端的气血循环，起到温煦手足的作用。

第一式　挽弓

【技术要领】

动作一：接上式，两掌向上缓缓抬起至胸前平举，掌心斜相对，指

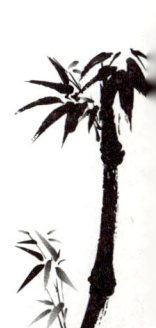

尖向前；目视前方（图13、图13侧）。

　　动作二：两臂屈肘，收于胸前，掌心与膻中穴同高，虚腋；两掌间距约为10厘米，掌心相对；目视前下方（图14）。

　　动作三：展肩扩胸，带动两掌向身体两侧分开，约与肩同宽；目视前下方（图15）。

　　动作四：松肩含胸，带动两掌逐渐相合，两掌间距约为10厘米；目视前下方（图16）。

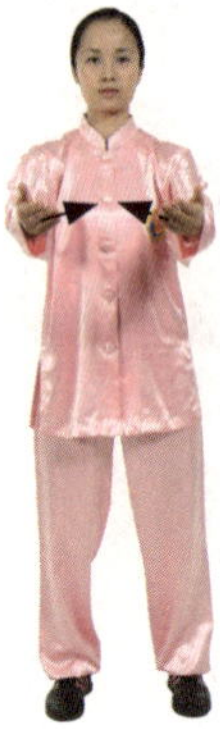

图13 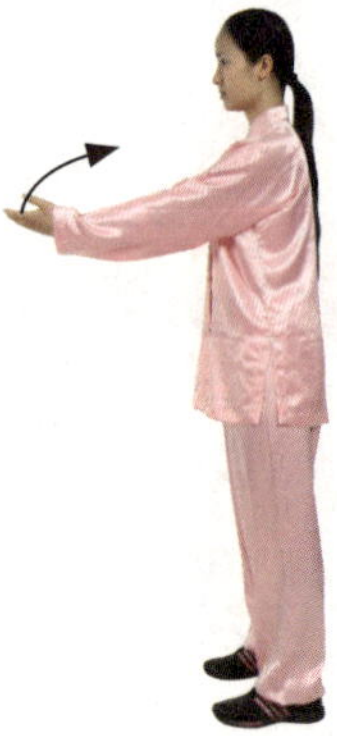　　　　　　　　　　图13侧

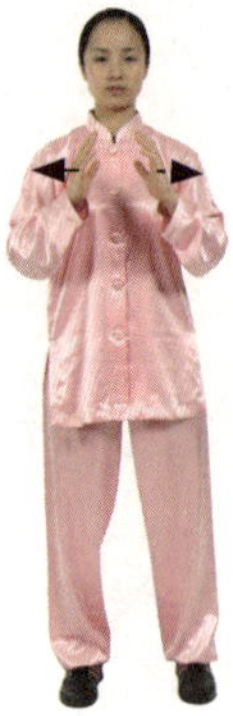

图14 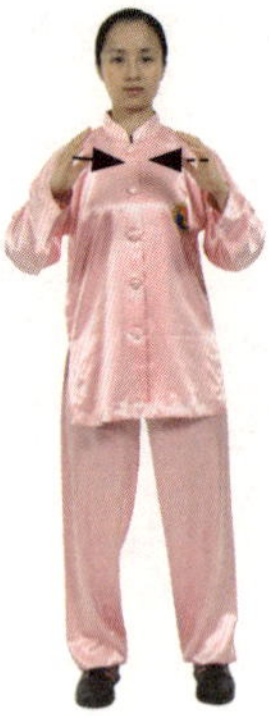　　　　　图15 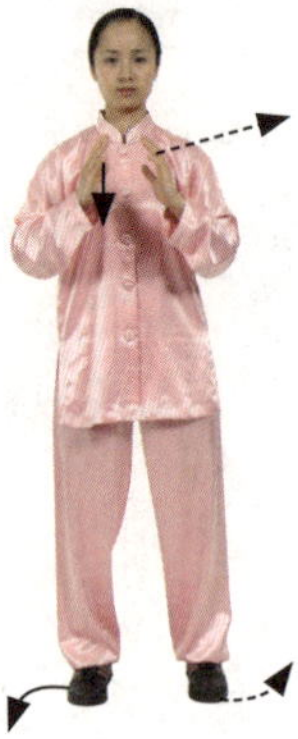　　　　　图16

动作五：左脚脚跟碾地，脚尖外展90°；同时，右脚前脚掌碾地，脚跟外旋约90°，身体左转；左臂前伸，左掌心向上，右臂屈肘后拉，右掌于肩前成挽弓式，右掌心向下；头略向后仰，髋关节向右顶出，右肩关节下沉；目视前上方（图17）。

动作六：左脚内扣，右脚脚跟内旋，身体右转向前。两掌自然收回于胸前，掌心相对，两掌间距约10厘米；目视前下方（图18）。

动作七、八：同动作三、四（图19、图20）。

动作九、十：同动作五、六，唯方向相反（图21、图22）。

本式一左一右为1遍，共做2遍。

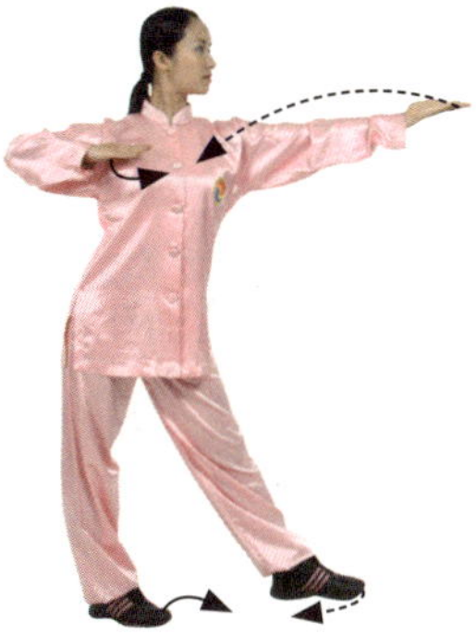

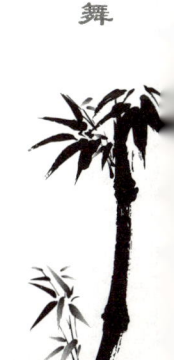

图17 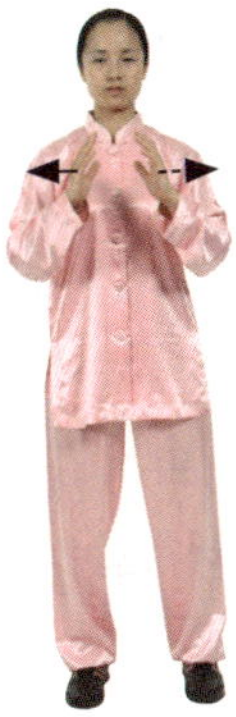　　　　　　　　图18 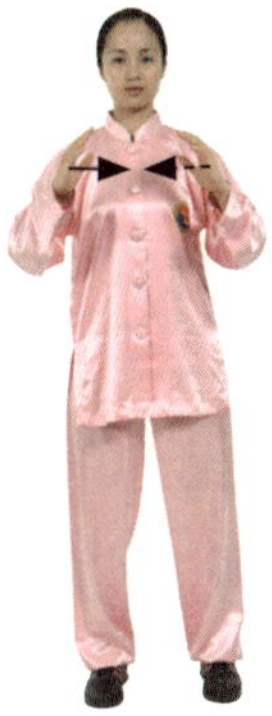　　　　　　　　图19

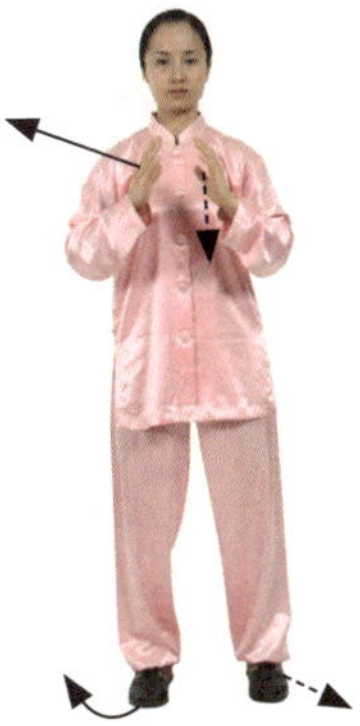

图20 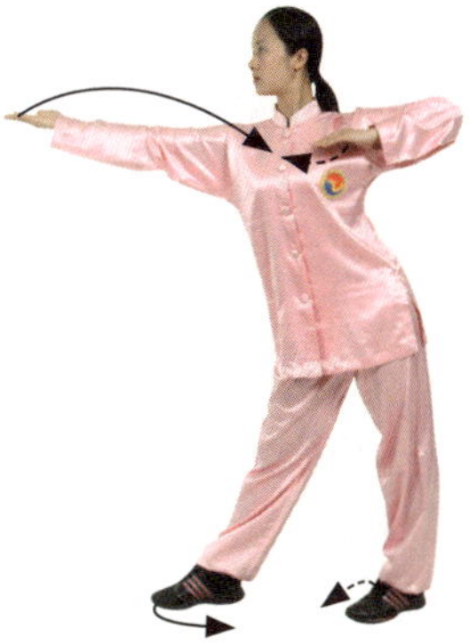　　　　　　　　图21 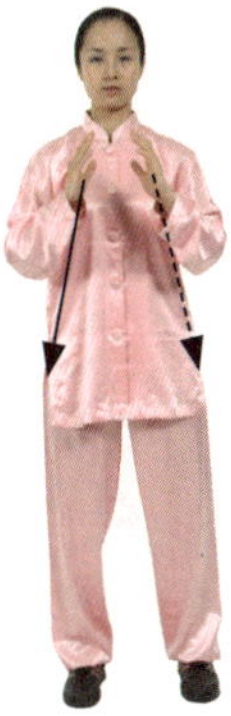　　　　　　　　图22

【注意事项】

1. 动作与呼吸配合，开吸合呼。

2. 沉肩与顶髋同时进行，不可过分牵拉。

3. 伸臂时，意念从肩内侧（中府穴），经肘窝（尺泽穴）注到拇指端（少商穴）。

【功理作用】

1. 扩胸展肩、抬头提髋，可以有效刺激内脏及拉伸颈肩部肌肉，有利于颈、肩部运动不适的预防与调治。

2. 本式动作配合呼吸吐纳，有利于祛除胸闷，改善气喘等身体不适。

第二式　引背

【技术要领】

动作一：接上式，两臂自然垂落于身体两侧；目视前方（图23）。

动作二：两臂内旋向前下方插出，手臂与身体约成30°夹角；同时拱背提踵，拱背时，目视两掌食指指端（图24、图24侧）。

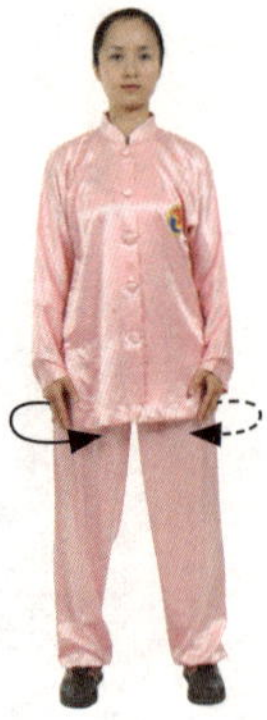

图23 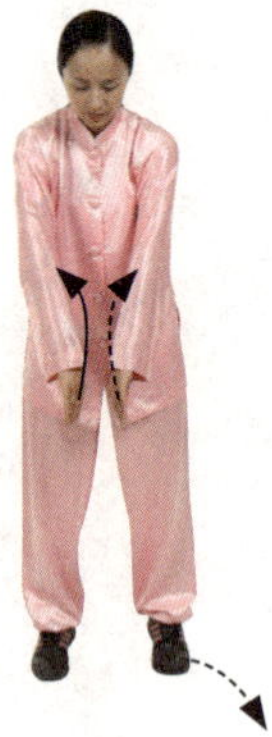　　　　　图24 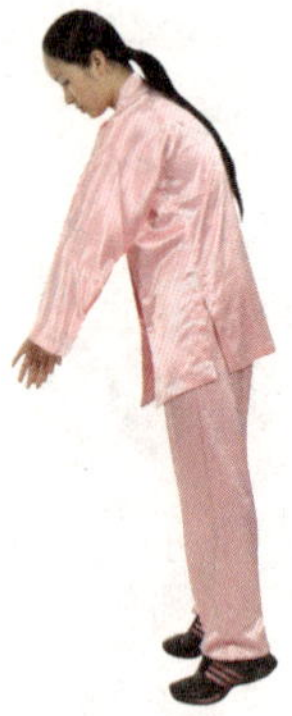　　　　　图24侧

动作三：接上势，落踵，重心右移，身体左转45°，左脚向左前方迈步；同时，两臂外旋提起，掌背摩肋；目视左前方（图25）。

动作四：重心前移，两臂经体侧弧线上摆，掌背相对，成勾手，高与肩平；右脚脚跟提起，目视双掌（图26）。

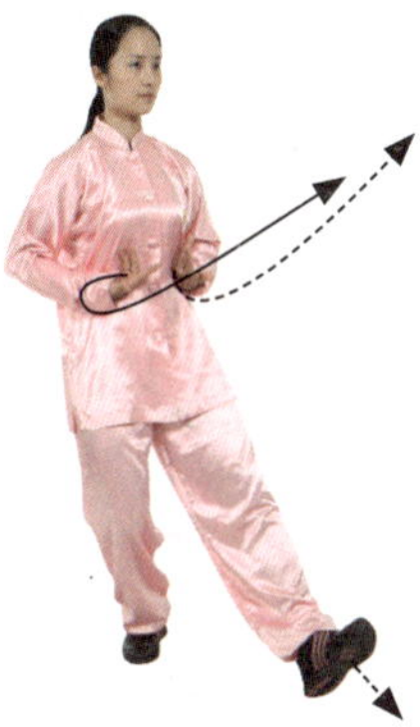

图25 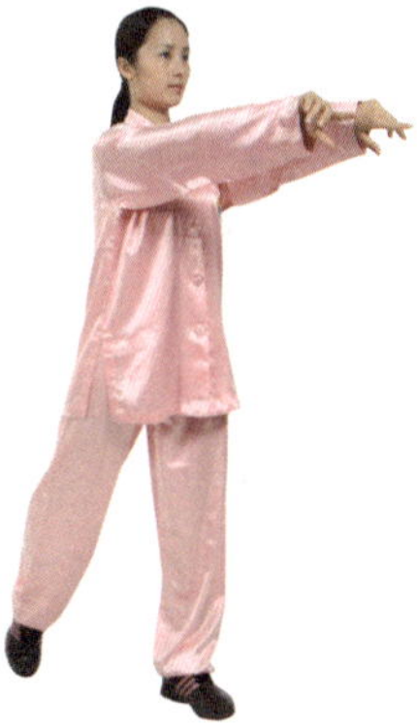 图26

动作五：重心后移，身体后坐，右脚脚跟顺势下落；两掌心向外，微屈腕，伸臂拱背；目视手腕相对处（图27、图27侧）。

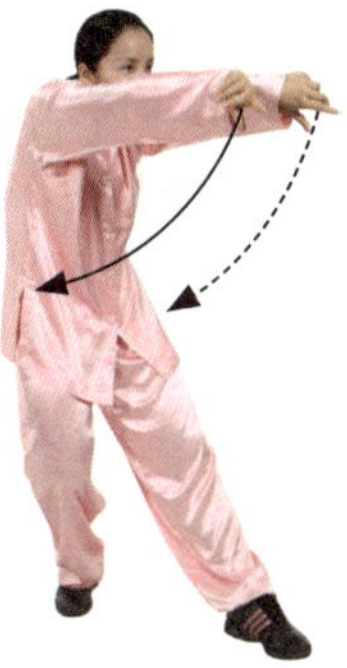

图27 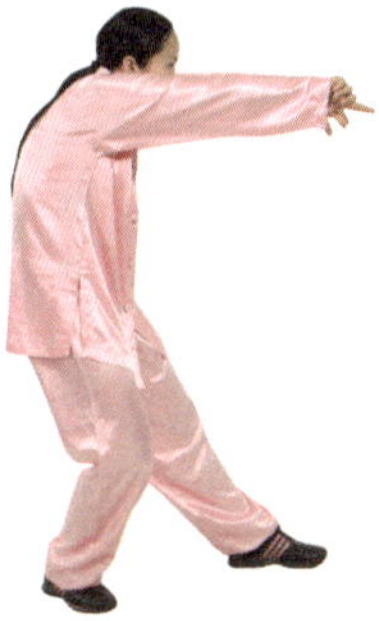 图27侧

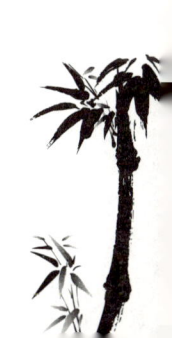

动作六：重心前移，顺势提右脚跟，两掌下落按掌于体侧；头上顶，目视远方（图28）。

动作七：左脚收回，身体转正，两臂自然垂落于身体两侧；目视前方（图29）。

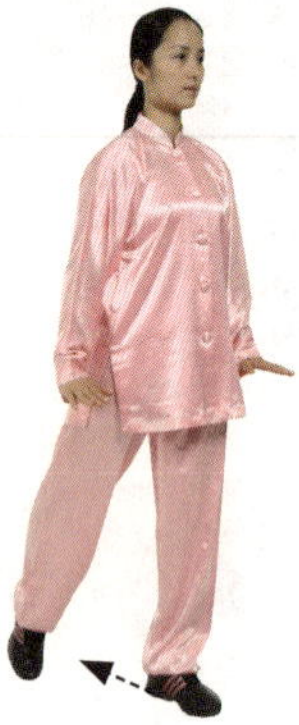

图28

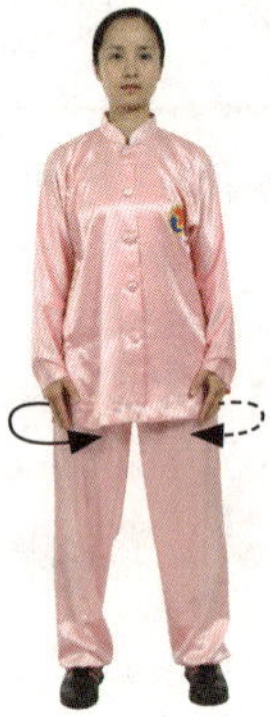

图29

动作八至十二：同动作二至六，唯方向相反（图30—图34）。

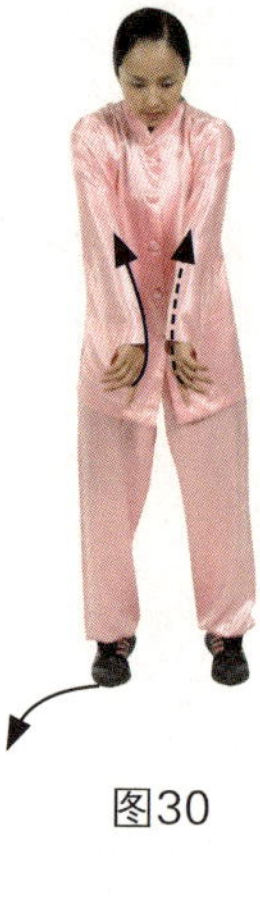

图30

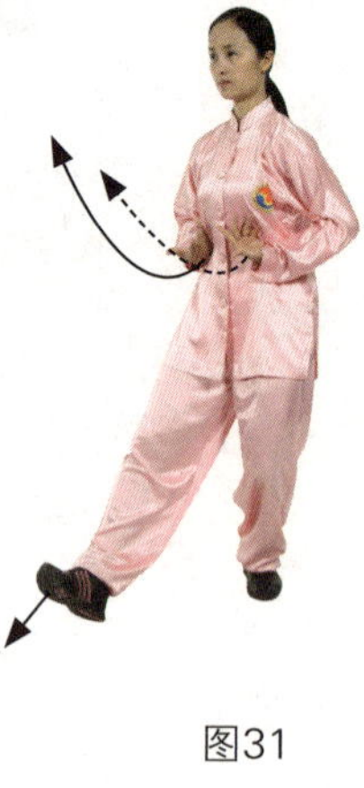

图31

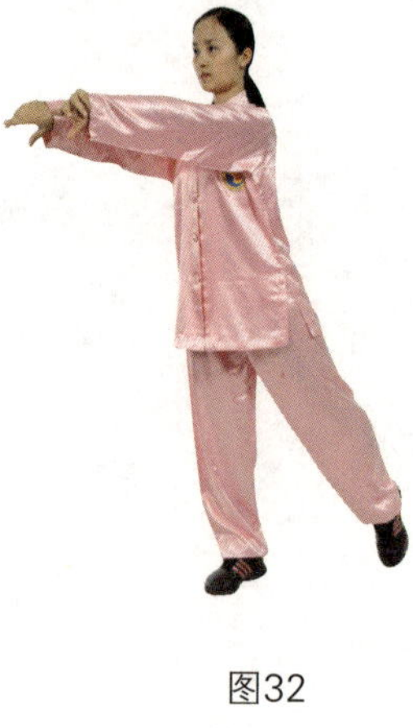

图32

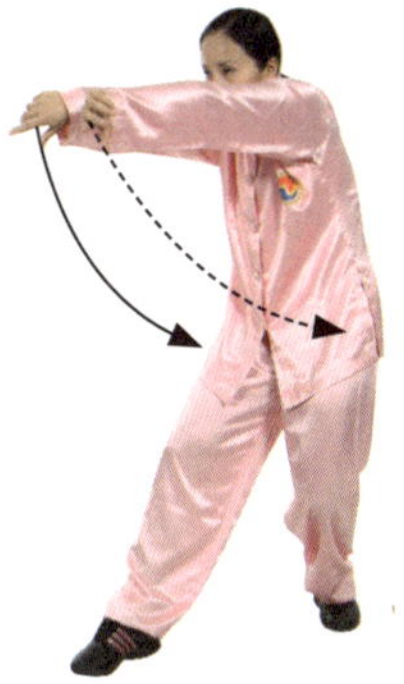

图33 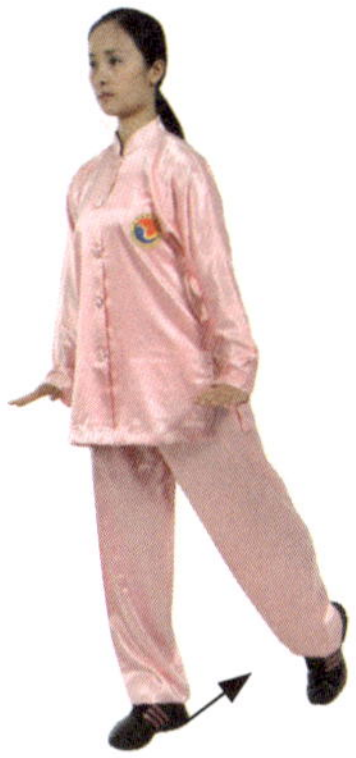　　　　　　　　图34

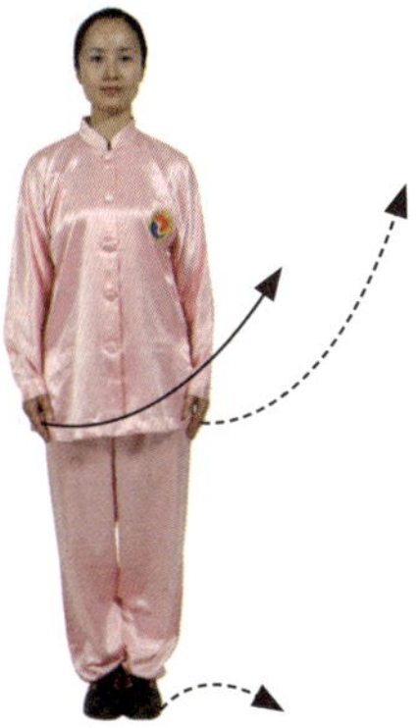

本式一左一右为1遍，共做2遍。

第2遍最后一动时，右脚收回并拢站立；目视前方（图35）。

【注意事项】

1. 伸臂拱背要充分，注意眼睛近观和远望的变化。

2. 拱背时，意念从食指端（商阳穴）经肘外侧（曲池穴）到鼻翼两侧（迎香穴）。

【功理作用】

1. 抻臂拱背，使肩、背部肌肉得到充分牵拉，有利于改善肩、背部运动不适。

2. 牵拉两胁，刺激肝胆，配合近观和远望，有利于对眼睛不适的预防和调治。

图35

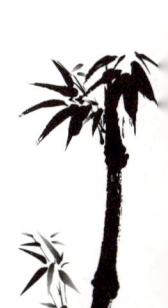

第三式　兔浴

【技术要领】

动作一：接上式。左脚向左横跨半步，右脚随之并拢，两腿屈膝半蹲；同时，两掌由右向左摆至体侧后方，与身体约成45°夹角；髋关节向右侧顶出；目视右前方（图36）。

动作二：以腰带动手臂由左向右摆动，掌心相对；目视斜后方（图37）。

动作三：两臂向上转动，举于头顶上方，身体直立；目视前上方（图38）。

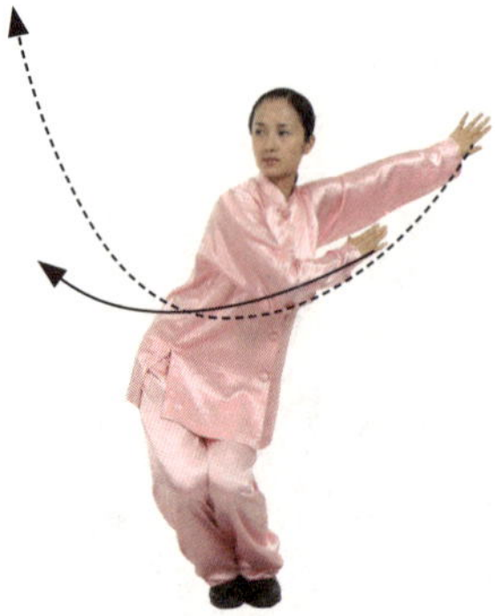

图36 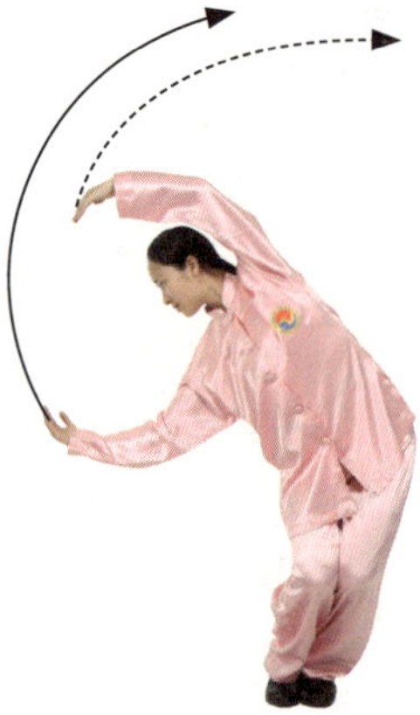　　　　　图37 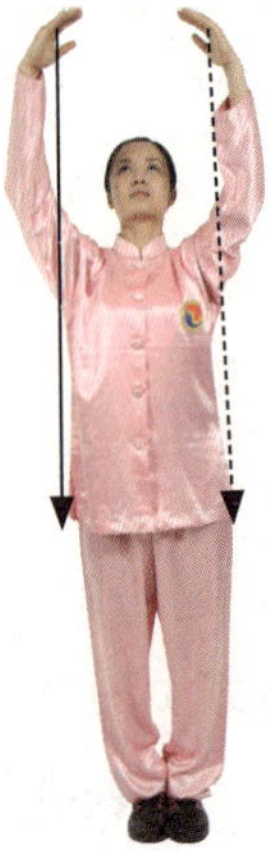　　　　　图38

动作四：两掌经体前自然下落，掌心向下，两掌垂落于身体两侧；目视前方（图39）。

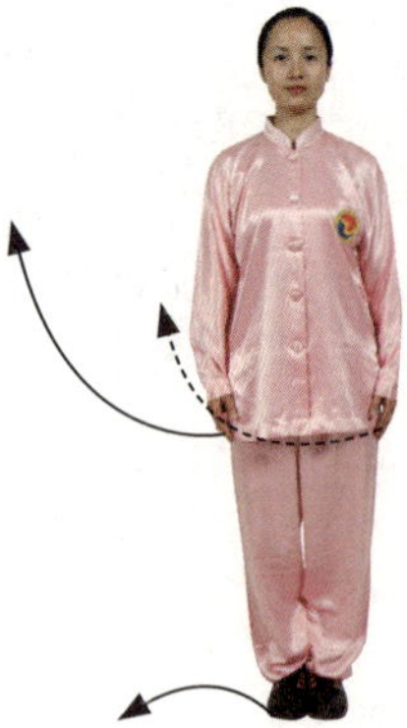

图39

动作五至八：同动作一至四，唯方向相反（图40—图43）。

本式一左一右为1遍，共做2遍。

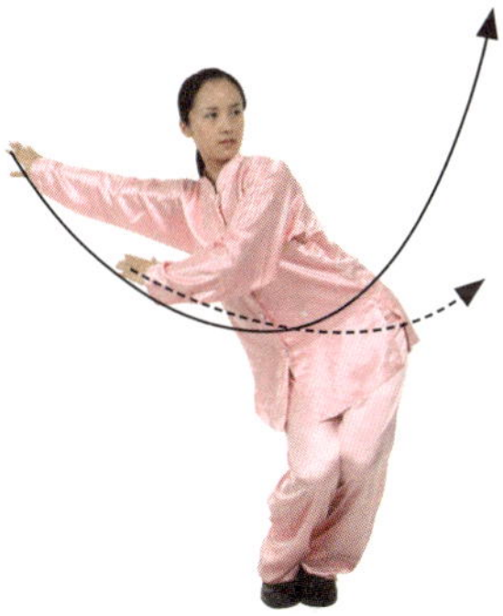

图40 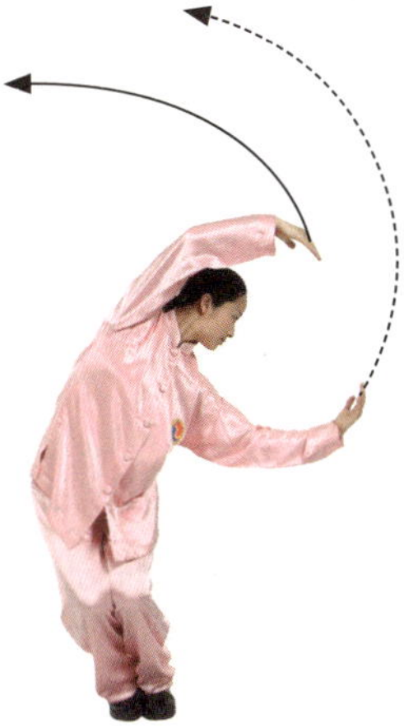　　　　　　　图41

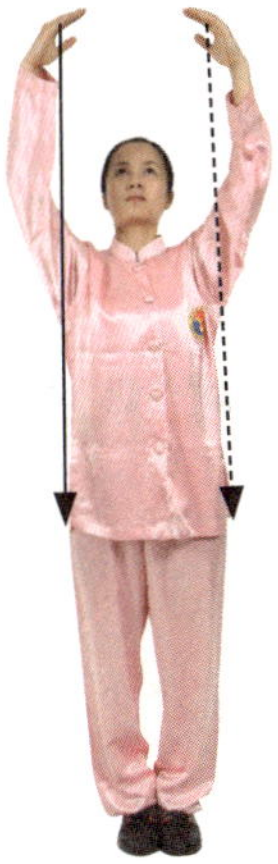

图42 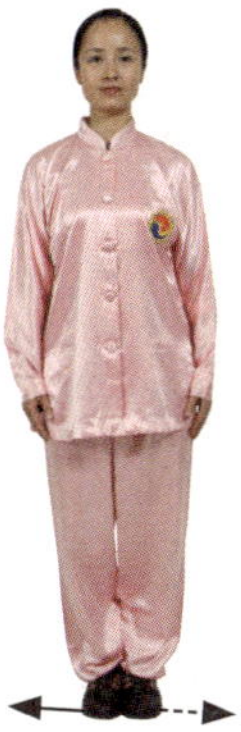　　　　　　　图43

【注意事项】

1. 摆臂动作幅度可由小逐渐加大，要因人而异，量力而行。

2. 两臂下落时，意念从面部（承泣穴）经腹侧（天枢穴）、胫骨外侧（足三里穴）到脚趾端（厉兑穴）。

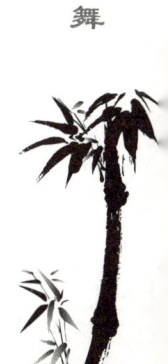

【功理作用】

1. 以腰为纽带左右摆臂和转体，有利于减少腰部脂肪的堆积，起到塑身作用。

2. 顶髋摆臂旋腰，有利于对肩、腰部运动不适的预防和调治。

第四式 龙登

【技术要领】

动作一：两脚以脚跟为轴，脚尖外展成八字步；双掌缓缓提至腰侧，掌心斜向上；目视前方（图44、图45）。

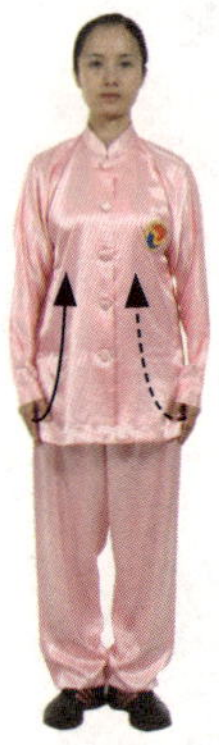

图44

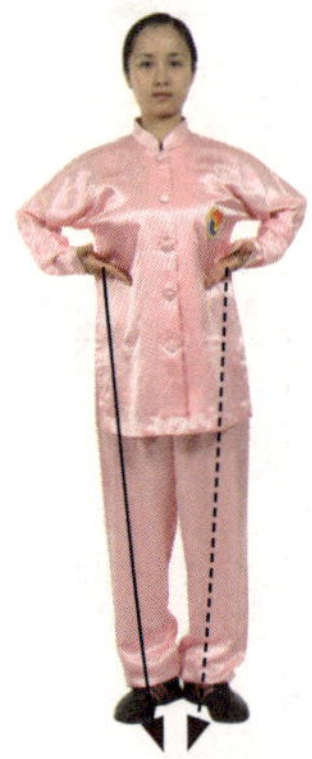

图45

动作二：两腿屈膝下蹲；同时，两掌向斜前方下插，意想浊气下降；全蹲时转掌心向上，在胸前呈莲花状；目视双掌（图46、图47）。

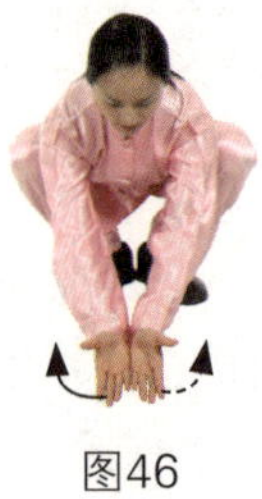

图46

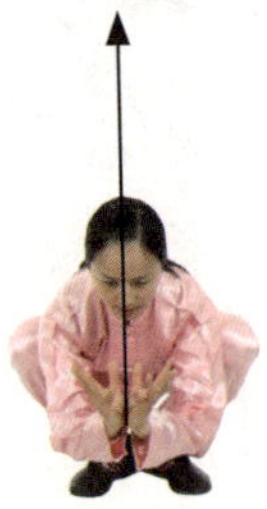

图47

动作三：起身直立，两掌缓缓上举，伸展于头顶上方；目视前上方（图48、图49）。

动作四：两掌以手腕为轴外展，指尖朝外；同时，脚跟缓缓提起；目视前下方（图50）。

动作五：两脚跟下落，两掌内合于胸前下按，指尖相对，随后两臂外旋翻掌；两肩外展，中指点按大包穴；目视前方（图51、图52）。

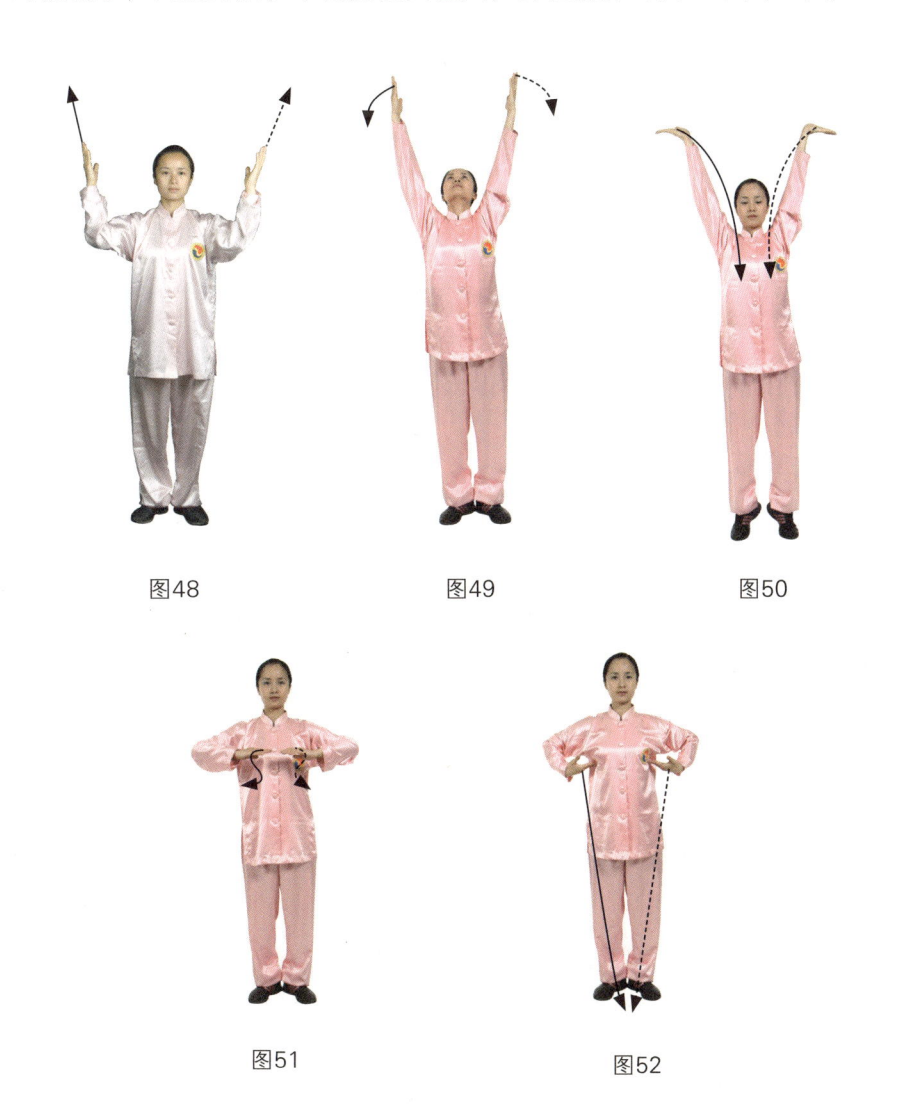

图48　　　　　　图49　　　　　　图50

图51　　　　　　图52

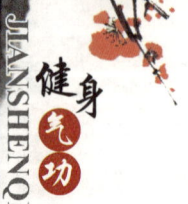

动作六至九：同动作二至五。

本式一下一上为1遍，共做2遍。

第2遍结束时，两掌自然垂落于身体两侧；目视前方（图53）。

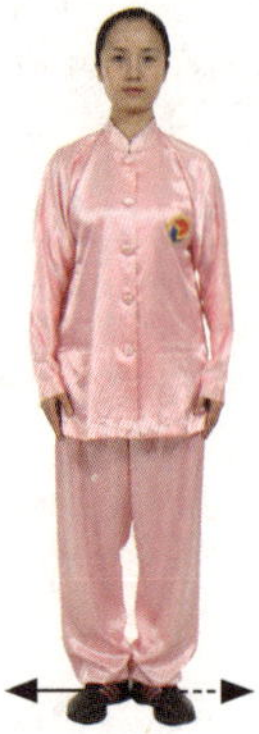

图53

【注意事项】

1. 下蹲时，根据自身年龄及柔韧性状况，可选择全蹲或半蹲。

2. 手掌外展提踵下看时，保持重心平衡，全身尽量伸展。

3. 两掌上举时，意想从脚大趾（隐白穴）上行，经膝关节内侧（阴陵泉穴）至腋下（大包穴）。

【功理作用】

1. 两臂撑展，通畅"三焦"，有利于祛除胸闷、气郁、气喘等身体不适。

2. 提踵而立可发展小腿后肌群力量，拉长足底肌肉、韧带，提高人体平衡能力。

3. 伸展屈蹲，舒展全身，有利于改善颈、肩、腰、腿部运动不适。

第五式 鸟伸

【技术要领】

动作一：接上式。两脚以脚尖为轴，外展脚跟，开步站立，两脚间距与肩同宽；两臂内旋，以腰带动两臂由内向外摆动，目视前方（图54）。

动作二：两臂外旋，以腰带动两臂由内向外再摆动，幅度依次加大；目视前方（图55、图56）。

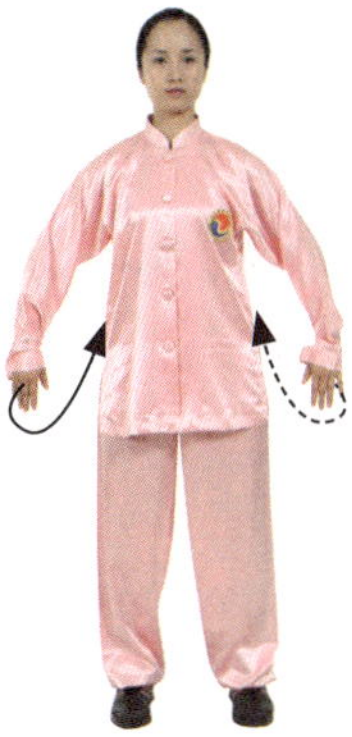

图54 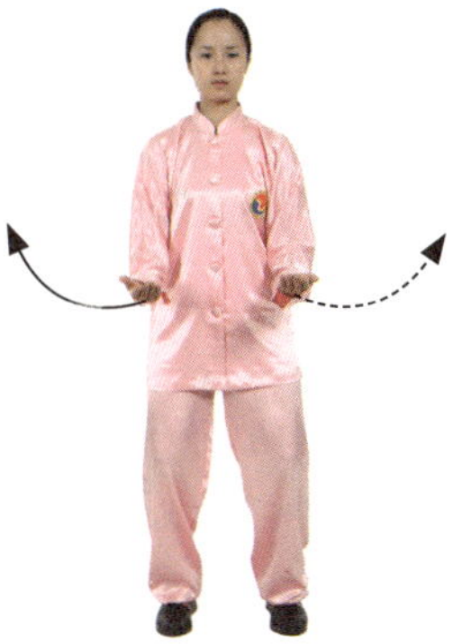　　　　　图55 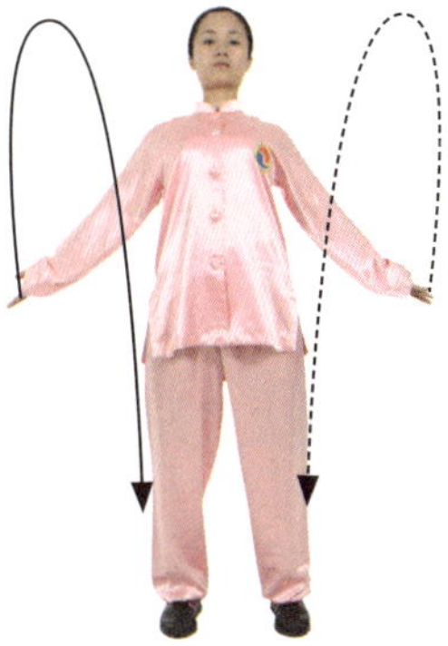　　　　　图56

动作三：身体前俯，上体与地面平行，两掌按于体前，抬头；目视前方（图57、图57侧）。

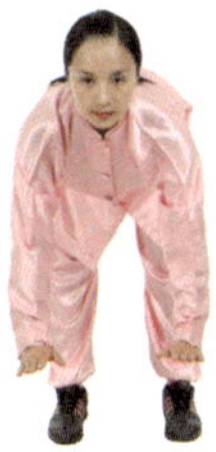

图57 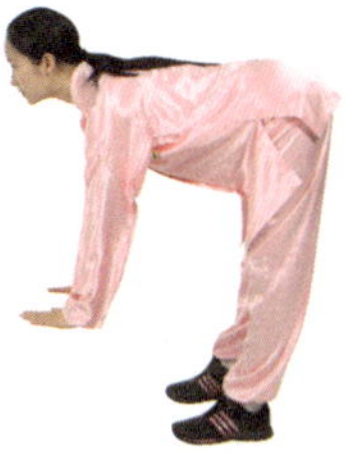　　　　　图57侧

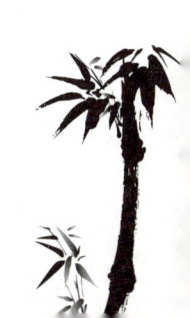

动作四：下颌向内回收，由腰椎、胸椎、颈椎节节蠕动伸展，双掌随动作前摆下按（图58、图58侧），随即抬头，目视前方（图59）。

重复动作一至四1遍。

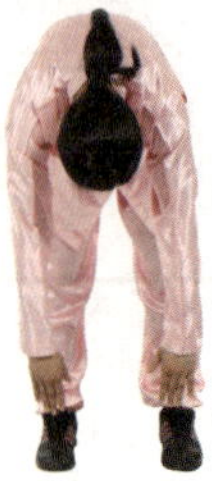

图58 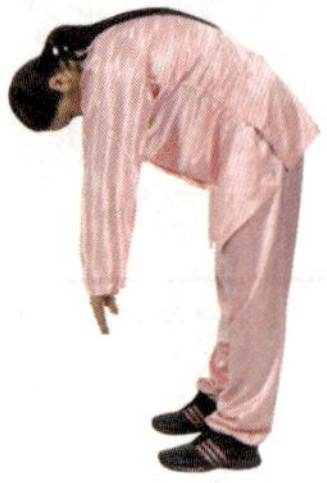　　　　　图58侧 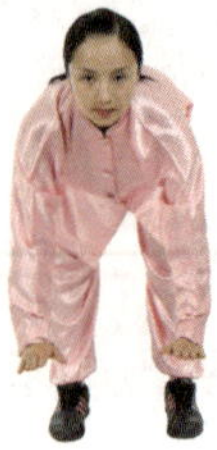　　　　　图59

动作五：身体直立，两掌自然垂落于身体两侧；目视前方（图60）。

本式动作一至五为1遍，共做2遍。

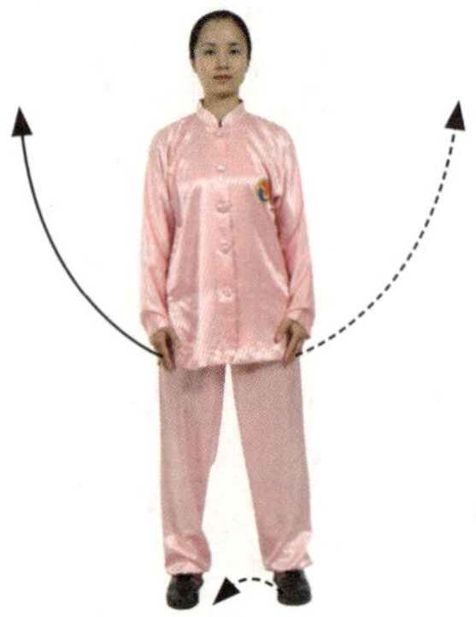

图60

【注意事项】

1. 注意头颈与脊柱的运动要协调一致。

2. 侧摆臂时，意念从腋下（极泉穴）经肘（少海穴）至小指端（少冲穴）。

【功理作用】

1. 展臂前伸，有利于颈、肩部运动不适的预防与调治。

2. 通过蠕动脊柱，有利于对腰背部运动不适的预防与调治。

第六式 引腹

【技术要领】

动作一：接上式。左脚收回，并步站立，两臂侧平举；目视前方（图61）。

动作二：右腿微屈膝，左髋向左顶出；同时，左臂内旋，右臂外旋，两手掌心翻转；目视前方（图62）。

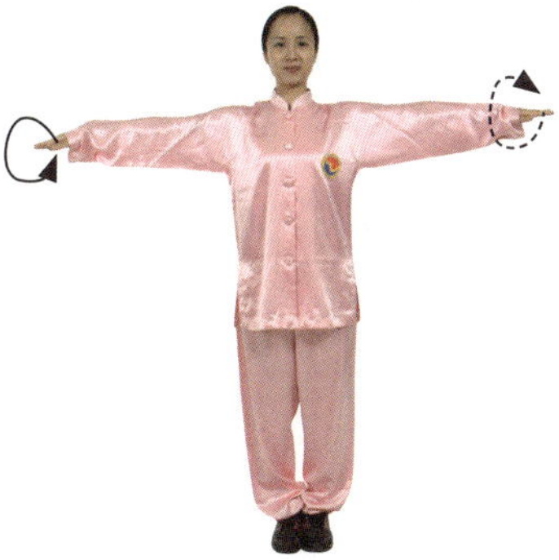

图61 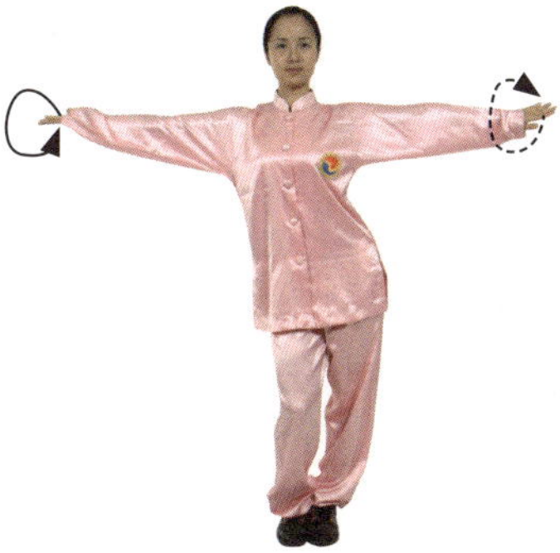　　　　　图62

动作三：左腿微屈膝，右髋向右顶出；同时，右臂内旋，左臂外旋，两手掌心翻转；目视前方（图63、图64）。

动作四至五：同动作二至三。

动作六：接上势。左臂由体侧向上划弧，经头顶上方下落至胸前，右掌下落，经体前向上旋伸；两掌在胸前交叉，左掌在外，右掌在内；目视前方（图65）。

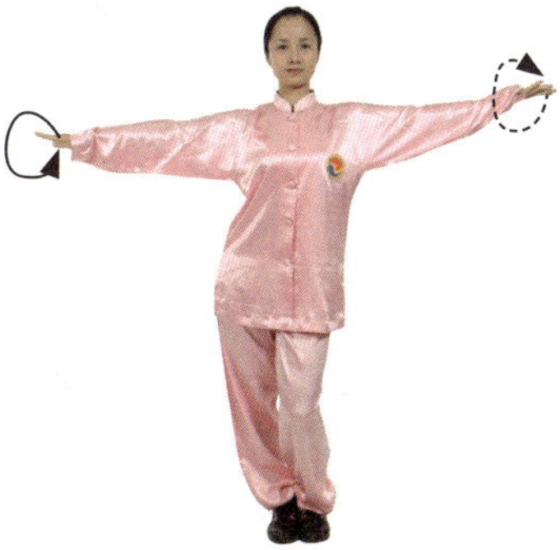

图63

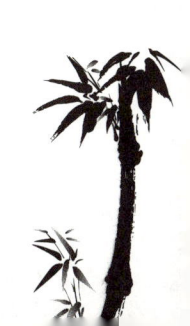

图64　　　　　　　　图65

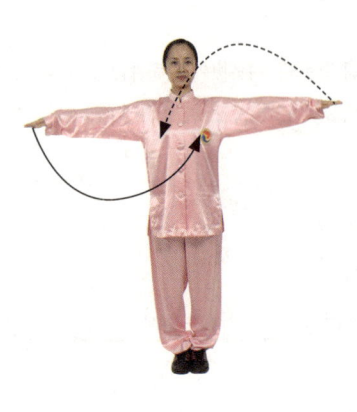

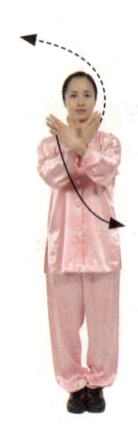

动作七：右掌继续旋伸，在头顶右上方翻掌，掌指朝左，掌心向上，左掌外旋下按至左胯旁，掌心向下，掌指朝前；同时，髋部左顶；目视左前方（图66）。

动作八至九：同动作六至七，唯动作方向相反（图67、图68）。

重复动作六至动作九1遍。

动作十：左掌经体侧向外划弧落下，两臂自然垂落于身体两侧，并步站立，目视前方（图69）。

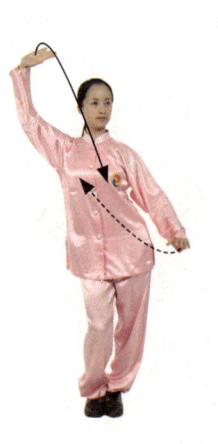

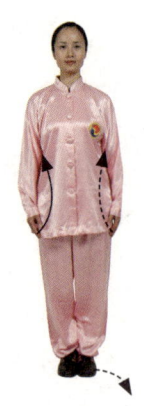

图66　　　　图67　　　　图68　　　　图69

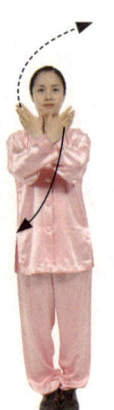

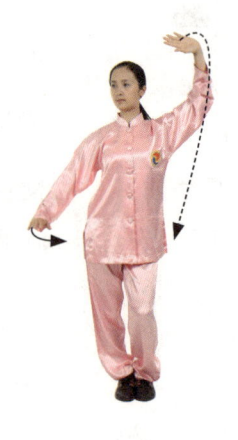

【注意事项】

1. 两臂内旋外展时,注意腹部放松。

2. 上举时,上面手掌的小指对照肩部后侧(臑俞穴),下面手掌的拇指对照臀部(环跳穴)。

3. 两掌上撑时,意念从小指端(少泽穴)经肘关节内侧(小海穴)至耳前(听宫穴)。

【功理作用】

1. 两臂内旋外展,有利于肩、肘、手部运动不适的预防与调治。

2. 髋关节的扭动,配合手臂动作,可刺激内脏,有利于对消化不良、腹部胀气等身体不适的预防与调治。

第七式 鸱视

【技术要领】

动作一:身体左转,右腿屈膝,左脚向左前方上步;两掌内旋摩两肋(图70)。

动作二: 接上势,两掌经体侧向外划弧上举;同时,左腿微屈,右脚缓慢前踢,脚面绷直;目视前方(图71、图72)。

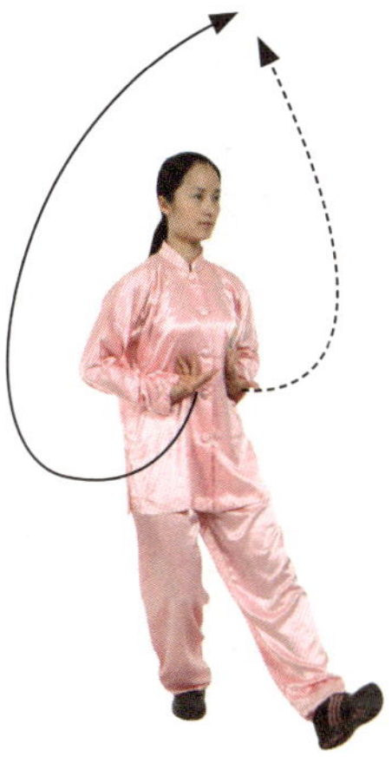

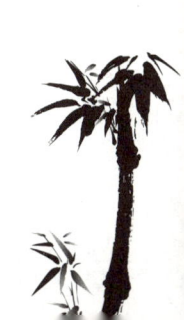

图70 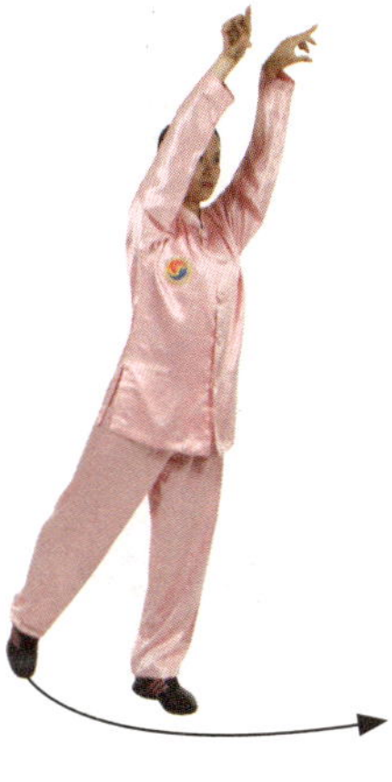　　　　　图71 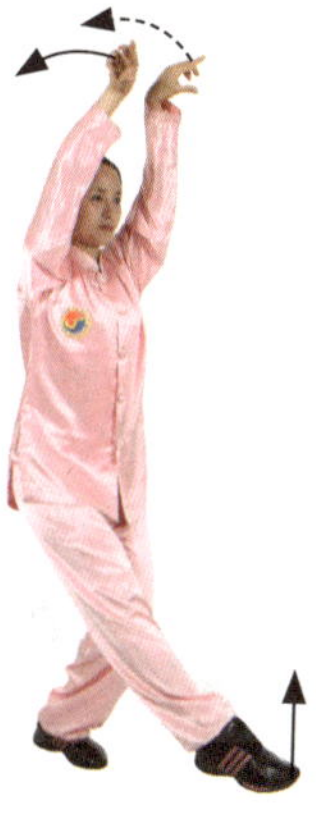　　　　　图72

动作三：两臂上伸，两肩后拉，头前探；同时，右脚勾脚尖；目视前上方（图73）。

动作四：右脚回落，左脚收回，并步站立；两臂经身体两侧下落；目视前方（图74）。

动作五至八：同动作一至四，唯方向相反（图75—图78）。

本式一左一右各为1遍，共做2遍。

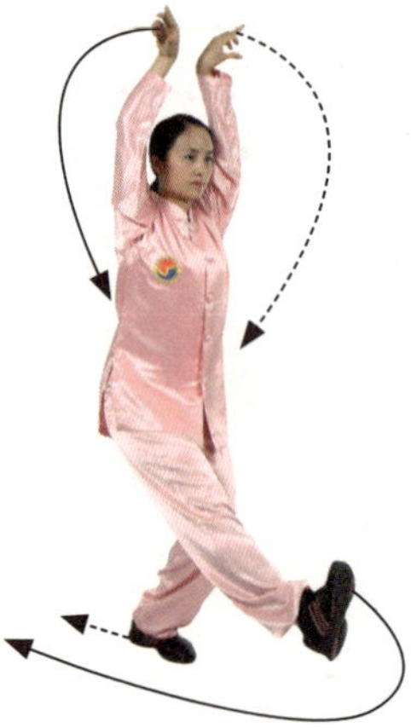

图73 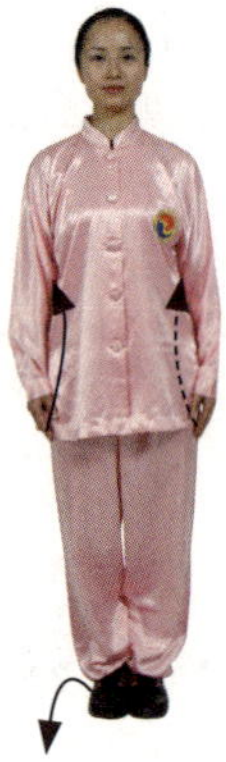　　　　　图74 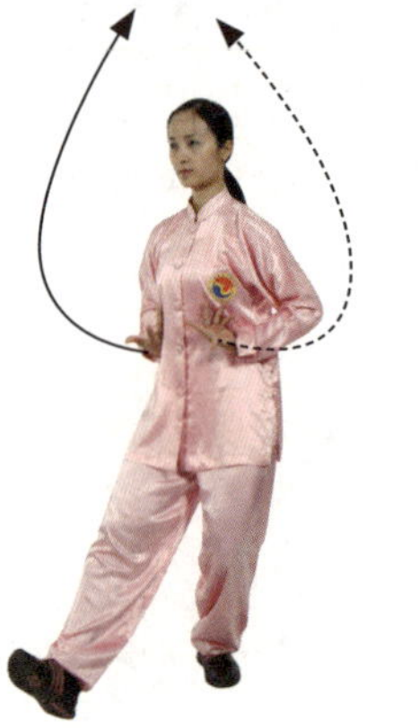　　　　　图75

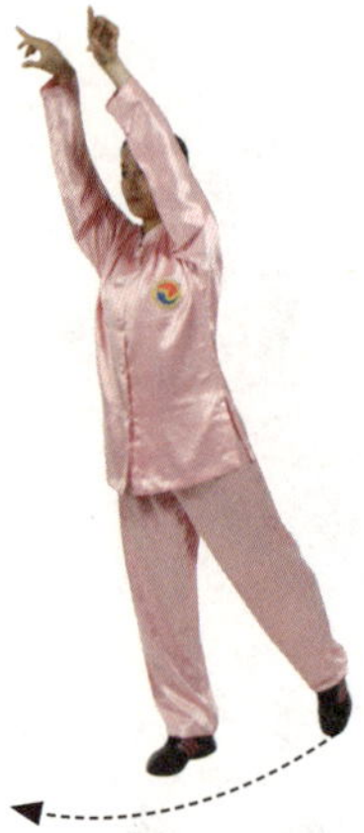

图76 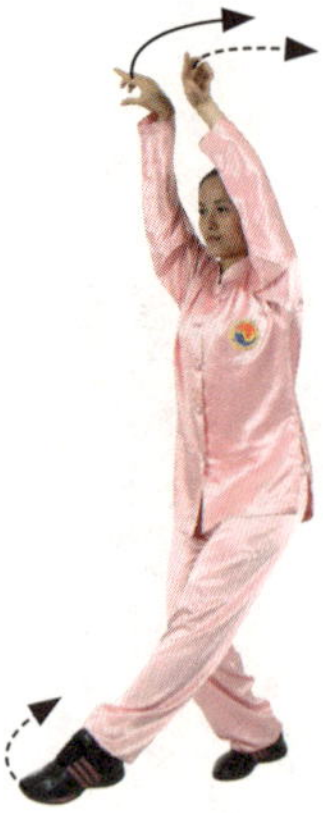　　　　　图77 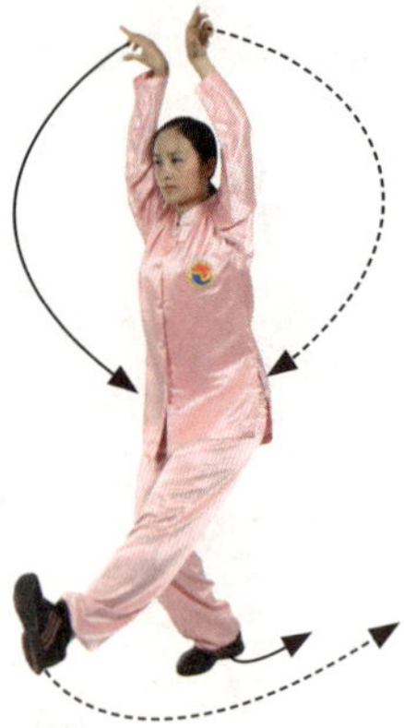　　　　　图78

第2遍最后一动时，左脚收回，开步站立；目视前方（图79）。

【注意事项】

1. 两臂上伸时，掌心向外；头微用力前探。

2. 勾脚尖时，意念从头经后背、腘窝（委中穴）至脚趾端（至阴穴），勾脚后微停顿。

【功理作用】

1. 抻臂拔肩，头颈前探，有利于颈、肩部运动不适的预防与调治。

2. 上步抬腿踢脚，可改善身体平衡能力，有利于对下肢运动不适的预防与调治。

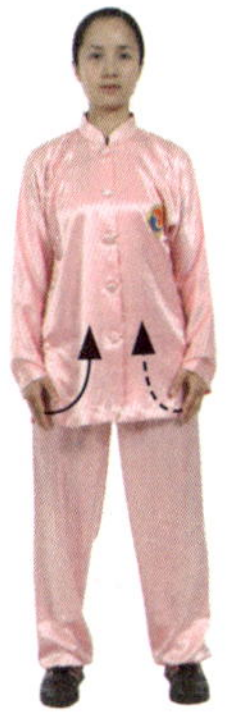

图79

第八式　引腰

【技术要领】

动作一：接上式。双掌提至腹前，沿带脉摩运至身后；双掌抵住腰，四指用力前推，身体后仰；目视前方（图80—图82、图82侧）。

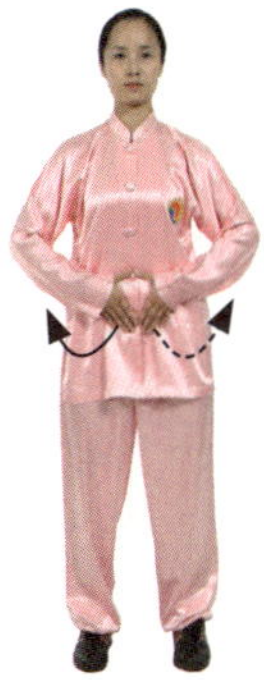

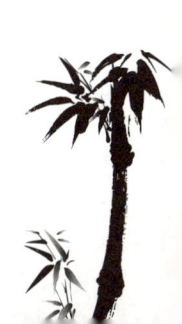

图80 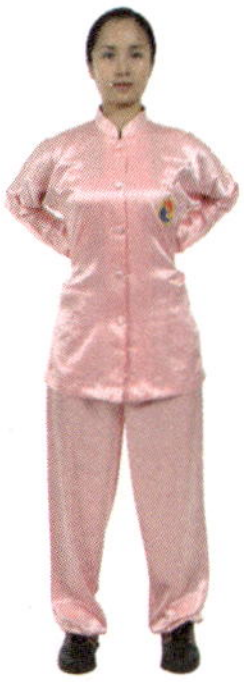　　　图81 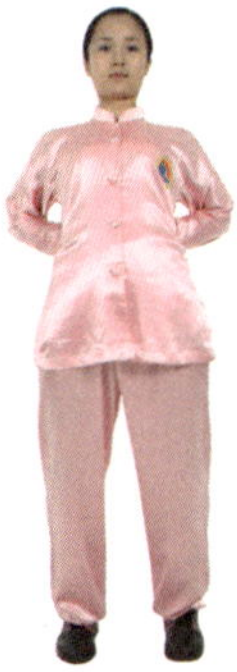　　　图82 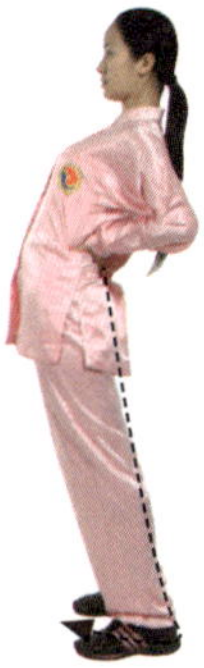　　　图82侧

动作二：两掌自腰部向下摩运至臀部；身体前俯，两掌继续向下摩运，经两腿后面垂落于脚尖前；抬头，目视前下方（图83、图84）。

动作三：转腰的同时左肩上提，带动左掌上提；同时，头向左转，目视左侧方（图85、图85侧）。

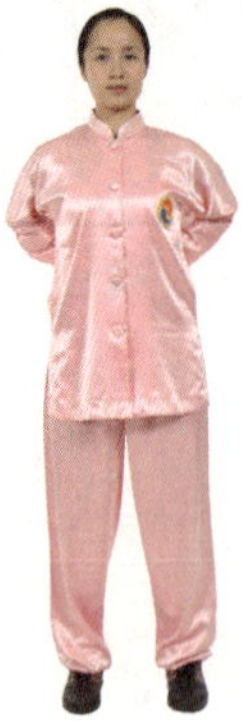

图83 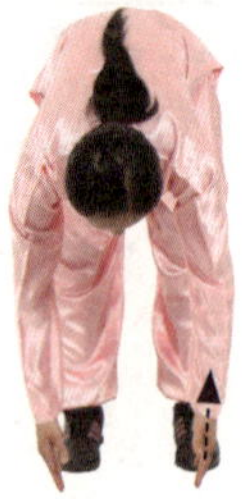　　　　图84 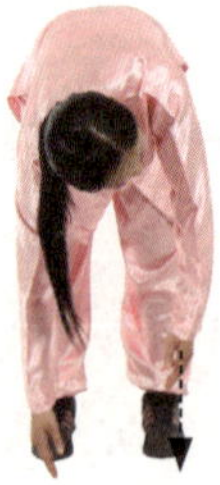　　　　图85 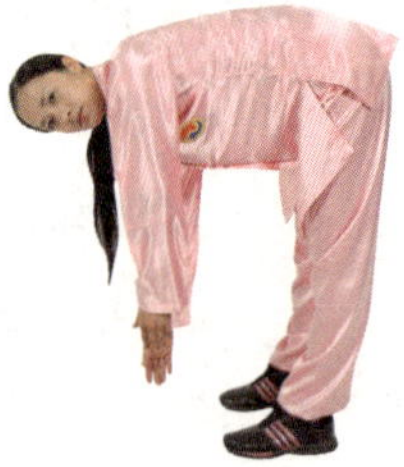　　　　图85侧

动作四：转腰落左肩，落左掌；同时，头转正，目视前下方（图86）。

动作五：上体直立，两掌内旋，手背相对沿体中线上提至胸平；目视前方（图87）。

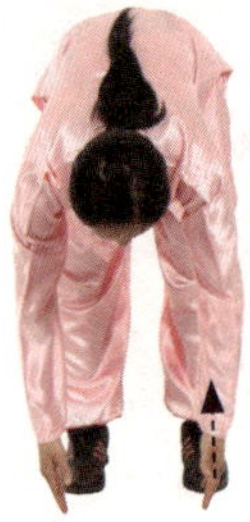

图86　　　　图87

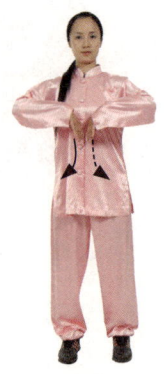

动作六：双掌下落至腹前，沿带脉两侧分开；双掌摩运至身后，双掌抵住腰，四指用力前推，身体后仰；目视前方（图88）。

动作七至十：同动作二至五，唯转头方向相反（图89—图91）。

本式一左一右各为1遍，共做2遍。

第2遍结束时，两掌自然垂落于身体两侧；开步站立，目视前方（图92）。

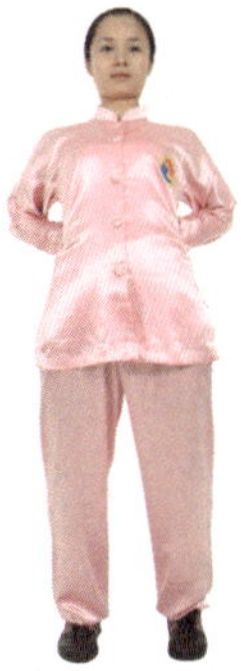

图88 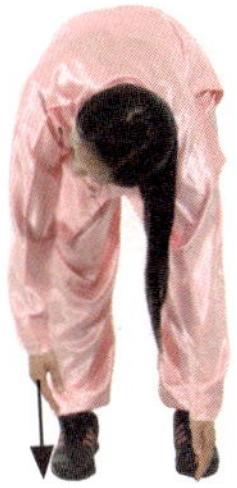　　　　　　图89 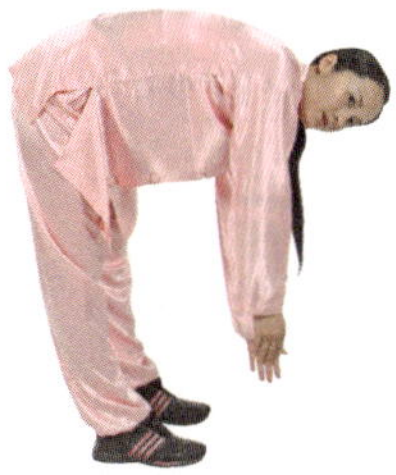　　　　　　图89侧

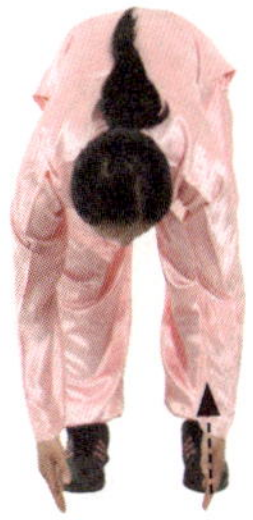

图90 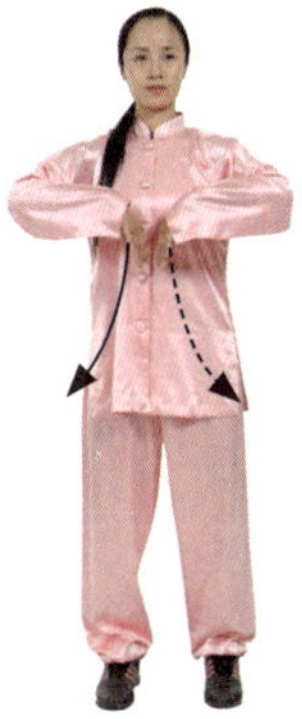　　　　　　图91 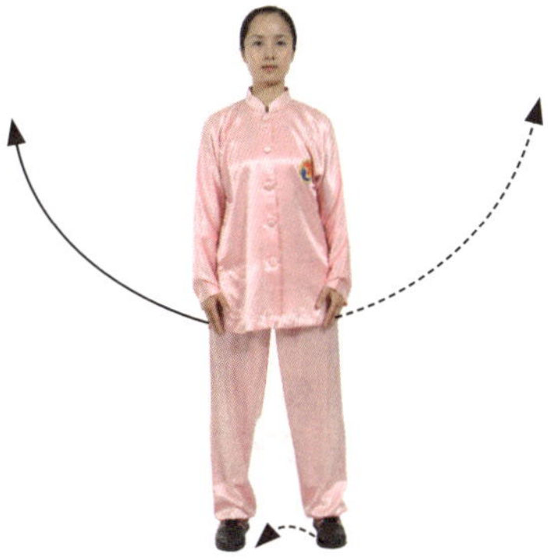　　　　　　图92

【注意事项】

1. 左肩上提，保持右掌不动，转腰抬肩方向与头转的方向要一致。前俯时，头部不要低垂。

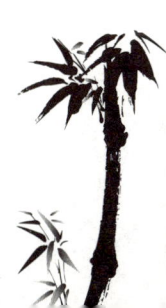

2. 两掌上举时，意念从脚底（涌泉穴）经膝关节内侧（阴谷穴）至锁骨下沿（俞府穴）。

【功理作用】

1. 躯体的前俯后仰，侧屈扭转，可以充分锻炼腰背肌，有利于对腰部运动不适的预防与调治。

2. 在前俯到位后拧转颈项，不仅可以加大牵拉腰背肌的力量，而且有利于对颈部、背部运动不适的预防与调治。

第九式 雁飞

【技术要领】

动作一： 并步站立，两臂侧平举，掌心向下；目视前方（图93）。

动作二： 左掌转掌心向上，徐徐上举，与体侧成45°夹角；同时，右臂缓缓下落；目视左掌（图94）。

动作三： 两腿屈膝半蹲，两臂成一条直线；头左转，目视左掌（图95）。

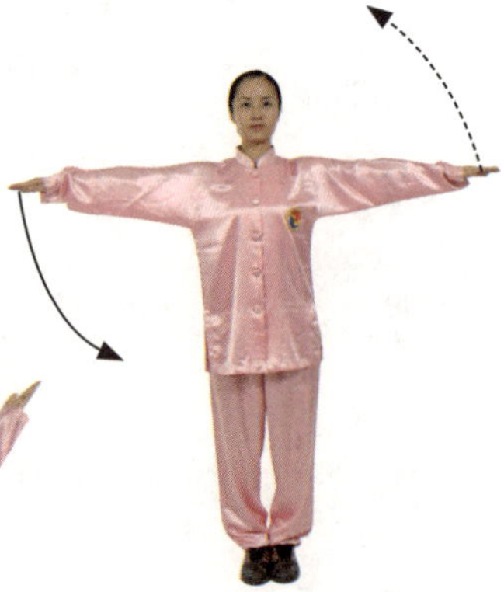

图93

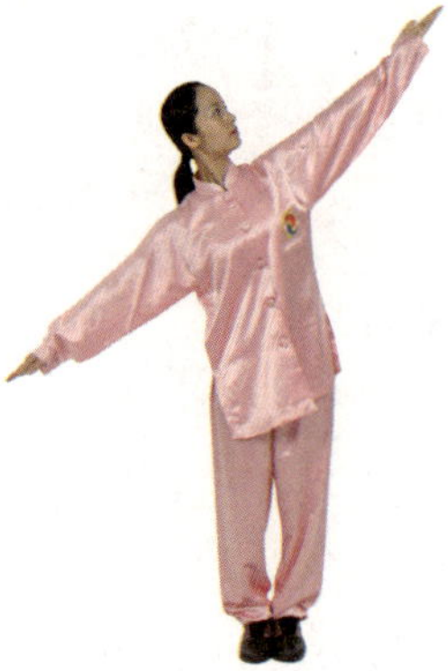

图94

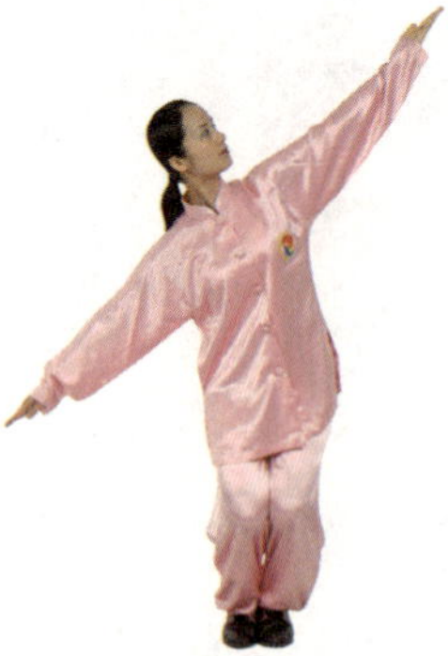

图95

动作四：保持身体姿势不变，唯头由左向右转动；目视右掌（图96）。

动作五至八：同动作一至四，唯方向相反（图97—图100）。

本式一左一右各为1遍，共做2遍。

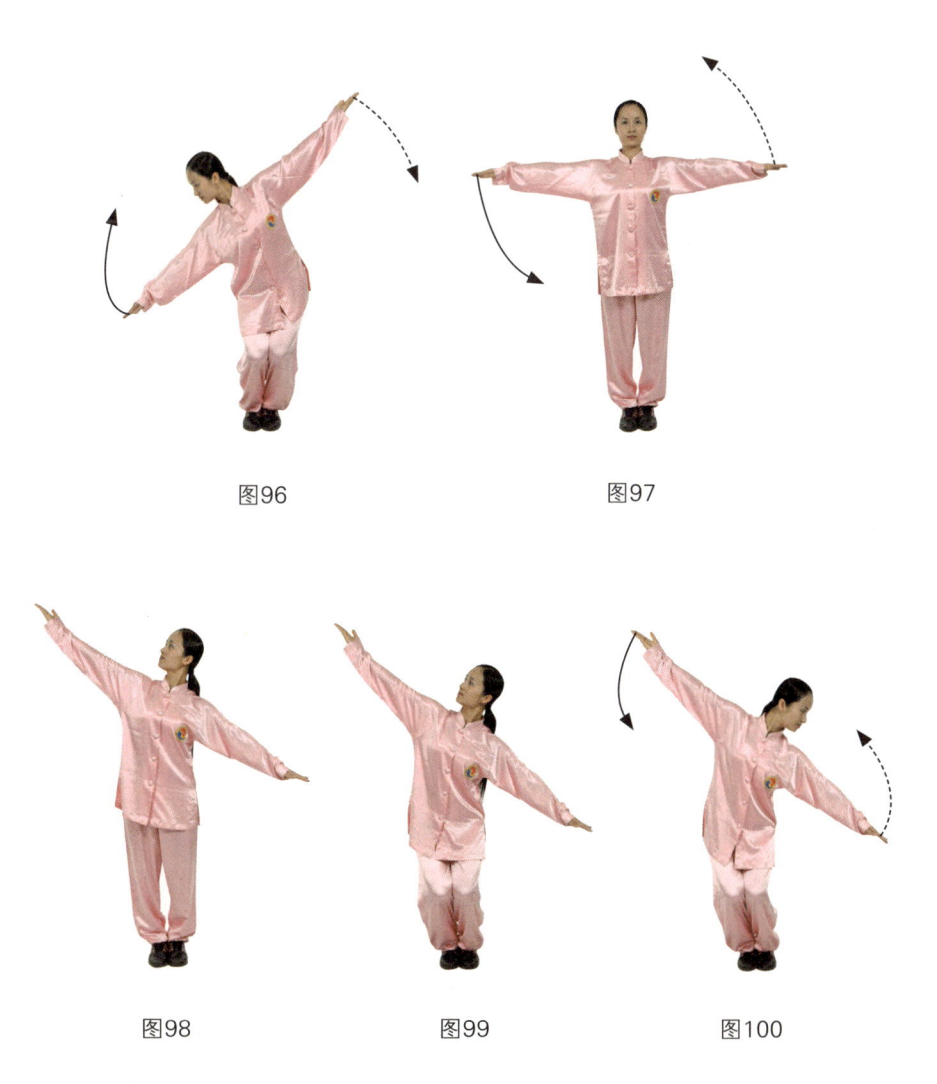

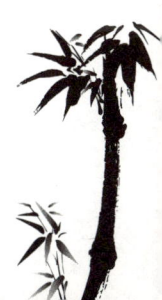

图96　　　　　　　　图97

图98　　　　　图99　　　　　图100

第2遍结束时，两掌自然垂落于身体两侧；并步站立，目视前方（图101、图102）。

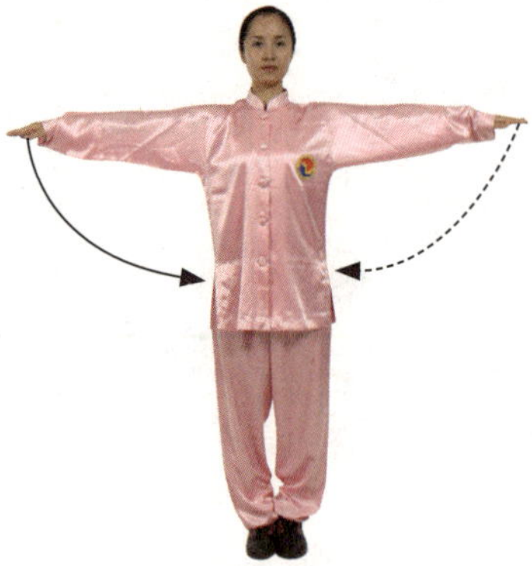

图101

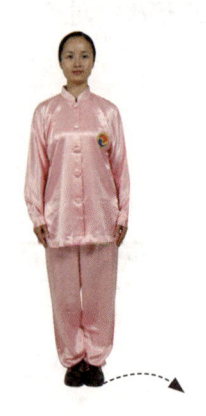

图102

【注意事项】

1. 动作要徐缓自如，注意抬掌与转头的转换要协调。

2. 转头下视时，意念从胸内（天池穴）经肘横纹中（曲泽穴）至中指端（中冲穴）。

【功理作用】

身体左右倾斜，可以较好地调理全身气血运行，有平气血、宁心神的功效。

第十式 鹤舞

【技术要领】

动作一：开步，两膝微屈蹲，身体微右转，随之两腿直立，两臂前后平举，掌心向下，与肩同高；目视前方（图103）。

动作二：双腿屈膝下蹲，两掌随之缓缓向下按推；两腿再直立；目视右方（图104、图105）。

图103　　　　　　图104　　　　　　图105

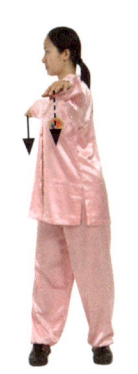

动作三：身体继续右转，双臂屈肘收掌，双腿屈膝下蹲，两掌缓缓向外按推；两腿再直立；目视后方（图106、图107）。

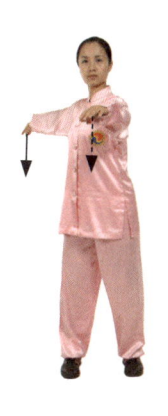

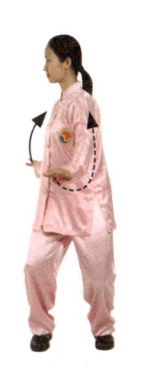

动作四：两臂自然垂落于身体两侧，身体转正；同时，双腿屈膝下蹲；目视前方（图108）。

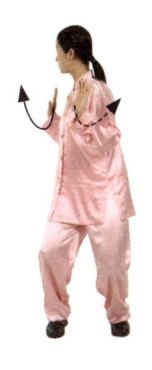

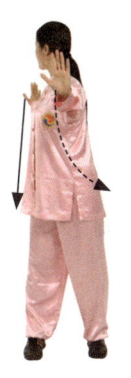

图106　　　　　　图107

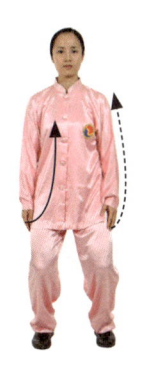

图108

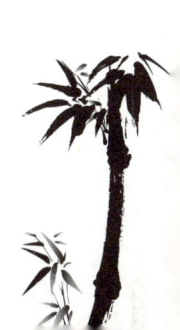

动作五至八：同动作一至四，唯方向相反（图109—图114）。

本式一左一右为1遍，共做2遍。

第2遍结束时，两掌自然垂落于身体两侧；开步站立，目视前方（图115）。

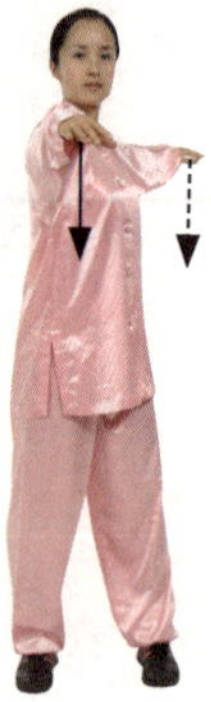

图109 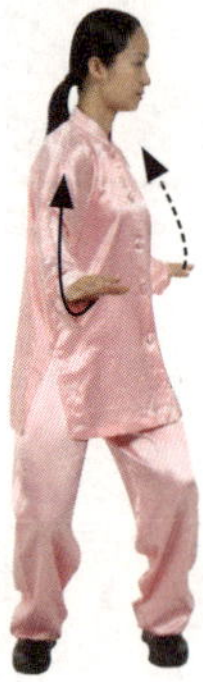　　　　　图110 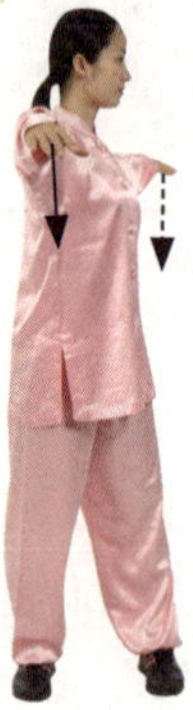　　　　　图111

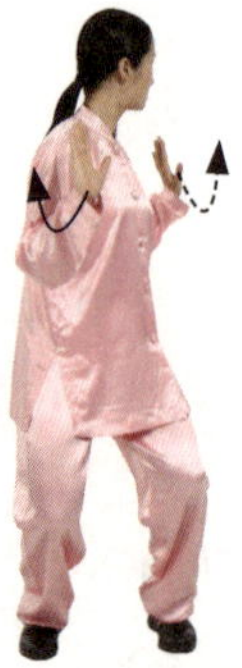

图112 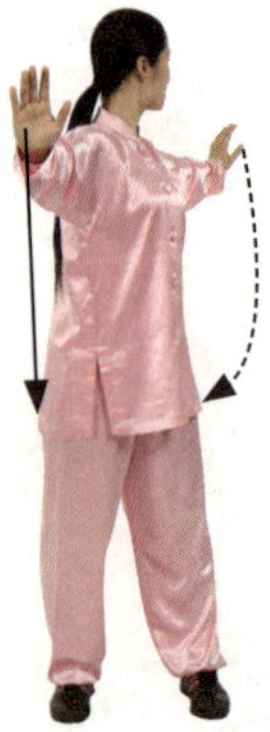　　　　　图113 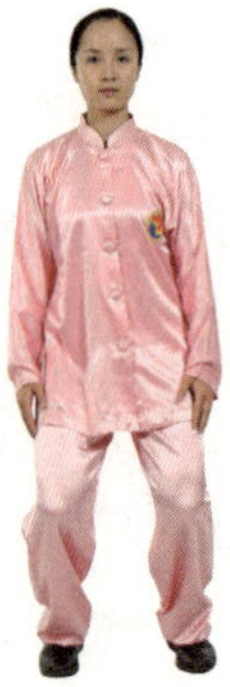　　　　　图114 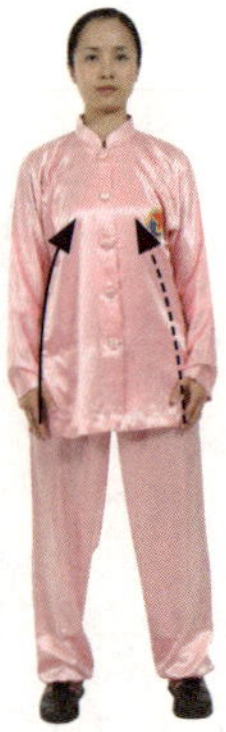　　　　　图115

【注意事项】

1. 整个动作要求舒展圆活、上下协调。

2. 按推时，意念从手指端（关冲穴）经肘外侧（天井穴）至头面部（丝竹空穴）。

【功理作用】

两手臂前后摆动，躯干的扭转可有效促进全身气血的运行，有利于对颈、肩、背、腰运动不适的预防与调治。

第十一式　仰呼

【技术要领】

动作一：两掌心相对，缓缓上举至头顶；目视前上方（图116、图117）。

动作二：两臂从两侧落下，上体微前倾，头后仰，挺胸，塌腰，目视前上方（图118）。

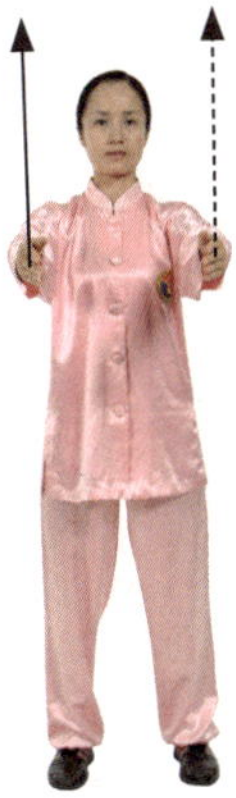

图116 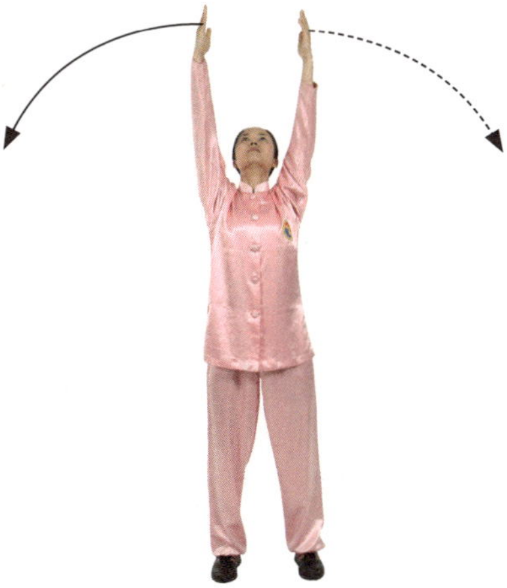　　　　　　　　　　　　图117

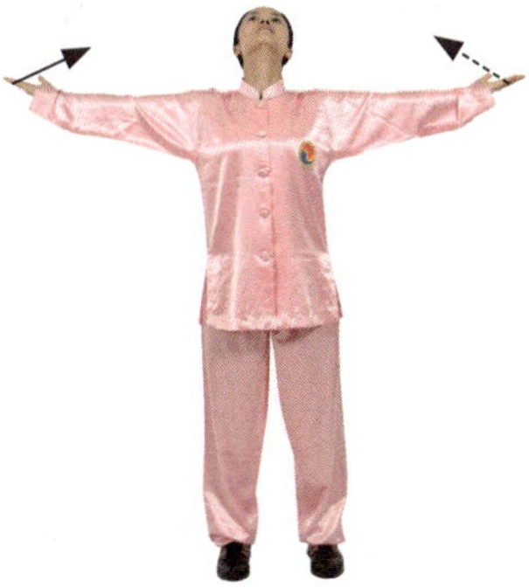

图118

动作三：头转正，两臂外展（图119、图119侧）。

动作四：两手翻掌下落，扶按于腰侧，指尖向下；同时，两脚脚跟缓缓提起，目视前方（图120、图121）。

动作五：两掌沿体侧向下摩运，两脚跟缓缓落下；同时，双腿屈膝下蹲；目视前下方（图122、图122侧）。

本式一上一下为1遍，共做2遍。

第2遍结束时，两臂自然垂落于身体两侧；开步站立，目视前方（图123）。

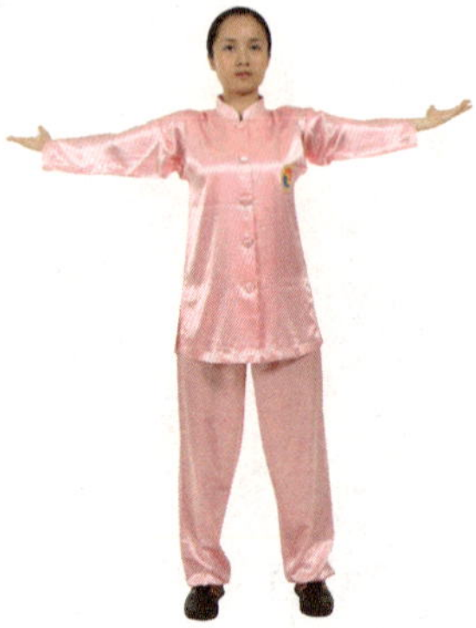

图119 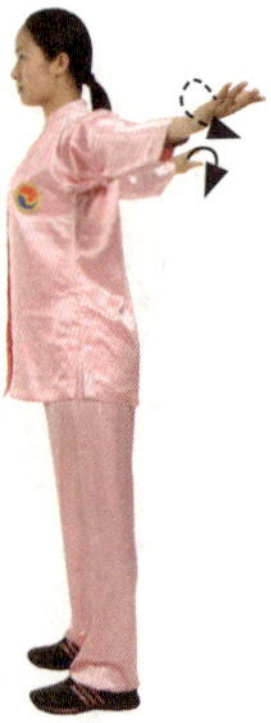　　　　图119侧 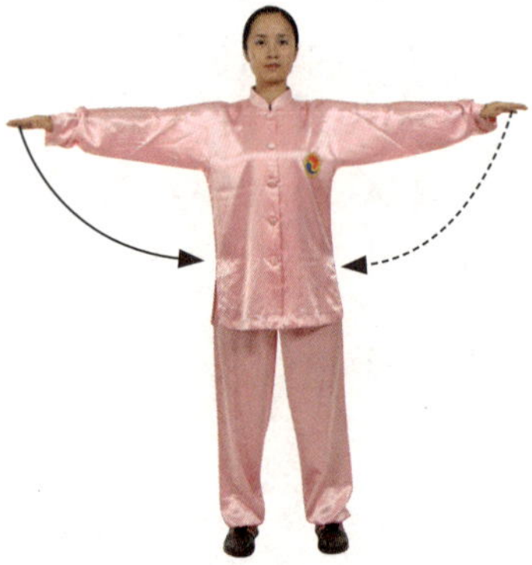　　　　图120

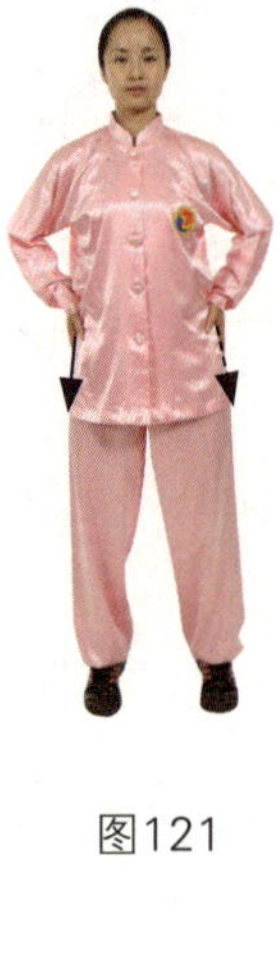

图121 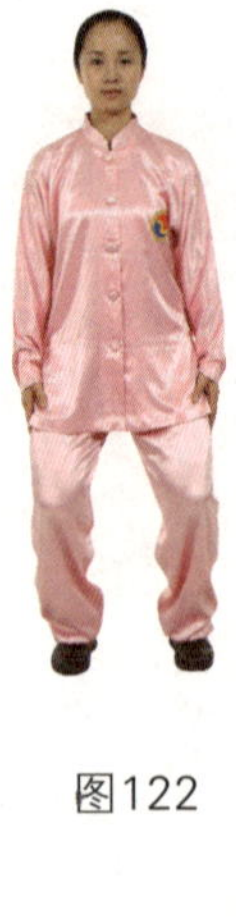　　　图122 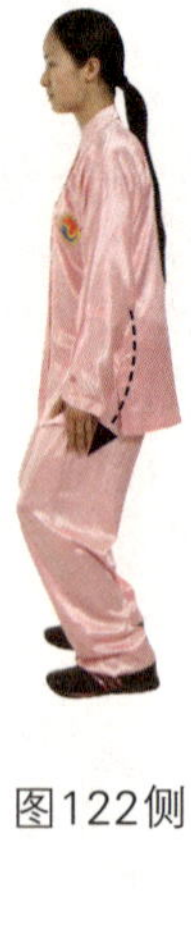　　　图122侧 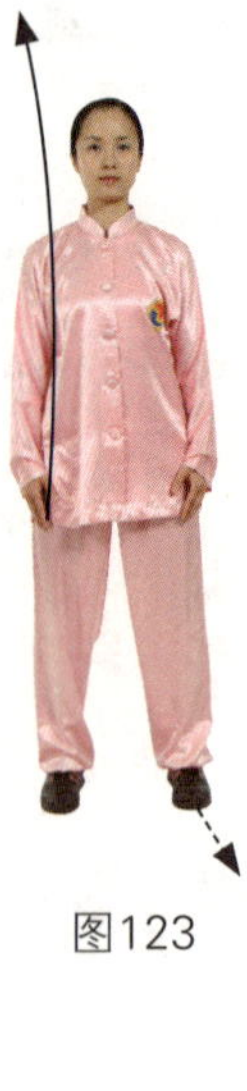　　　图123

【注意事项】

1. 两臂分落至水平，颈部肌肉放松。

2. 掌上举下落时，意念从头面部（瞳子髎穴）经身体外侧（环跳穴）至脚趾端（足窍阴穴）。

【功理作用】

1. 举臂外展，挺胸呼气，可祛除气喘、胸闷等身体不适，并有利于对颈、肩运动不适的预防和调治。

2. 立足可发展小腿后肌群力量，拉长足底肌肉、韧带，提高人体平衡能力。

第十二式　折阴

【技术要领】

动作一：接上式。左脚向前上步；同时，右掌上举，重心前移，右脚跟提起；目视前方（图124）。

动作二：右臂外旋，下落至与肩平，掌心向上；重心后移，目视前方（图125）。

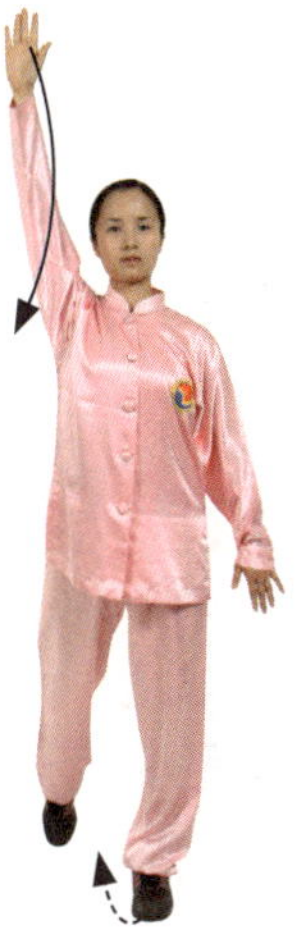

图124 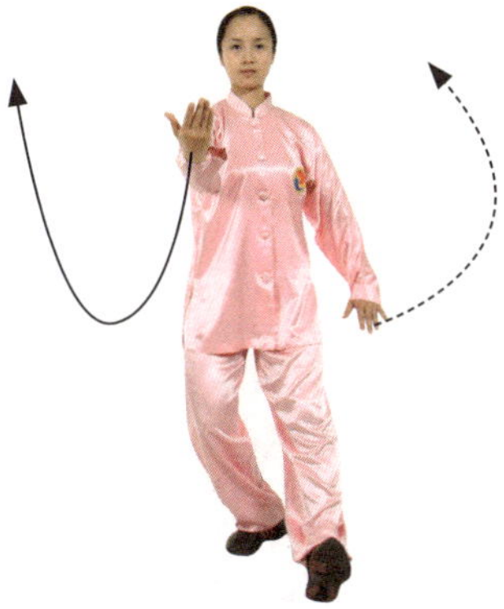　　　　　图125

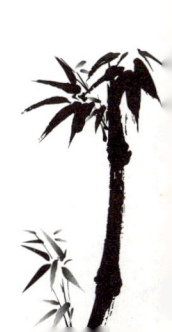

动作三：退步收脚，两掌经体侧平举，掌心向上，转掌心向前拢气，至体前转掌心斜相对，掌指向前，约与肩同宽；目视双掌（图126、图127）。

动作四：身体前俯，转掌指向下拢气；目视双掌（图128）。

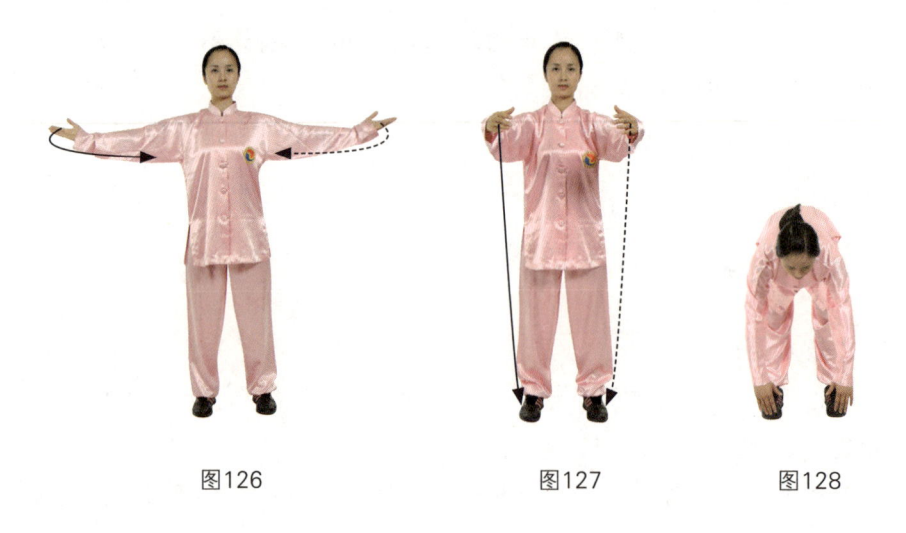

图126 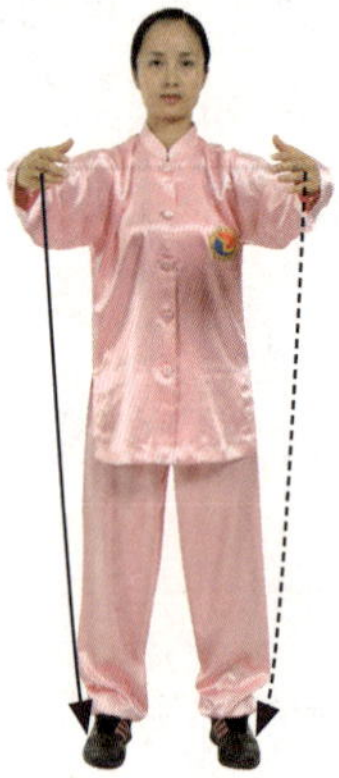　　　　　　图127　　　　　　图128

动作五：双腿屈膝下蹲，随即身体缓缓直立，两掌托气上举至腹前；目视前方（图129、图130）。

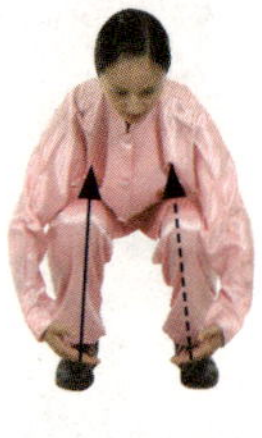

图129 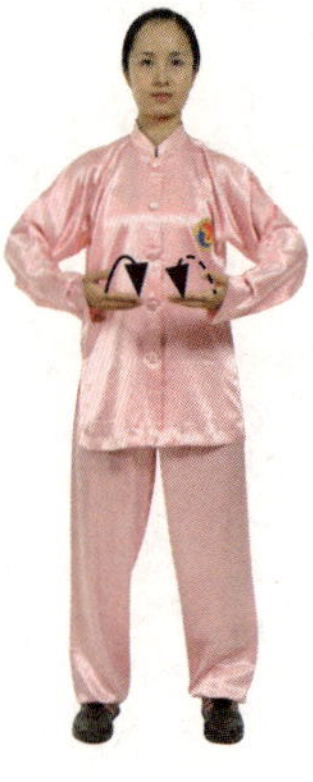　　　　　　图130

动作六：两臂内旋，转掌心向下，两掌下按；两臂自然垂落于身体两侧；目视前方（图131、图132）。

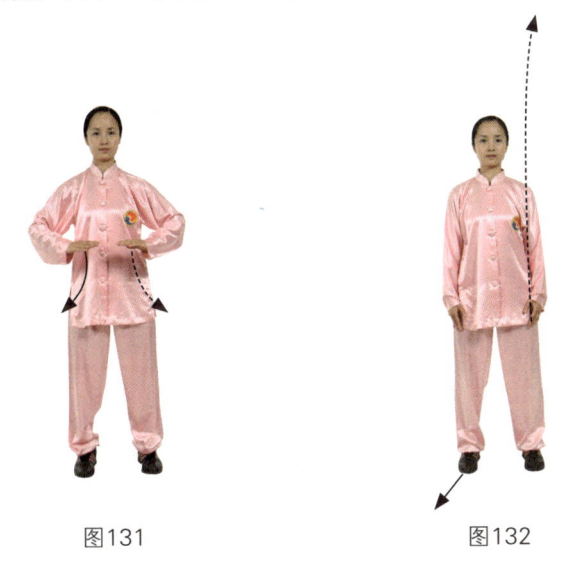

图131　　　　　　　　图132

动作七至十二：同动作一至六，唯方向相反（图133—图141）。本式一左一右为1遍，共做2遍。

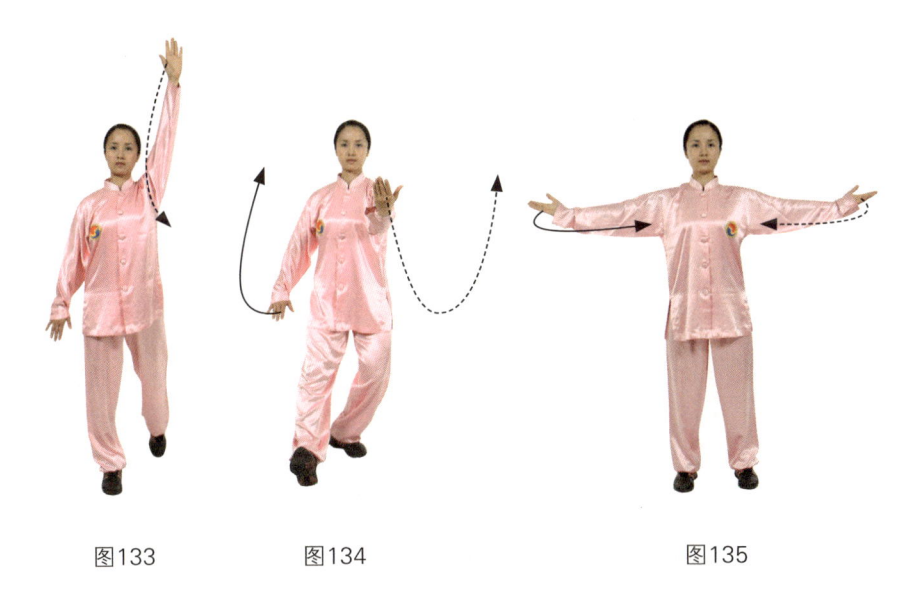

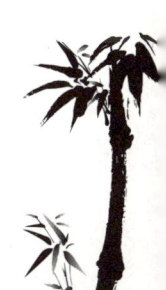

图133　　　　图134　　　　图135

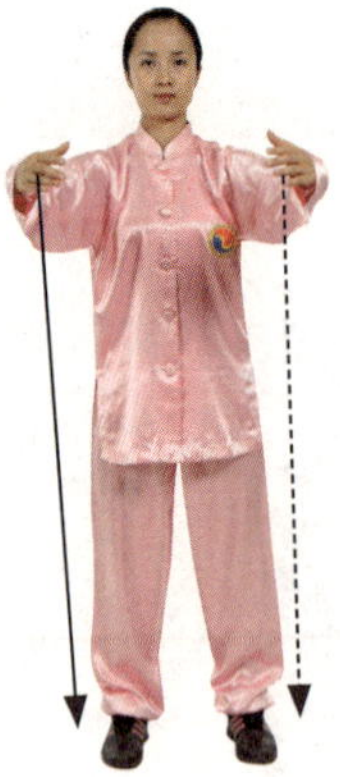

图136 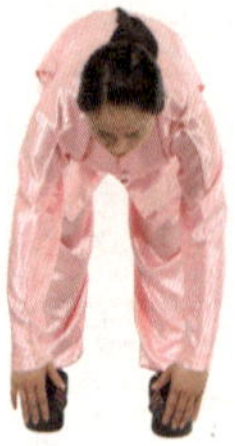　　　　　图137 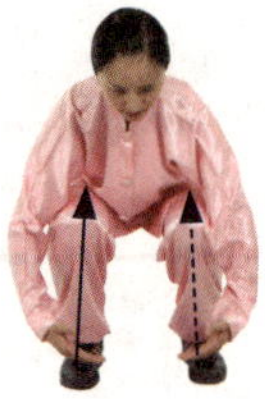　　　　　图138

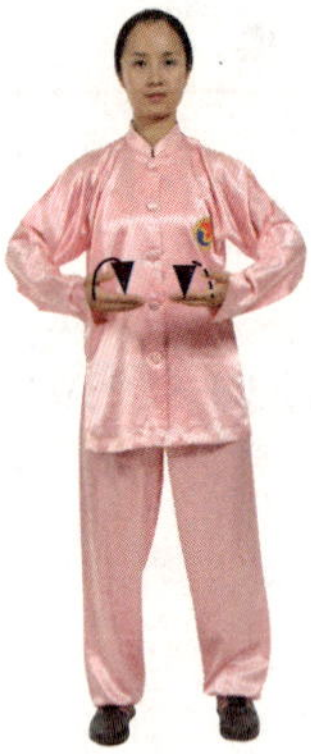

图139 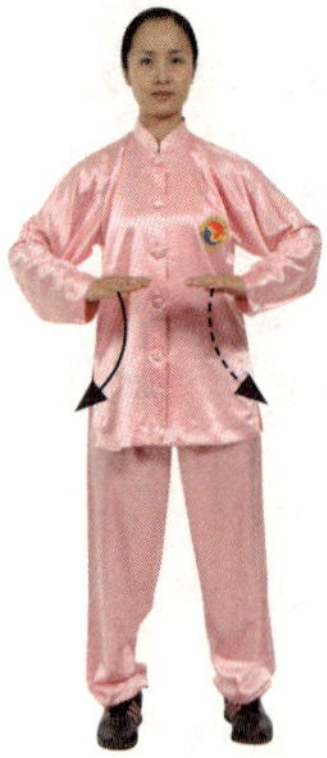　　　　　图140 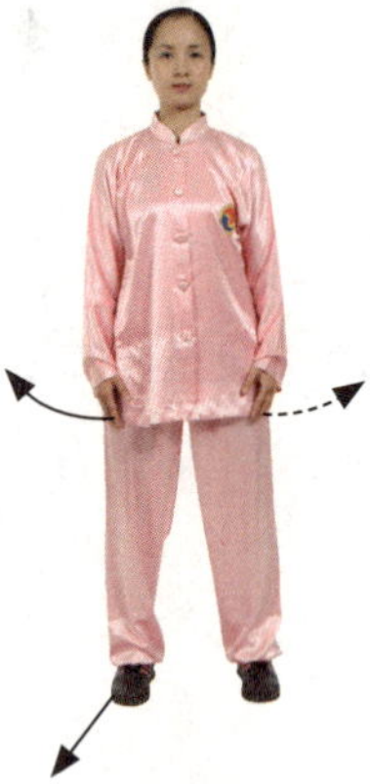　　　　　图141

【注意事项】

1. 上步举掌时，尽量拉伸躯干。

2. 双掌沿下肢内侧上行时，意念从脚趾端（大敦穴）经膝关节（曲泉穴）至腹侧（期门穴）。

【功理作用】

1. 手臂伸举旋落，有利于对肩部运动不适的预防与调治。

2. 折叠前俯，可以有效刺激内脏，并有利于对脊柱各关节运动不适的预防与调治。

收 势

【技术要领】

动作一：两臂内旋，两掌分别向两侧摆起，约与髋同高，掌心向后；目视前方（图142）。

动作二：接上势。两臂外旋，两掌向前合抱于胸前呈抱球状，掌心向内，与胸（膻中穴）同高，两掌手指间距离约为10厘米；目视前方（图143）。

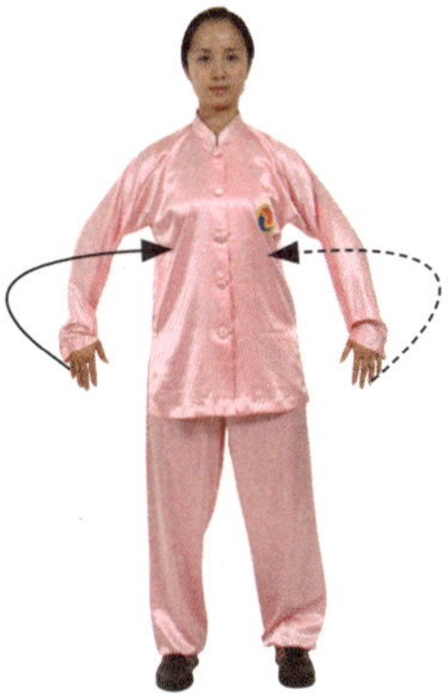

图142

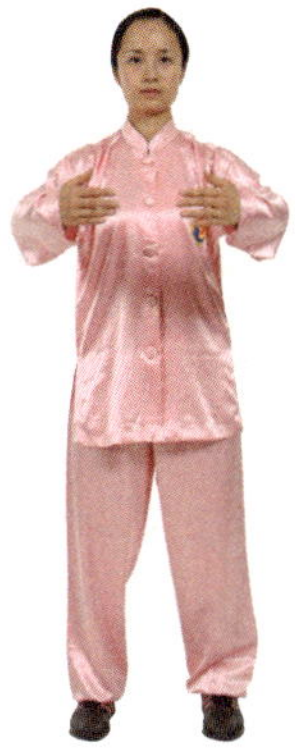

图143

动作三：两掌继续内收，转掌心向上；两肩外展，两掌内旋，摩肋；目视前方（图144）。

动作四：接上势。两臂外旋，两掌向前合抱于上腹前呈抱球状，掌心向内，与胸（中脘穴）同高，两掌手

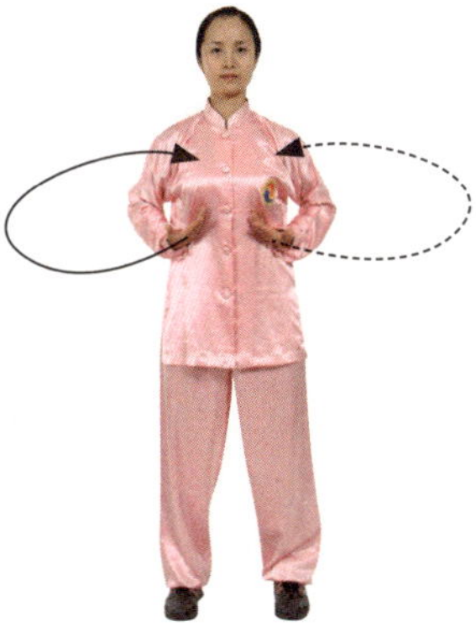

图144

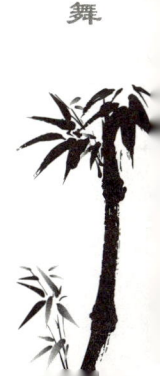

指间距离约为10厘米；目视前方（图145）。

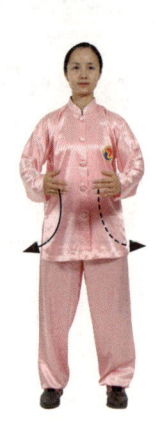

图145

动作五：同动作三（图略）。

动作六：接上势。两臂外旋，两掌向前合抱于下腹前呈抱球状，掌心向内，与肚脐同高，掌指间距离约为10厘米；目视前方（图146）。

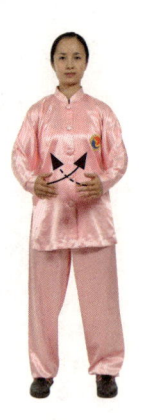

图146

动作七：两掌虎口交叉相握，抚于肚脐；目视前方（图147）。

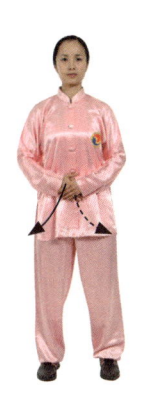

图147

动作八：两掌松开，沿带脉分开至腰侧下按，自然垂落于体侧；并步站立；目视前方（图148、图149）。

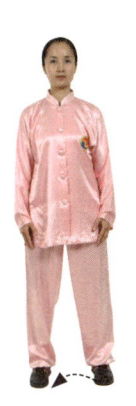

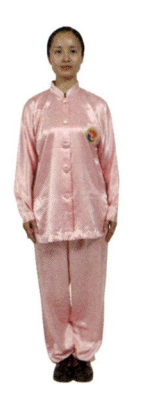

图148　　　　　　　　图149

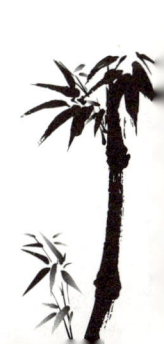

【注意事项】

1. 两掌体前合拢时，身体重心随动微移。

2. 两掌心依次对照胸部（膻中穴）、上腹部（中脘穴）、下腹部（神阙穴），然后按掌。

3. 下按时，意想涌泉穴。

【功理作用】

1. 意想涌泉，平和气息。

2. 引气归元，静养心神。

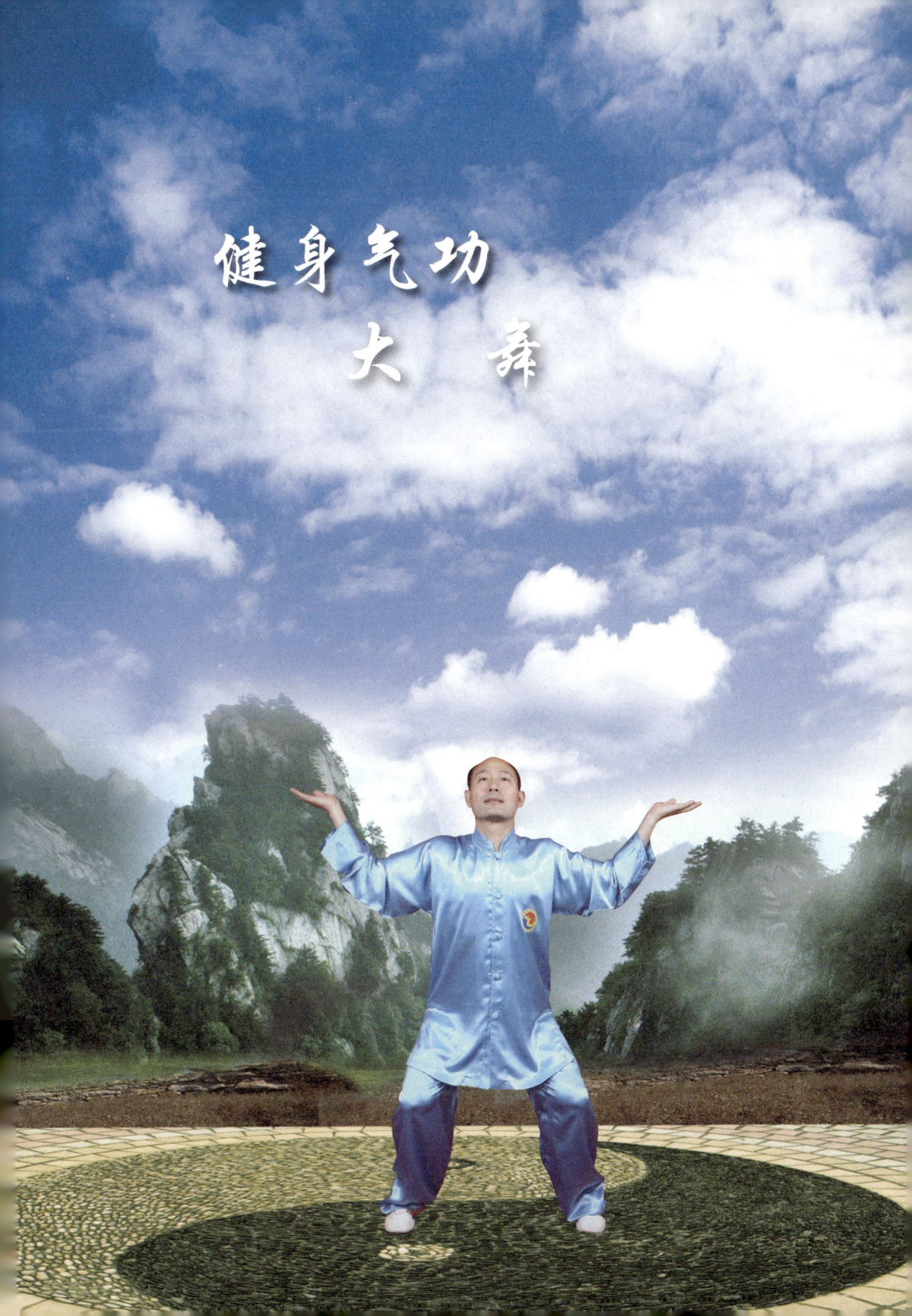

健身气功

大 舞

第一章

健身气功·大舞功法源流

"大舞"一词源于罗泌的《路史》:"阴康氏之时,水渎不疏,江不行其原,阴凝而易闭,人既郁于内,腠理滞著而多重腿,得所以利其关节者,乃制为之舞,教人引舞以利道之,是谓大舞。"在汉代《尚书》里也有习练"宣导郁淤""通利关节"的"大舞"或"消肿舞"的描述。《吕氏春秋·古乐》:"昔陶唐氏之始,阴多滞伏而湛积,水道壅塞,不行其原,民气郁阏而滞著,筋骨瑟缩不达,故作为舞以宣导之。"《黄帝内经》:"中央者,其地平以湿,天地所以生万物也众,其民食杂而不劳,故其病多痿厥寒热,其治宜导引按跷。"从以上文献资料的记述中可知"舞"与"导"直接相关,"舞""大舞"都属于"导引"的范畴,具有相同的功能。

除有关"大舞"的直接文献记载,湖南长沙马王堆汉墓出土的《导引图》人物中"舞"之特征和较多的"舞"之动作,也是编创健身气功·大舞的重要史料。在青海省大通县上孙家寨发掘的新石器时代墓葬中,出土了一件与古代气功有关的"舞"纹彩陶盆。彩陶盆绘有几组人物"舞"的形态,整个画面人物突出,神态逼真。经测定彩陶盆属马家窑文化,距今约5000年。中国古代的原始崖画、壁画、帛画等记载了丰富的"舞"元素。湖北随州出土的曾侯乙编钟及其乐舞,蕴涵了乐舞的多种形式,为研究原始"舞"的运动形式和运动特征提供了重要依据。由此可见,不论是"大舞"的文字记载,还是实物的"舞"之图画,均说明了中华民族祖先运用"舞"来康复疾病的真实性。这些蕴涵"舞"的信息全面而丰富,为研究和编创健身气功·大舞提供了重要依据和启

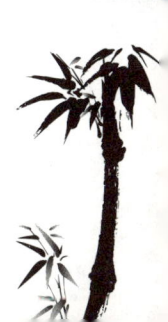

示：第一，大舞产生的时间是唐尧时期，唐尧至今约有5000年历史；第二，大舞产生的地点是中原地带；第三，水道壅塞，不行其原，这种自然气候的变化导致了民气郁阏而滞著，筋骨瑟缩不达，是大舞产生的重要原因；第四，解决民气郁阏、筋骨瑟缩、腠理滞著的方法是以"舞"宣导，以通利关节；第五，利于宣导之"舞"才称为"大舞"，大舞是有意识地、自主地进行的身体活动，以达到促使某些疾病康复的目的。第六，以舞宣导，内容是宣和导，宣是宣发、发散、升发、展开之意，导有导引、疏通，使其恢复之意。

今天编创健身气功·大舞立足于气功健身，突出"通利关节，以舞宣导"的特点，应用升、降、开、合的肢体动作，配合呼吸、意念，调理脏腑，疏通气血，培补元气，康复疾患，从而达到健身的目的。这既是对5000年前中华文化的传承，又体现了与时俱进的思想。通过研究得到的这些共识，为编创健身气功·大舞奠定了坚实基础。

第二章

健身气功·大舞功法特点

一、以舞宣导，通利关节

健身气功·大舞是以古代朴实的舞蹈动作为基础，融合导引的"三调"，来宣发、疏通、调理人体气机，改善气血运行及关节功能的。

在人体运动中，骨起着杠杆作用，骨连结起着枢纽作用，而肌肉收缩则提供了动力。骨与骨之间的每个连结都是一个器官，它的形态结构随着人体内、外环境的改变而变化。健身气功·大舞的主要特点就是通利关节，以舞宣导，即通过髋、膝、踝、趾、肩、肘、腕、掌、指等关节的屈伸、环转等运动，来梳理、柔畅关节筋脉，调和、疏通肢体经络和气血。同时，通过押、拉、旋转、震、揉等方法舞动躯干，达到疏导、通利躯干关节筋脉及相应经络和气血的目的。筋肉是人体外在的系统组织，脏腑是人体内在的系统组织。躯干在舞动中，不仅疏导、通利人体外在的系统组织，还揉按人体内在的组织，从而调和、舒畅五脏六腑的气血运行。

二、以神领舞，以舞练形

传统医学认为，"神"是人体的精、气、血、津液、脏腑、经络、四肢百骸功能活动的外在表现，是人的精神意识活动，是人体生命活动的主宰者。《素问》："心藏神。""心者，君主之官，神明出焉。"又有"神乃形之主，形乃神之宅"之说，可见心神在人体生命活动中的重

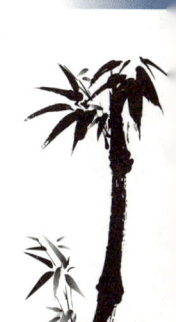

要作用。健身气功·大舞以优美的舞蹈元素为表现形式，其舞的神韵、舞的风采、舞的律动、舞的美感、舞的快乐等，均与气血调和，阴阳平衡，内外协调，产生平和、宁静、甜美的心神是密切相关的。故功法注重以神引领舞姿，以愉悦滋润舞姿，以和谐的舞姿调和内心。舞姿的变化引导着全身运动，带动各关节、肌肉活动，起到调练形体的作用。因此，以神领舞、以舞调心也是健身气功·大舞的主要特点之一。

三、古朴大方，外动内舞

健身气功·大舞传承于古老文化，动作朴实，舞姿柔和，节奏舒缓。这一特点主要来源于"内舞外动"的运动特征。"内舞"是指脏腑、经络、气血的运动及其有规律的变化。"外动"是指人体是一个有机整体，有其内必现其外。因此需要在运用传统医学原理对人体生理功能归纳总结的基础上，通过优美的舞姿来达到外导内引、内生外发、内外合一的目的，使外在的舞姿、动势对内在的生理活动起到顺水推舟之效。

四、身韵圆和，意气相随

"身"指身法，是外显的动作，如以脊梁为轴线的躯干做上提、下沉、内含、外腆、横拧、倾仰、冲靠、划圆、侧提等动作，带动四肢展现出各种舞姿或体态。"韵"指规律，是内在的表现，如气韵、呼吸、意识、情感、神采等。当艺术的"韵"与健身气功·大舞的具体动作相结合时，就形成了健身气功·大舞独特的律动性，体现出健身气功·大舞圆和的神韵和风采。

健身气功·大舞中身韵的表现，主要体现在意气相随中阴阳的开合变化。如"震体势"，是以中焦为开合的原点，做上提下沉的舞姿，与脾胃的升清降浊功能相应。又如"揉脊势"，以胸为原点，分别做合、含、屈、降和开、腆、伸、仰、宣发的动作，与肺主气、司呼吸、宣发肃降的生理功能相应。此功法还十分注重臀部的摆动，其摆臀形成"三道弯"的动作，既体现了古老朴实的优美舞姿，又带动了脊柱的旋转屈伸，导引了督脉气机，使日常生活中活动较少的部位得到了锻炼，还起到了牵引经络、筋骨与调和气血的作用。

五、刚柔相济，鼓荡气息

人是由不同的组织系统构成的有机整体，运动中各系统间是相互协调配合的。人的运动既是完美的"舞蹈"，又是可以发出不同音律的"乐器"。健身气功·大舞就是这样的运动，它的舞姿既舒展大方、松柔缓慢，又有着内在的阳刚之美。例如"开胯势"，上肢松柔缓慢地摆动如春风摇柳，而髋、肩关节左右上下运动则是相对用力的抻拉与相合。整个动作既表现出舞的动律感，又体现了阴阳相间、刚柔相济的传统养生思想。

呼吸吐纳则是指在自然中鼓荡气息，即在舞动中，胸廓和腹部随着舞的抻、拉、旋转等变化，自然地扩张、收缩与起伏，呼吸也随之自然吐纳，在自然中鼓荡气息，达到揉按脏腑的作用。

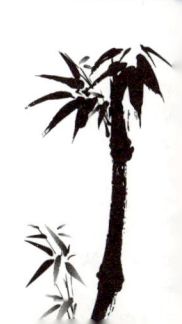

第三章

健身气功·大舞功法基础

第一节　精神放松　气定神敛

　　精神放松，即要求习练者在练功时须排除杂念，放松思想，除当前的练功意识之外，不再有与其无关的思想活动。即使是在以舞进行动作导引时，心理活动也要进入自然和美的放松状态，不去刻意强求其意识活动。杂乱的念头和刻意强求的心理会扰乱宁静、甜美的心态，使大脑神经紧张度增高，影响健身效果。

　　气定神敛，即在精神放松的基础上内守，做到身心合一。习练健身气功·大舞时，精神意识要保持平静、甜美感，力争做到与优美快乐的舞姿和谐统一，气定神敛。人的七情活动与脏腑有着密切关系，过度的情绪变化会损伤相应脏腑，而愉悦的情绪可使人身心放松，内气柔和松畅，有益于气血运行。俗话说"笑一笑，十年少；愁一愁，白了头"，意思就是笑可以解忧愁、消百病。故气定神敛的甜美心态与以舞宣导相结合，更有益于健身效果。

第二节　呼吸自然　气随形运

　　呼吸自然，即在没有任何主观意识调节或控制下进行呼吸。气功调息的方法很多，但多是由主观意识主导下的调控呼吸。健身气功·大舞的呼吸要求自然呼吸，呼吸的节奏由舞姿的变化决定，整个呼吸过程均为人的本能呼吸，不受主观意识的诱导或控制。

呼吸自然，目的是确保呼吸之气的流畅，它不仅有利于功法习练中肢体动作的放松与协调，更有利于人的精神放松。若普通练习者有意追求舞蹈呼吸的艺术性，则容易产生"风""喘""气"等三相，即呼吸中有声（风相）、无声而鼻中涩滞（喘相）、不声不滞而鼻翼翕动（气相）。这与传统养生思想中倡导的"松静自然"相矛盾，会影响健身气功·大舞以舞宣导、通利关节的健身效果。

第三节　刚柔相济　柔和圆润

健身气功·大舞动作柔中有刚，刚中带柔，对四肢导引舞动与身体躯干和谐运动有着较高要求。躯干是人体的"支柱"，起着承上启下、连接四肢的作用。腰是人体运动的"轴心"，是身体上与下的连接点。肩与髋关节则是肢体与躯干的结合点。在健身气功·大舞的习练中，这些部位只有刚柔相济、协调一致，才能体现出其宣导的律动感以及和谐、轻盈、灵活的美感，使人享受愉悦、陶冶性情。

健身气功·大舞是以舞宣散郁结的气血，疏导不畅通的经络，达到通利关节、调和脏腑的目的。因此，在学练健身气功·大舞时，既要重视肢体枝节末梢的宣导，也要重视腰、躯干之根结的舞动，这样才能充分地引动肢体抻展，使动作做到柔和圆润，达到在内揉按脏腑，在外疏理筋脉、通利关节、以舞宣导的整体健身效果。

第四节　神韵相随　应律而动

神韵相随，即人的心神要与音乐和谐一致。健身气功·大舞的音乐缓慢悠扬，对于习练者顺利进入练功状态很有帮助。习练者应使身心融入到音乐的旋律中，与韵律和谐一致，应音乐之律而舞动。这样，不仅可以从音乐中得到动作的相应提示，而且还能够营造轻松愉快、安宁舒适的良好心境。

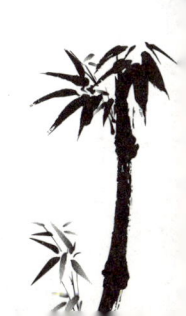

轻身慢舞，即练功中身姿要做到放松、轻盈，同时舞动的导引必须连绵不断、缓慢推进。轻身与慢舞是相辅相成的，身姿的放松有利于导引动作形如抽丝、连绵不断，缓慢的舞动导引又有利于身体的放松。同时，轻身慢舞还有利于精神放松，进入相应的练功状态。只有做到神韵相随、应律而动，气血的升降开合相对不受主观意识影响，健身气功·大舞的导引才能更好地发挥疏导经络、调和气血的作用。

第四章

健身气功·大舞功法技术

第一节　动作名称

预备势　　　　　　　第五式　揉脊势
第一式　昂首势　　　第六式　摆臀势
第二式　开胯势　　　第七式　摩肋势
第三式　抻腰势　　　第八式　飞身势
第四式　震体势　　　收　势

第二节　动作图解、技术要领及健身作用

预备势

【技术要领】

动作一：两脚并拢，两腿自然伸直站立；两臂自然垂于体侧，两掌心轻贴腿外侧；下颏微收，头正颈直，竖脊舒胸，周身中正，唇齿合拢，舌尖放平，轻贴上腭，自然呼吸，面带微笑，目视前下方（图1）。

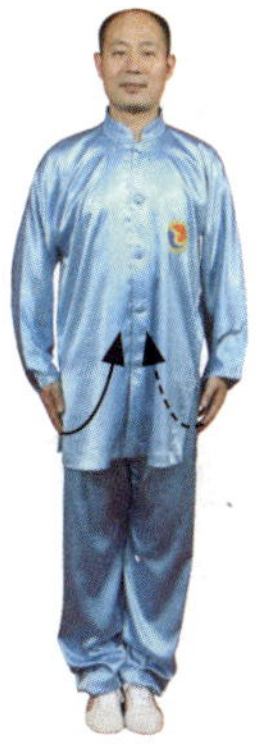

图1

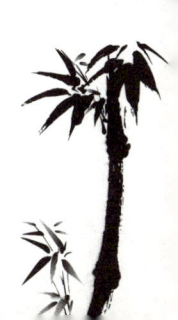

动作二：屈肘，两掌于腹前十指相对，掌心向上，缓缓上托，与膈肌同高；目视前下方（图2）。

动作三：接上动，动作不停。两掌指尖向前、向两侧分开外展约与肩等宽时，向内旋腕，转掌心斜向上，指尖向侧上方（图3）。动作不停，两臂弧线上举，左、右手举至额部前上方约30°，两手臂夹角约90°，两臂微屈成弧形，掌心斜相对，同时配合吸气；动作略停，目视前上方（图4）。

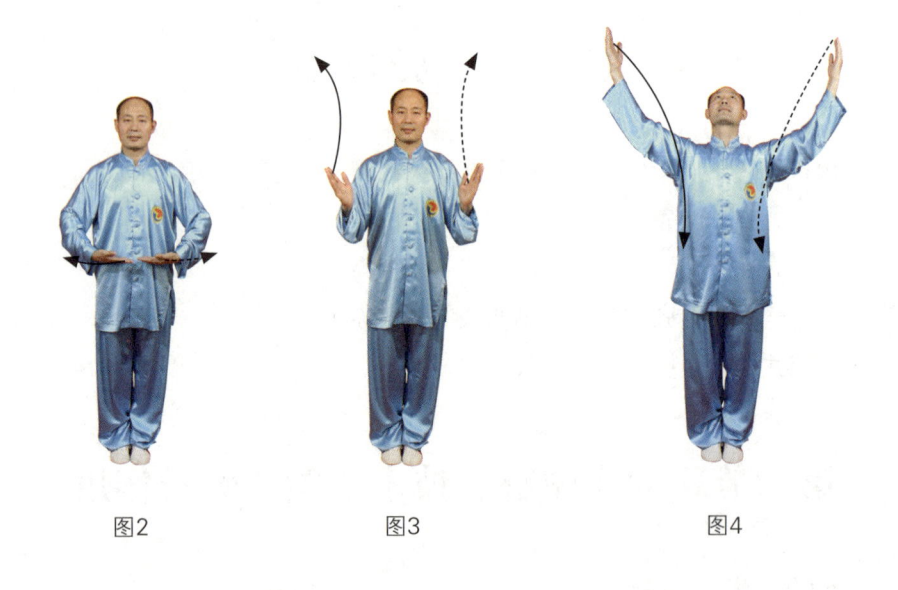

图2　　　　　　图3　　　　　　图4

动作四：两臂屈肘内收，两手收至胸前，十指相对，掌心向下，两掌下按与肚脐同高，相距10厘米，引气归元；同时，屈膝下蹲约45°，配合呼气；目视前下方（图5）。

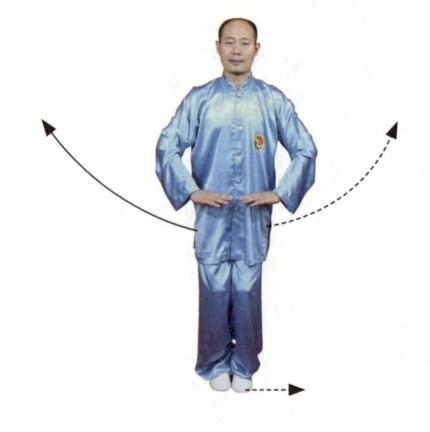

图5

【注意事项】

1. 百会上领，周身中正，呼吸自然。
2. 松肩虚腋，腰腹放松，尾闾下垂，微微提肛。
3. 气沉丹田，心平气和，面带微笑。

【功理作用】

1. 气沉丹田，内安脏腑，外松筋骨，利于气血运行，为练功做好准备。
2. 心神宁静，心静气定，气定神敛，利于心理调节。

第一式 昂首势

【技术要领】

动作一：接上式。左脚向左开步，脚尖向前两脚略宽于肩，两膝自然伸直；同时，两手臂侧起至侧平举，肘微屈，掌心向上，指尖向外；配合吸气，目视前方（图6）。

动作二：屈膝下蹲约45°；同时抬头翘尾，脊柱反弓，沉肩落肘，腕关节外展，掌心向上，掌根与耳同高，指尖向外，配合呼气；动作略停，目视前上方（图7）。

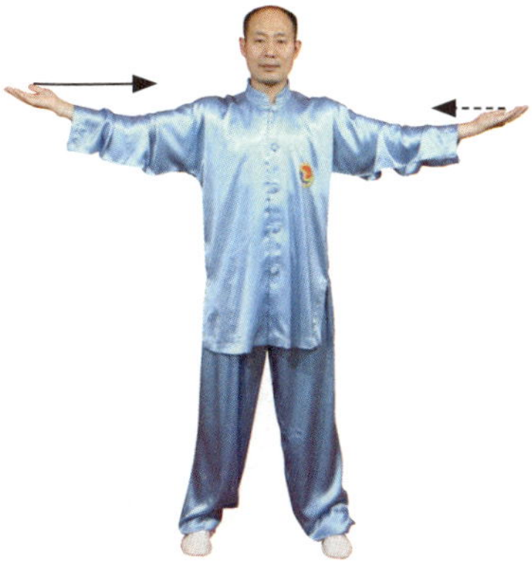

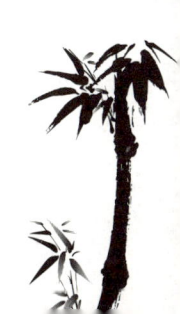

图6 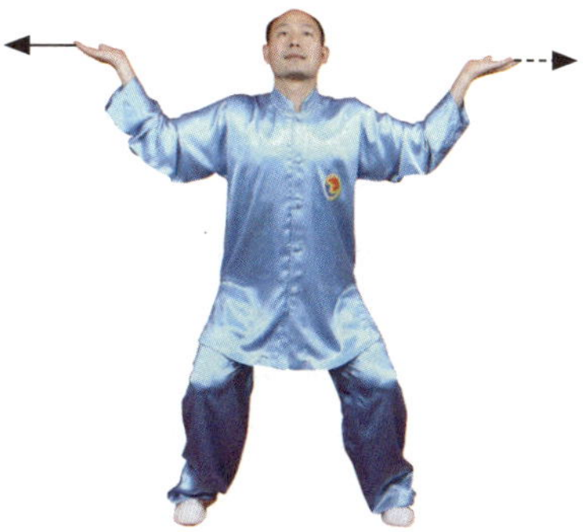　　　　　　　图7

动作三：两膝自然伸直；同时下颏回收，头中正，尾闾下垂，躯干伸直，两臂外展成侧平举，肘微屈，掌心向上，指尖向外；配合吸气，目视前方（图8）。

动作四：重心右移，左脚收回并步，两膝伸直；同时两臂向上环抱，指尖相对，掌心斜向下；配合吸气，目视前方（图9）。

然后，引气归元，两掌经体前下按至肚脐同高，相距10厘米，指尖斜相对；同时，屈膝下蹲约45°；配合呼气，目视前下方（图10）。

图8

图9

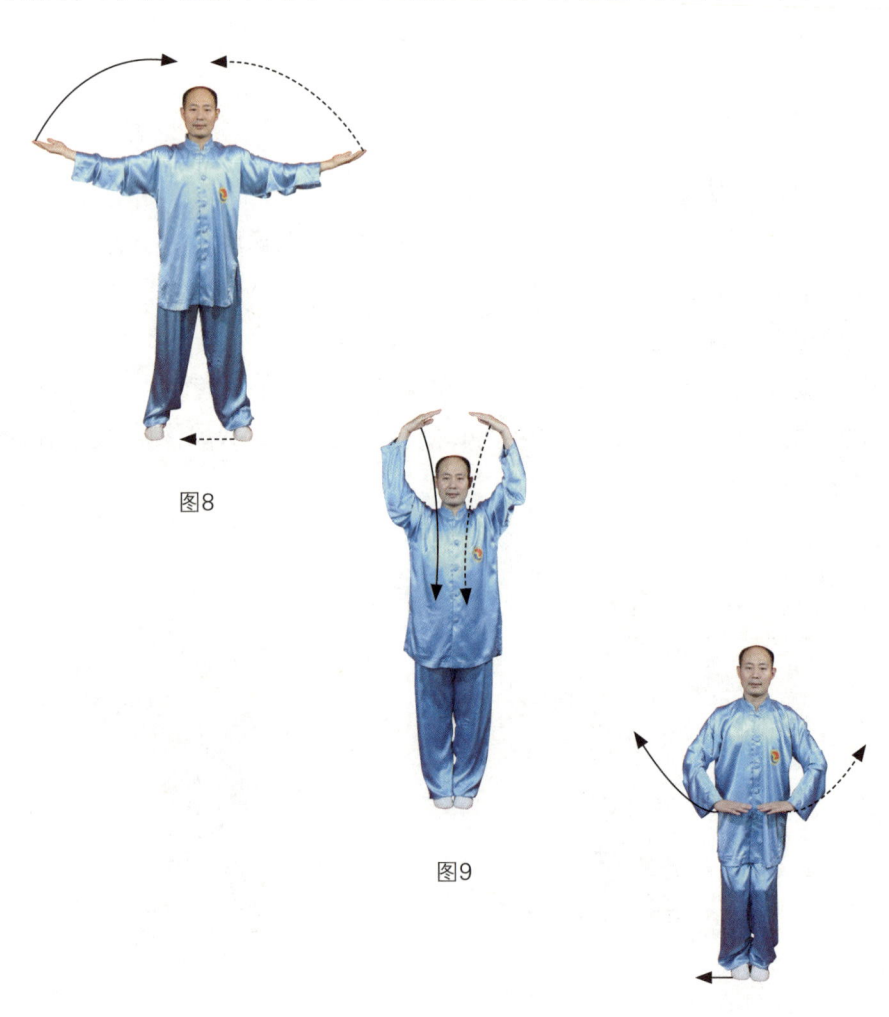

图10

270

动作五至动作八：同动作一至动作四，唯左右开步相反（图11—图15）

本式昂首翘尾，一左一右各做1遍。

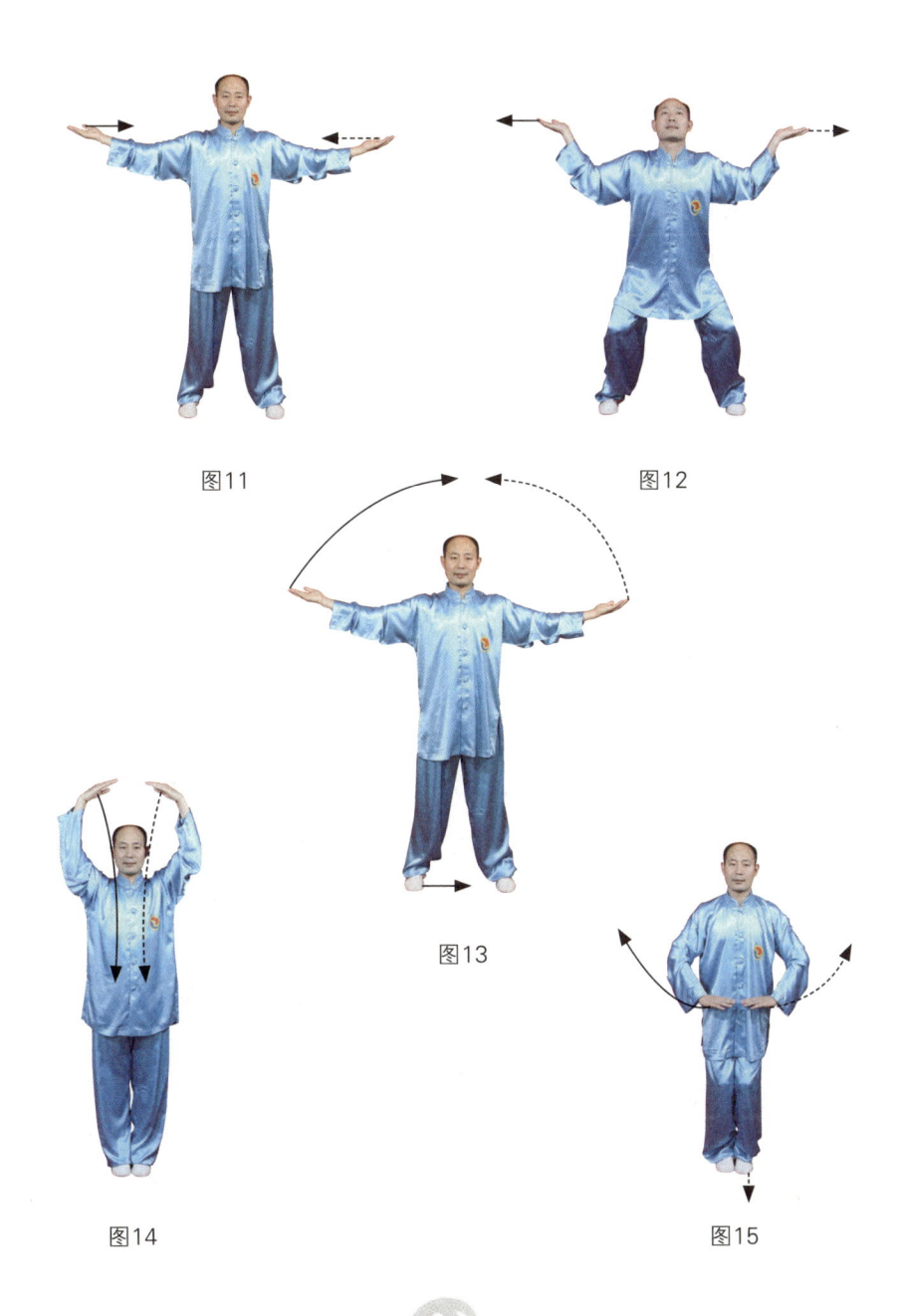

图11

图12

图13

图14

图15

【注意事项】

1. 下蹲脊柱反弓时，以两肩胛之间的神道穴为点，左右肩胛、头、尾部均向神道穴收敛和适度挤压，收敛挤压时肩胛稍前，头、尾部稍后；起身直立时左右肩胛先松开，随之头、尾部松开。

2. 下蹲时，沉肩、坠肘、压腕（即腕关节充分伸展）。

3. 颈椎病、腰间盘突出患者做下蹲脊椎反弓时，要根据身体情况量力而行，动作幅度应由小到大，循序渐进。

4. 起身时，动作要缓慢。

【功理作用】

1. 通过重复脊椎反弓的动作，可以有效牵引椎间关节。

2. 通过下蹲和刺激神道穴，能够增强下肢力量和平衡能力，同时对脊柱、心、肺有较好的调理作用。

3. 脊柱反弓和伸展胸腹，有利于改善胸、腹腔的血液分布。

第二式　开胯势

【技术要领】

动作一：接上式。重心右移，左脚向左前方约30°上步，成左弓步；同时，两臂侧起至头顶前上方约30°，掌心相对，相距约20厘米，指尖向上，肘微屈；两臂侧起时，先掌心向后，侧起至45°时，两臂外旋，逐渐转掌心向上，经侧平举至头顶前上方；配合吸气，目视前方（图16）。

动作二：接上动，动作不停。右脚上步至左脚内侧，脚掌着地成右丁步，左膝微屈；同时，沉肩坠肘，两手下落至额前，与额相距约5厘米，掌心相对

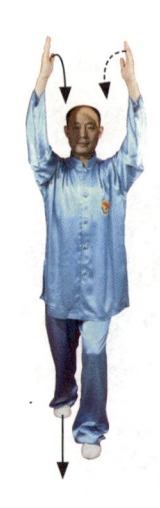

图16

约20厘米；目视前方（图17）。

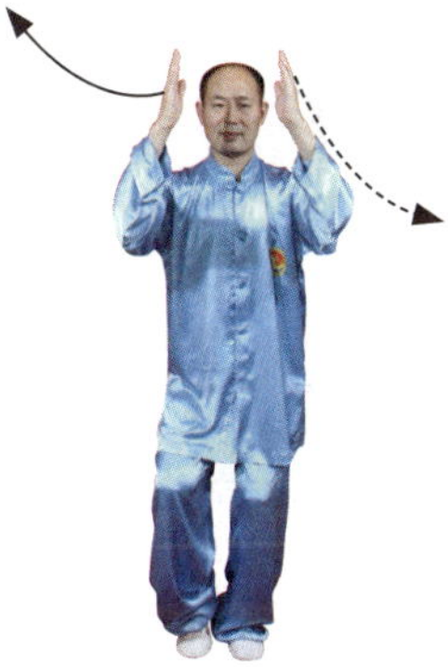

动作三：接上动，动作不停。重心在左脚，屈膝下蹲约45°；臀部向左摆，以右脚掌为支点，右膝外开，带动右腿外旋，牵引右胯；同时，两臂向两侧展开、外撑，左掌向左撑至与肩同高，掌心向右上方，指尖向左上方，肘微屈，手臂成弧形，右掌至右上方约45°，成弧形，掌心向玉枕穴，指尖向上，配合呼气，动作略停，目视左手（图18、图18背）。

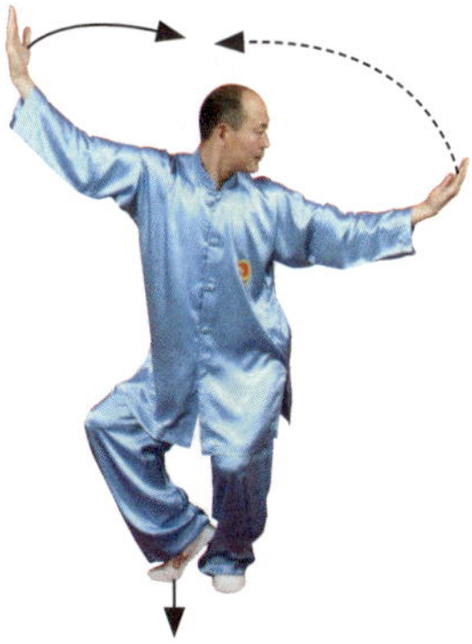

图17

图18

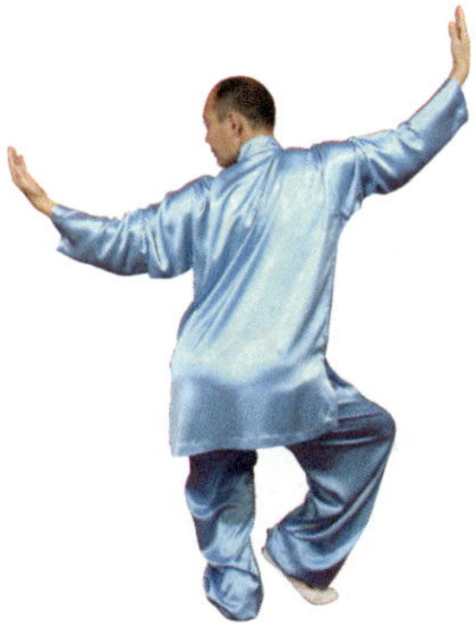

图18背

动作四：左膝伸直，右脚向右前方约30°上步，成右弓步；同时，两臂侧起至头顶前上方约30°，掌心相对，相距约20厘米，指尖向上，肘微屈；配合吸气，目视前方（图19）。

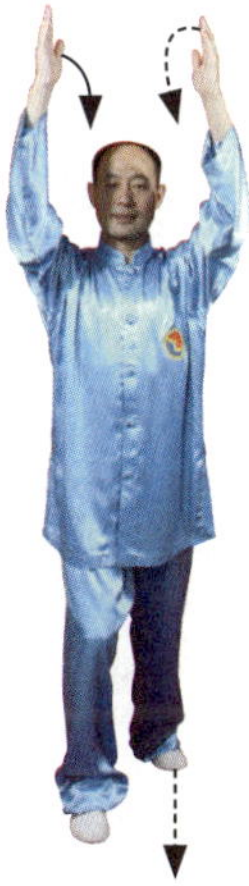

图19

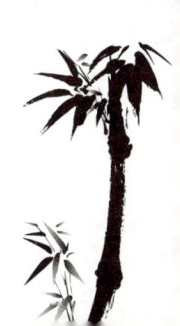

273

动作五至动作六：同动作二至动作三，唯左右相反（图20、图21、图21背）。

动作七：右膝伸直，左脚向左后方约30°退步，成右虚步；同时，两臂侧起至头顶前上方约30°，掌心相对，相距约20厘米，指尖向上，肘微屈；配合吸气，目视前方（图22）。

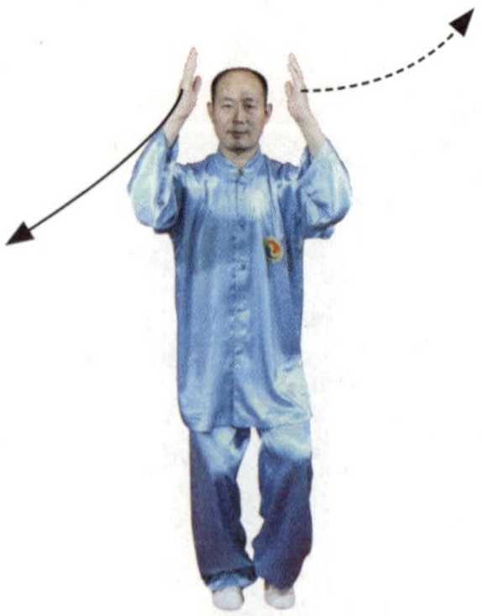

图20

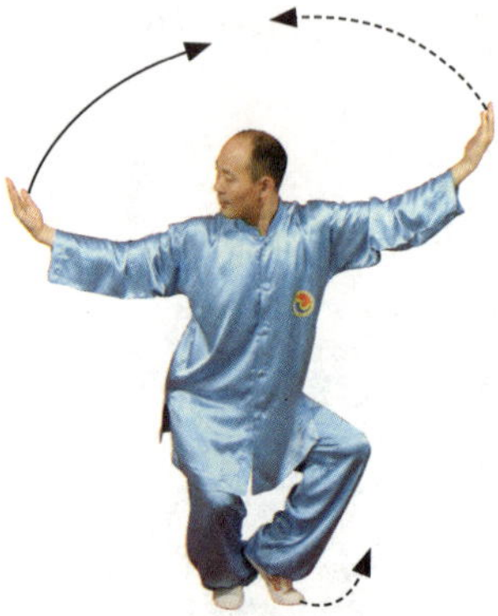

图21

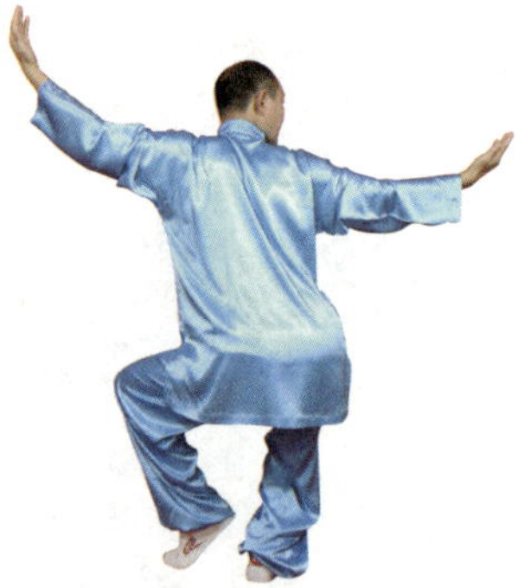

图21背

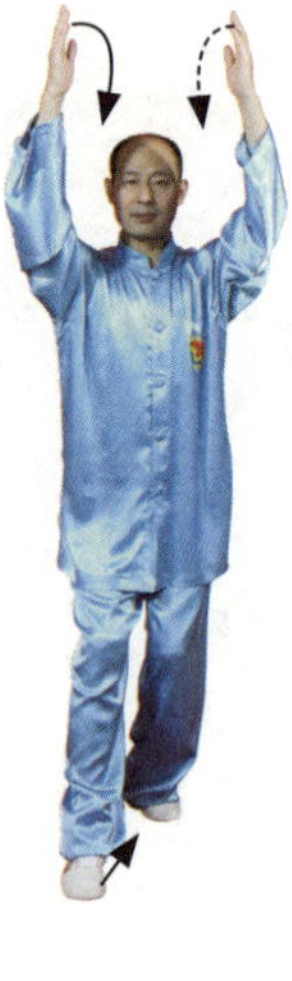

图22

动作八：右脚退步至左脚内侧，脚掌着地，成右丁步，左膝微屈；同时，沉肩坠肘，两手下落至额前，与额相距约5厘米，掌心相对约20厘米，指尖向上；目视前方（图23）。

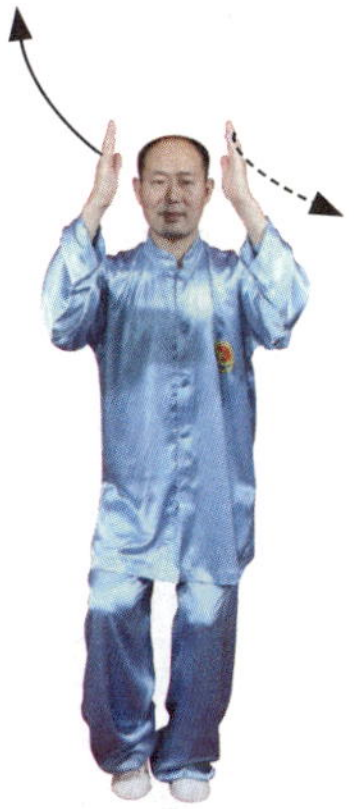

图23

动作九：左腿屈膝下蹲约45°；臀部向左摆，同时，以右脚掌为点，右膝外开，带动右腿外旋，牵引右胯；两臂向两侧展开、外撑；左掌向左撑至与肩同高，掌心向右上方，指尖向左上方，肘微屈，手臂成弧形；右掌至右上方约45°，成弧形，掌心向玉枕穴，指尖向上，配合呼气，动作略停，目视左手（图24、图24背）。

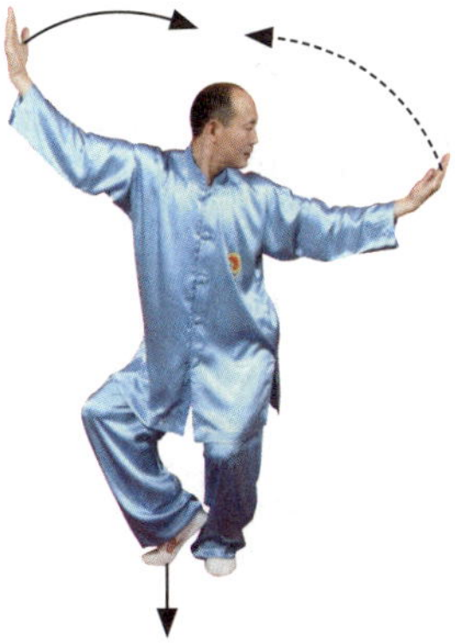

图24 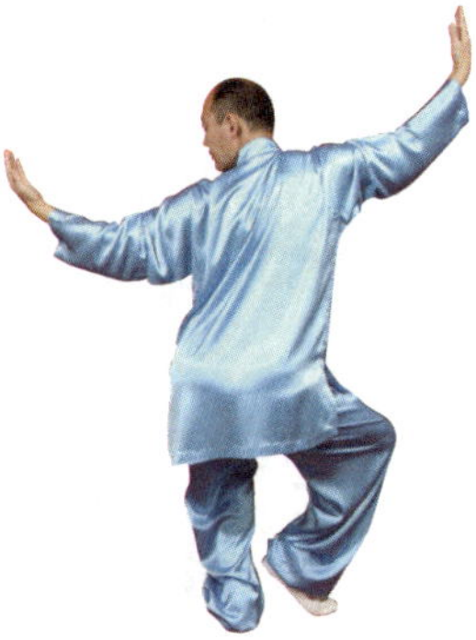　　　　　　　　图24背

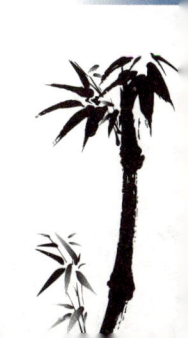

275

动作十至动作十二：同动作七至动作九，唯左右相反（图25、图26、图27、图27背）。

本式上步一左一右开胯做1遍，退步一左一右开胯做1遍。

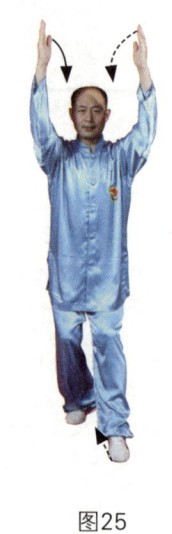

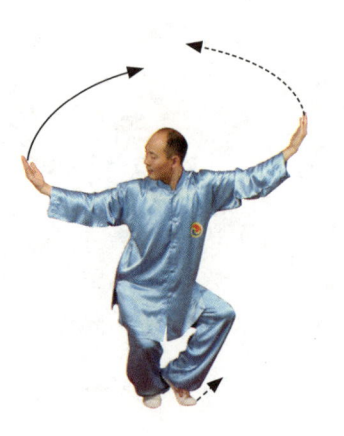

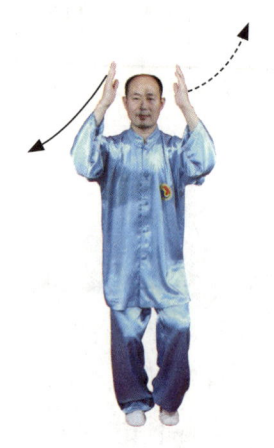

图25　　　　　　　　　图26

图27　　　　　　　　　图27背

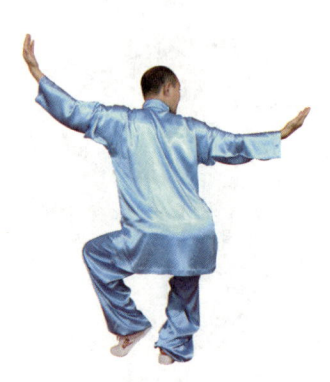

动作十三：接退步中的左丁步开胯（图28），重心在右脚，左脚向左开步，两脚平行，略宽于肩，两膝自然伸直；同时，两臂展开成侧平举，肘微屈，掌心向上，指尖向外；目视前方（图29）。

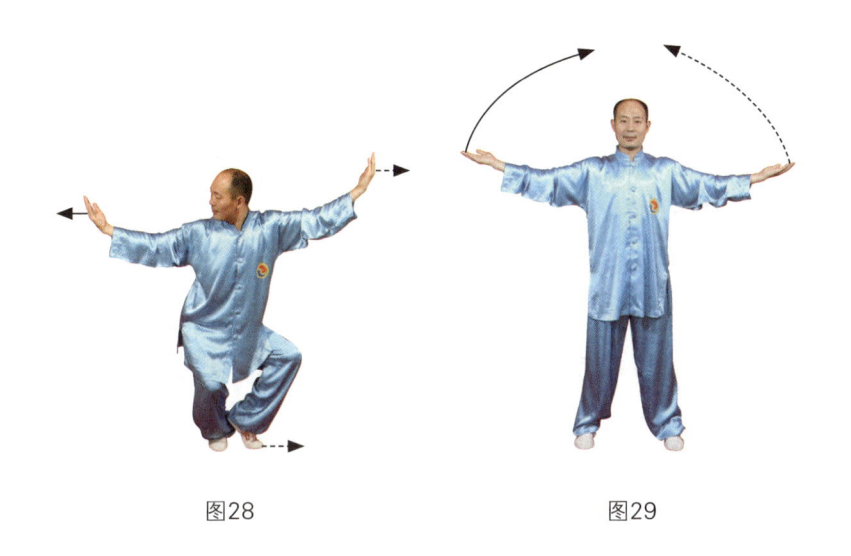

图28

图29

动作十四：两臂向头顶上方环抱，指尖相对，掌心斜向下。配合吸气，目视前方（图30）。

动作十五：松肩坠肘，两掌经体前下按，引气归元，按至腹前与肚脐同高，相距10厘米，指尖斜相对；同时，屈膝下蹲约45°；配合呼气，目视前下方（图31）。

【注意事项】

1. 向左（右）摆臂，

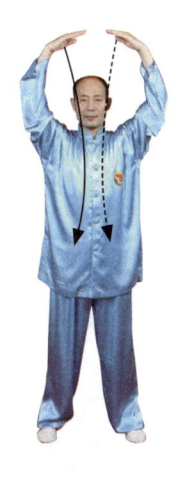

图30

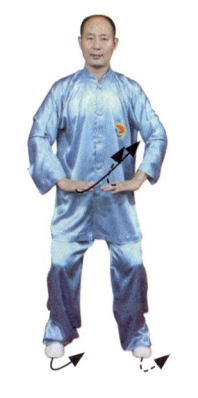

图31

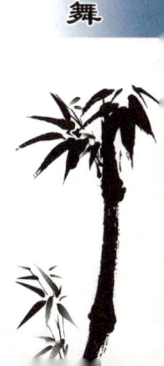

右（左）腿外旋时要充分，且有左右的撑劲。

2. 两臂展开时，肩胛要向左右拉开；同时，头向左（右）平转。

3. 臀部左右摆动时，以胁肋部的两侧协调引伸，带动尾椎至颈椎逐节拔伸，动作要柔中带刚。

4. 上步、退步要平稳，动作应缓慢。

5. 脊柱侧屈伸时，其动作幅度要根据练习者的柔韧能力而定，不可强求。

【功理作用】

1. 本式通过开合旋转来拉伸肩、髋，可起到以大关节带动小关节、以点带面的作用，以通利关节。

2. 在开胯时，通过脊柱做侧屈、侧伸，两臂左右伸展，牵引胁肋部，配合大敦穴点地外旋，以起到舒肝理气、疏导气血的作用，并增强下肢力量和平衡能力。

第三式　抻腰势

【技术要领】

动作一：接上式。重心左移，右脚内扣，重心由左向右移动，以左脚跟为轴，脚尖外展约90°，身体随之左转约90°；同时，两掌合于膈肌处，随后微上提，掌根桡侧与胸相距约10厘米，指尖向前上方；目视前方（图32）。

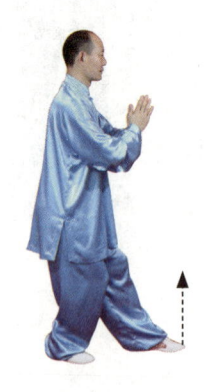

图32

动作二：右腿自然伸直，左膝上提，小腿、脚尖下垂，脚趾内扣；同时，掌根与膻中穴同高，掌根桡侧与之相距约10厘米，指尖向前上方，与垂线约30°；目视前方（图33）。

动作三：右腿伸直，左脚尖上跷，向前蹬出，左腿伸直；目视前方（图34）。

动作四：屈右膝，左脚向左前方约30°上步，成左弓步；目视前方（图35）。

动作五：两脚不动，躯干前倾约45°；同时两掌向前上方伸出，先目视前上方，当手臂伸直时，下颏回收，目视前下方；同时，两臂前伸至上臂内侧贴耳，右脚跟向后下方牵引；配合吸气，动作略停（图36）。

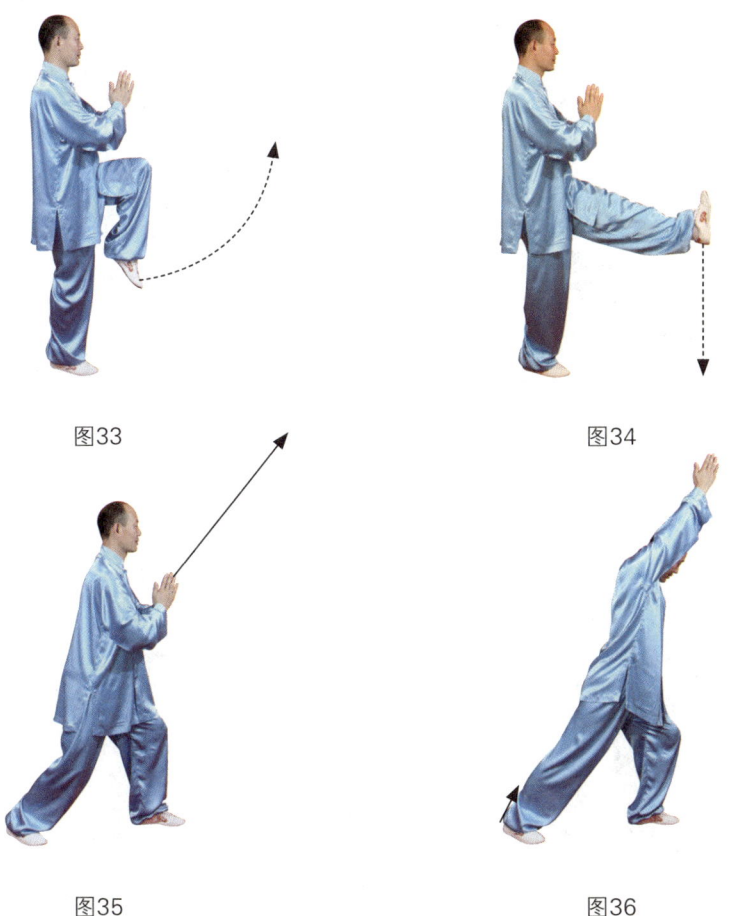

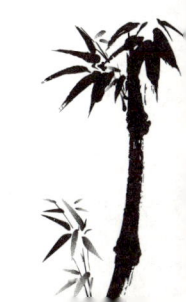

图33

图34

图35

图36

动作六：左脚不动，右脚跟离地，右脚趾抓地；同时，手臂持续向前上方引伸；配合吸气，动作略停，目视前下方（图37）。

动作七：重心后移，右脚跟落地，随后屈右膝，同时，左脚掌趾跷起，左腿伸直、翘臀、塌腰、挺胸、抬头；两掌收回于膻中穴，掌根桡侧与膻中穴相距约15厘米，指尖向前上方，与垂线相距约30°；配合呼气，动作略停，目视前上方（图38）。

动作八至动作十三：重复动作二至动作七1遍。

动作十四：接上动。起身，右腿微屈，左脚掌内扣约135°（图39），重心左移，右脚尖外展约135°，同时身体右转约180°；目视身体的前方（图40）。

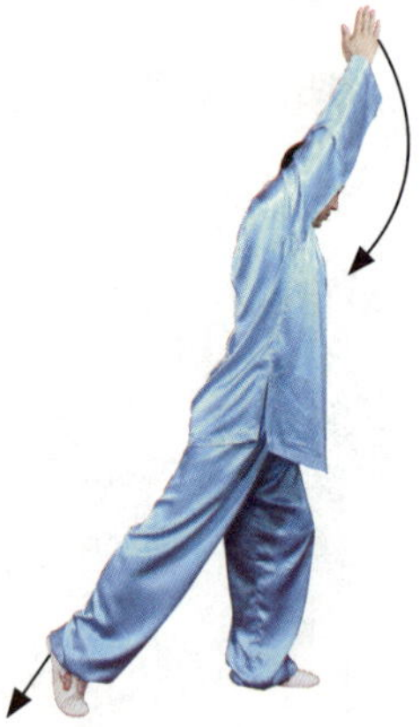

图37

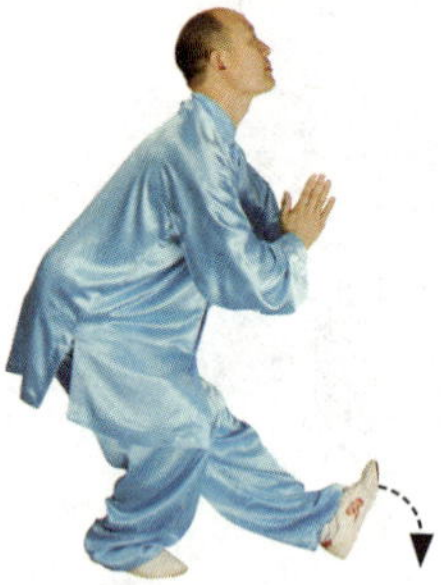

图38

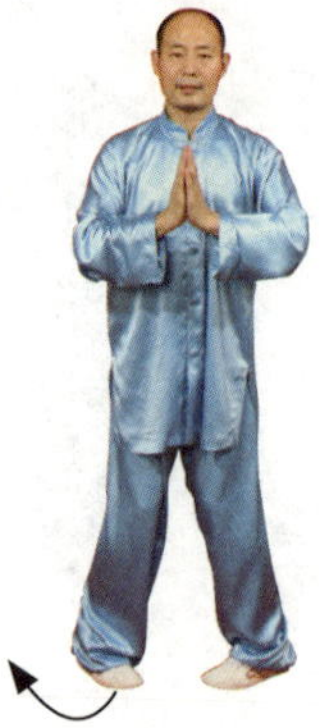

图39

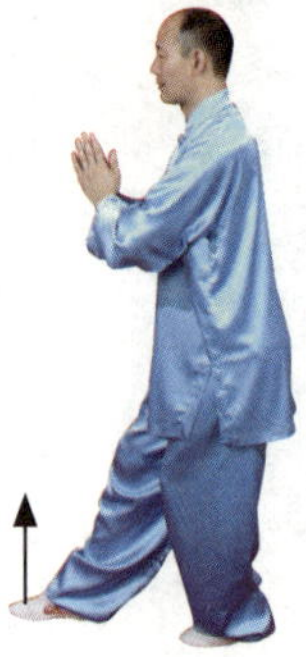

图40

重复动作二至动作七2遍，唯左右相反（图41—图46）。
本式前伸、后坐一次为1遍，先左2遍，后右2遍。

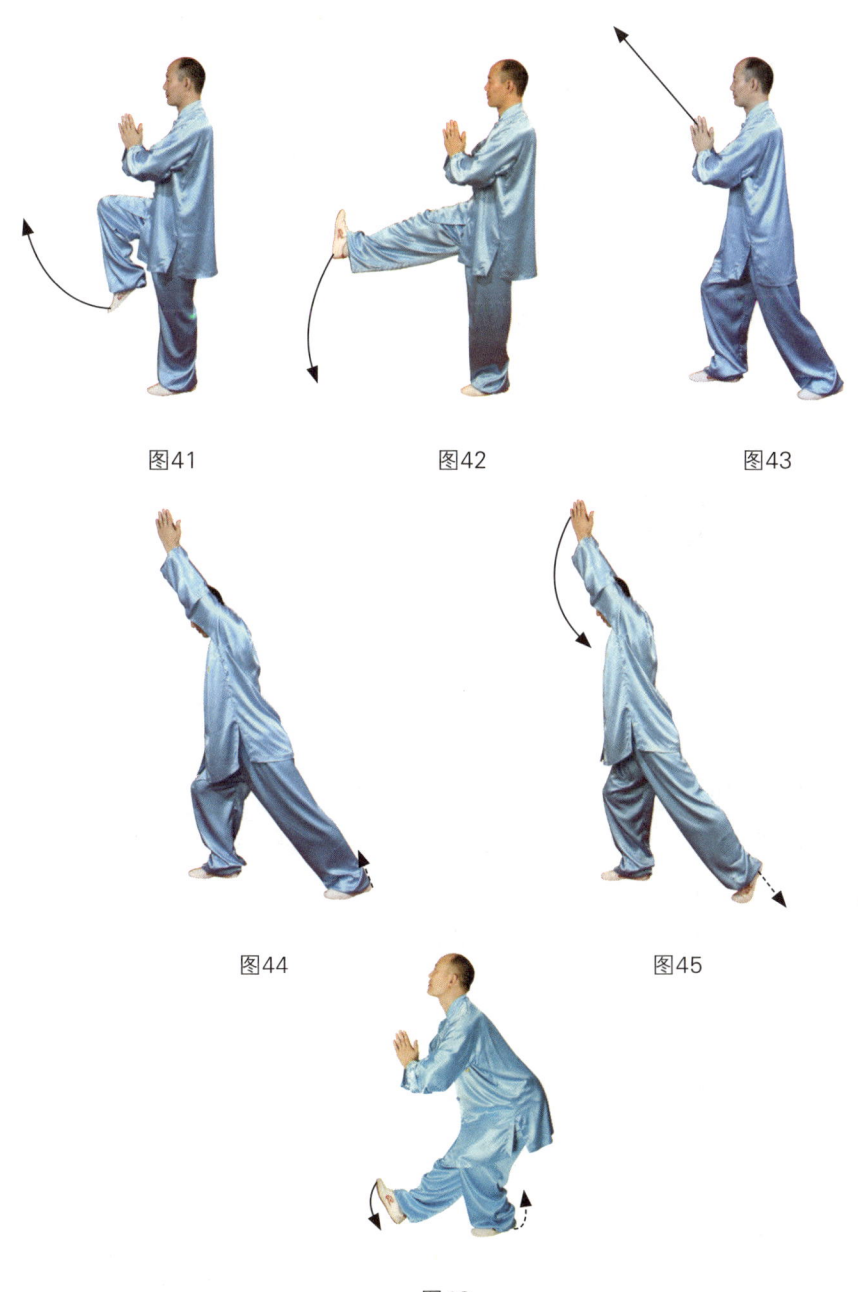

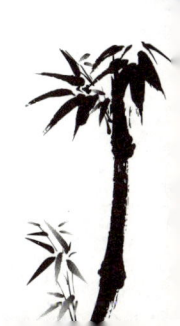

图41　　　　　　　图42　　　　　　　图43

图44　　　　　　　　　　　　　　图45

图46

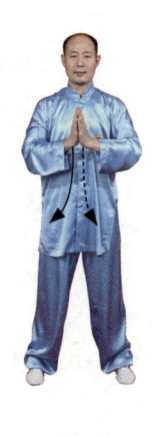

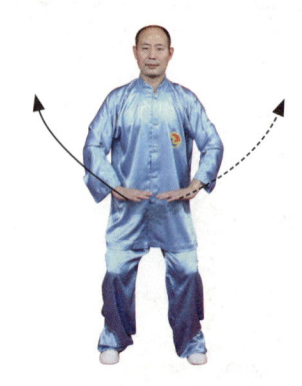

动作十五：左腿伸直起身，右脚掌内扣约90°，脚尖向前，重心右移，左脚跟内碾约45°，两脚平行，与肩同宽，直立；目视前方（图47）。随后，屈膝下蹲约45°；同时，两掌分开，转掌心向下，指尖斜相对，下按，引气归元，按至与肚脐同高，相距10厘米；配合呼气，目视前下方（图48）。

图47　　　　　　　　　图48

【注意事项】

1. 前抻时，手、脚两头用力延伸牵引，躯干松中有紧，节节带动。

2. 前抻时手臂、躯干、后腿成直线。

3. 重心向后时，以前脚大趾外侧的大敦穴为点跷起；同时充分翘臀塌腰。

4. 上步时要避免两脚前后在一直线上，要保持身体平稳。

5. 抻拉时避免突然用力和强直用力，要松中有紧，缓慢柔和。

6. 合掌时，两掌之间成空心。

【功理作用】

1. 通过手、脚两头缓慢持续抻拉，节节引开，抻筋拔骨，打开督脉，调理三焦，促进各关节周围的肌肉、韧带及软组织的气血运行。

2. 塌腰、翘尾、挺胸、抬头，合掌收于膻中穴前，可调理任督二脉和心肺功能。通过脊柱的反向牵拉，对颈椎、腰椎及下肢关节有良好的保健和康复作用。

第四式　震体势

【技术要领】

动作一：接上式。两腿伸直；同时，两臂侧起至侧平举，掌心向下，指尖向外；配合吸气，目视前方（图49）。

动作二：屈膝，下蹲成马步；同时，两臂从体侧下落至约45°时，屈肘，两臂内收，与肩同宽，成弧形，上臂至前下方约45°，两掌与肚脐同高，掌心向上，指尖向前；配合呼气，目视掌心（图50）。

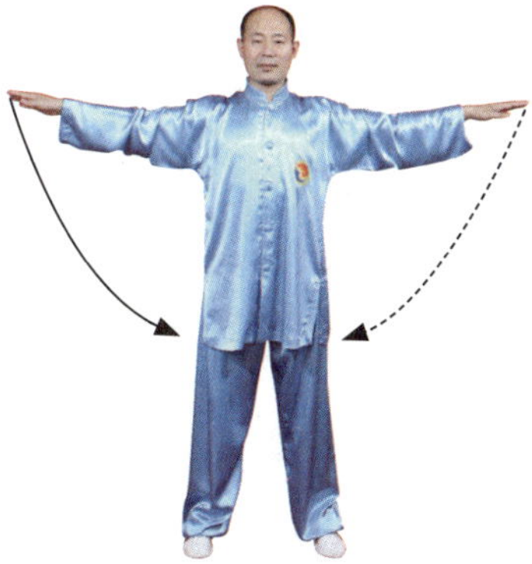

图49

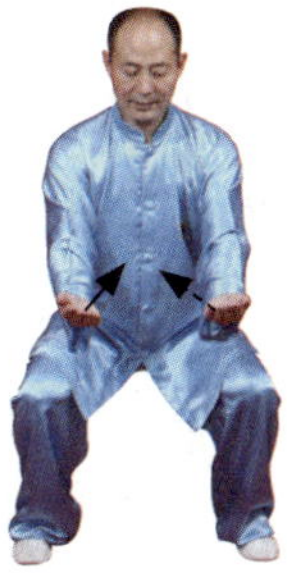

图50

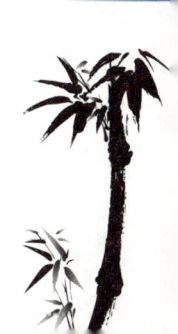

动作三：两腿缓慢伸直；同时，两手握固，大拇指指端掐无名指指根内侧，从小指至食指，依次内收抓握，收于腹前，拳面相对，拳心向上，拳轮轻贴肚脐两侧；目视前方（图51）。

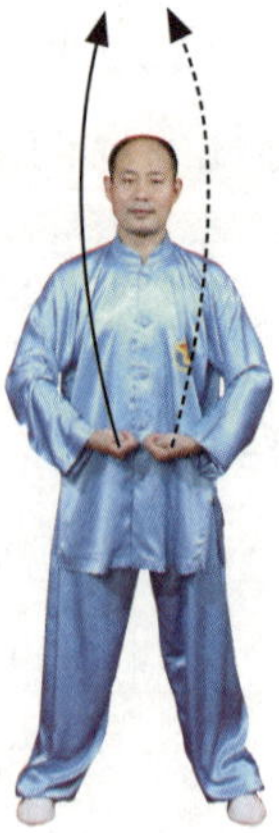

图51

随后，重心右移，左腿屈膝上提，高于水平，小腿下垂，脚趾上跷；同时，两前臂内旋，转拳背相对约5厘米，两腕自然上提，拳面经耳门，提至头顶上方，肘微屈，拳面相对，相距约10厘米；配合吸气，目视前方（图52）。

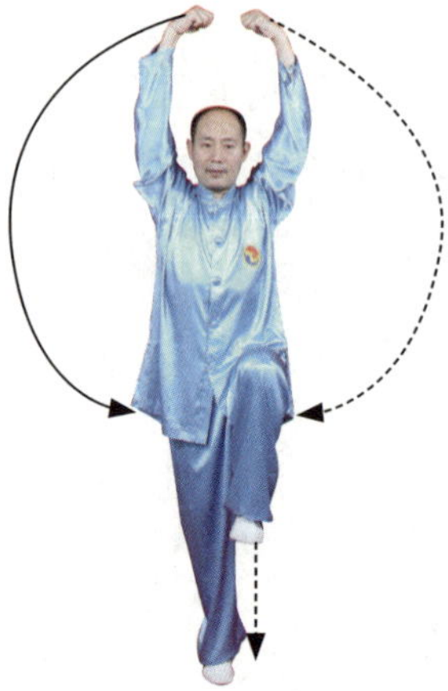

图52

动作四：左腿放松下摆至后下方，约垂线向后15°；同时，松肩坠肘，两臂分别从两侧下落，至水平时，由拳变掌，掌心向上，指尖向外。动作不停，两臂内旋下落，两侧的合谷穴轻击大腿外侧中线的胆经；配合呼气，目视前方（图53）。

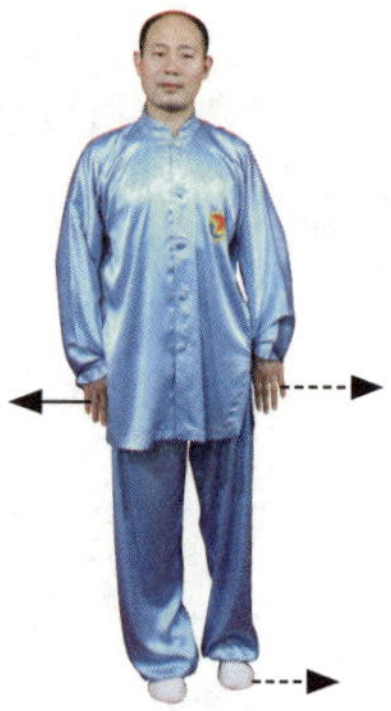

图53

左脚向左开步，稍宽于肩，脚大趾至脚跟依次落地，两腿自然伸直；同时，两臂顺势侧起约45°（图54）。

动作五：两脚不动；身体右转约45°，带动左手，向体前划弧至前正中线，与膻中穴同高，掌心向上握固（划弧时，左臂逐渐外旋，肘微屈）；同时，带动右手向体后划弧至后正中线，与命门穴同高，掌心向上握固（划弧时，右臂逐渐内旋，肘微屈）；配合吸气，目视左手（图55、图55侧）。

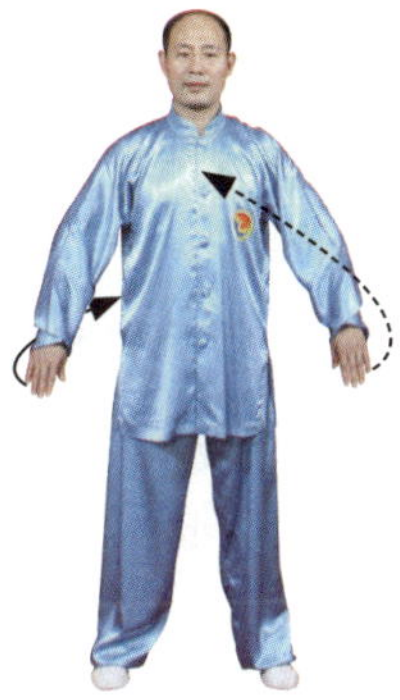

图54

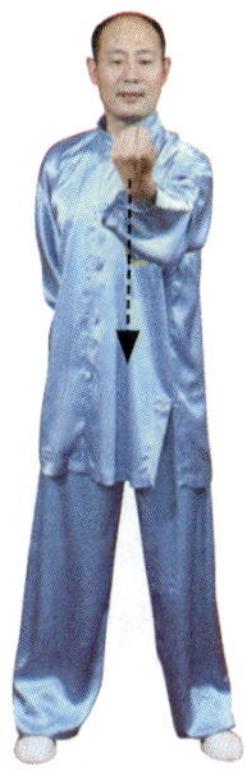

图55

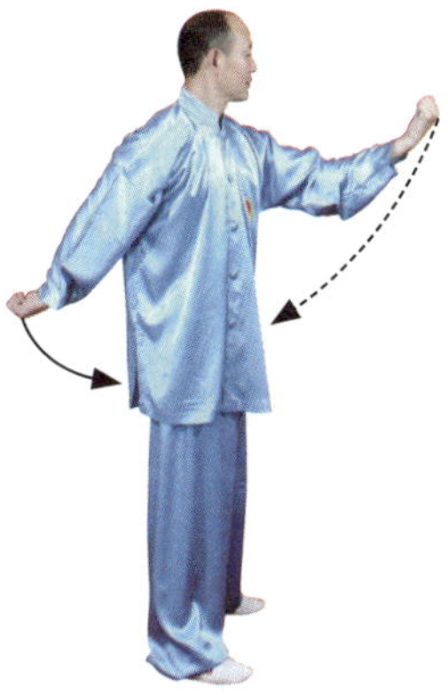

图55侧

动作六：两腿屈膝下蹲约30°；同时，身体转正，松肩坠肘，左手拳轮轻击下丹田，同时，右手拳眼轻击骶骨；配合呼气，目视前下方（图56）。

动作七：两腿缓慢伸直；同时，躯干右旋约90°，两拳变掌，左手向右伸出，肘微屈，掌心向上，与膻中穴同高，指尖向右，右手向左伸出，肘微屈，掌心向上，与命门穴同高，指尖向左；目视左手（图57）。随后，身体转正，带动左手经右前方、前方、左前方至左，右手经左后方、后方、右后方划弧至右，两臂成侧平举，肘微屈，掌心向下，指尖向外；目视前方（图58）。

图56

图57

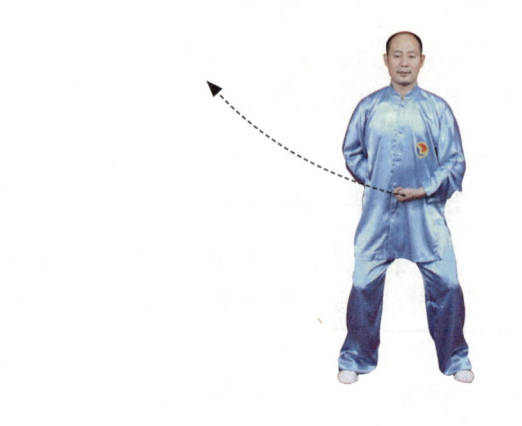

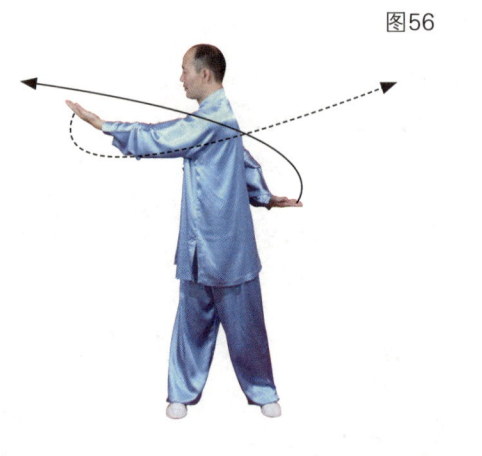

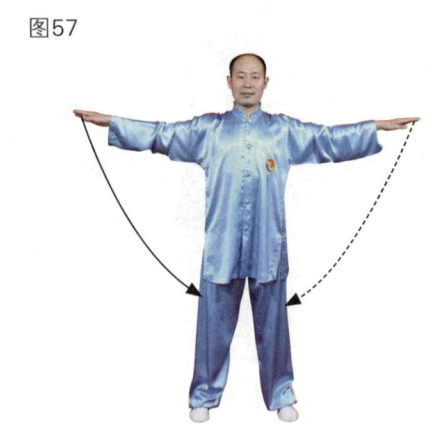

图58

动作八至动作十三：
同动作二至动作七，唯左右相反（图59—图66）。

重复动作二至动作十三1遍。

本式一左一右为1遍，共做2遍。

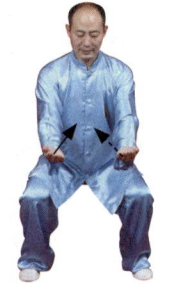

图59

图60

图61

图62

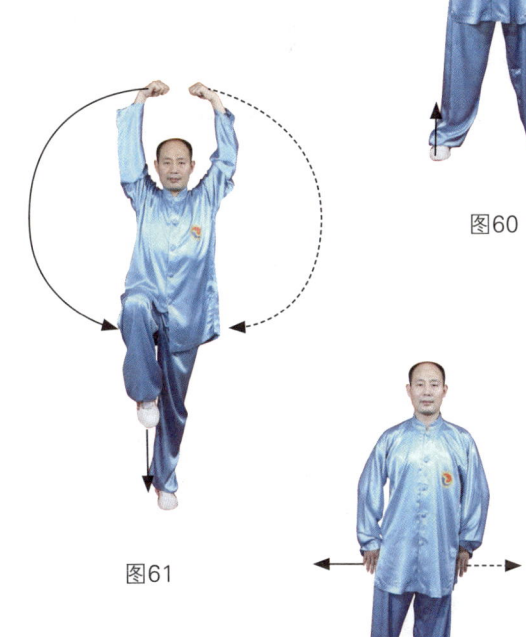

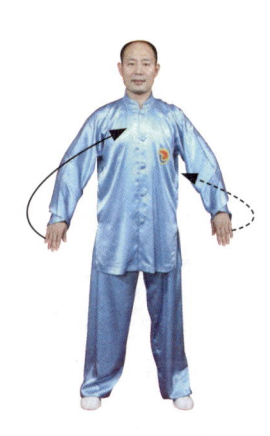

图63

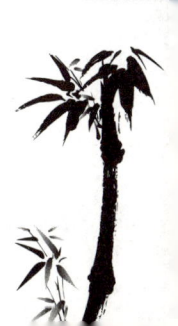

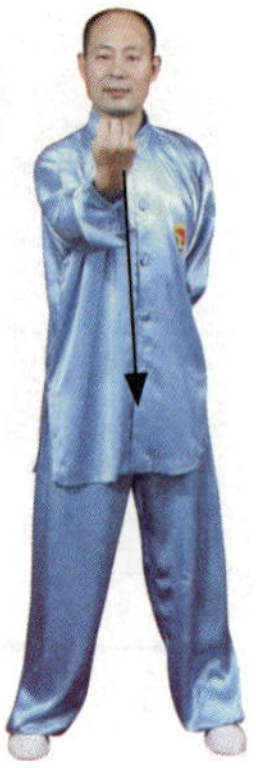

图64 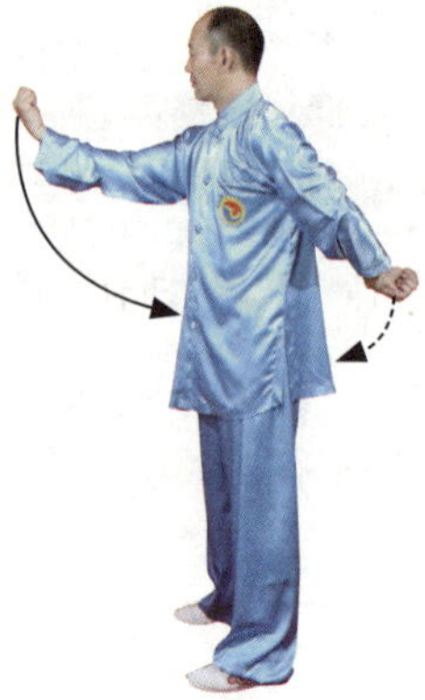　　　　　　　　　图64侧

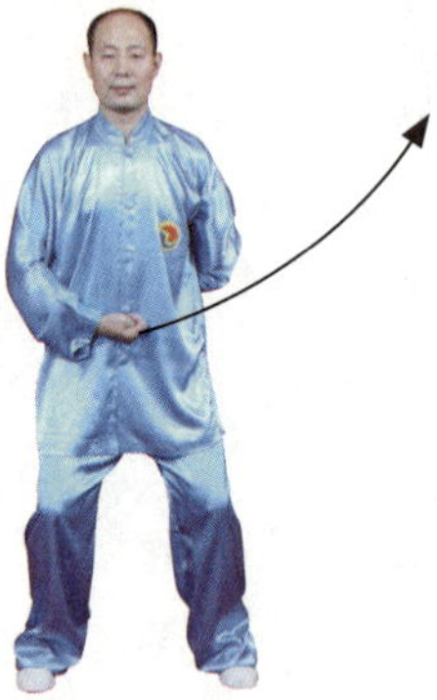

图65 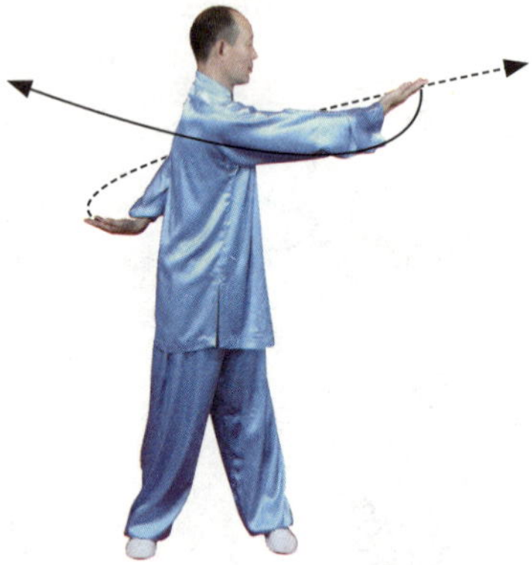　　　　　　　　　图66

接第2遍最后一动（图67）。两腿缓慢伸直；同时，两拳变掌，左手向下、向左、向上，右手向下、向右、向上环抱，指尖相对，掌心向下；配合吸气，目视前方（图68）。

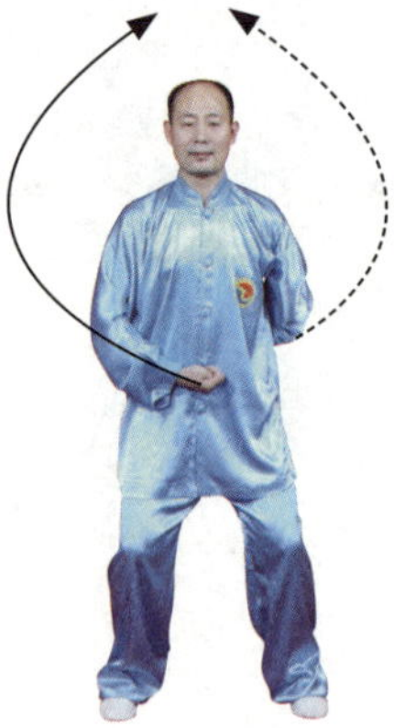

图67 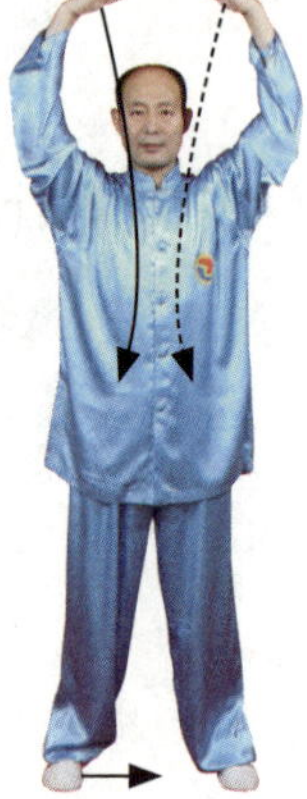　　　　　　　　　图68

随后，两腿屈膝约45°；同时，两掌下按，引气归元，至腹前与肚脐同高，相距10厘米，指尖斜相对；配合呼气，目视前下方（图69）。

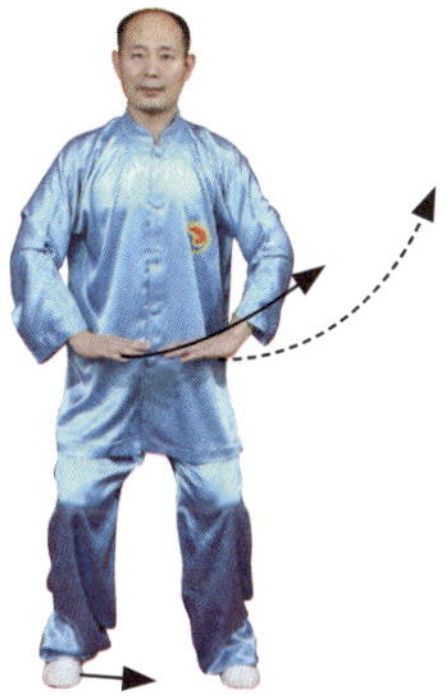

图69

【注意事项】

1. 提膝、握固上提要上下相随，向下摆腿牵引要顺势放松，下摆松髋、送膝时，引踝是关键，用力来源于动作惯性。

2. 提膝、抬臂时，配合吸气，同时向上引腰。

3. 手臂向下敲击胆经时要松肩、坠肘、引腕，在敲击气海穴和骶骨时要同步，力量来源于手臂下落的惯性。

4. 提膝的高度因人而异，不可强求。

5. 摆腿敲击时，动作轻缓。

【功理作用】

1. 通过带脉和脊柱的左右旋转，增强腰部的灵活性。敲击胆经，震荡丹田，鼓荡正气，培补元气，使气有所运，筋有所养，血有所行，以提高抗病能力。

2. 通过躯干、四肢的惯性和自身重力作用下做被动牵引，伸展关节，可使髋关节、膝关节、踝关节得到牵拉，缓解长期过度负重引起的损伤，对下肢关节有良好的保健康复作用。

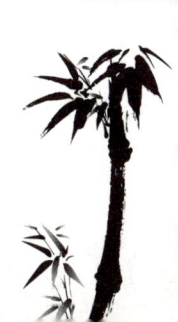

第五式 採脊勢

【技术要领】

动作一：接上式。重心左移，右脚收至左脚内侧，右脚掌着地，成右丁步；同时，两臂向下、向左、向上摆，左臂摆至与肩同高时，掌心向下，指尖向左；右臂摆至左下方约45°，指尖向左。两肘微屈，配合吸气，目视左手（图70）。

动作二：动作不停。左腿保持屈膝约45°，右脚以脚掌为轴，带动右腿外展，展至脚尖向右；同时，臀向左摆，躯干向右侧屈至右上方，约垂线向右45°，带动左臂向上、向右摆，摆至右上方，约垂线向右上方45°，肘微屈，掌心向上，指尖向右；右手至左腋下，右手的劳宫穴与大包穴同高，两穴相距10厘米，屈肘虚腋，配合呼气，目随左手，当躯干向右侧屈约45°时，向右转头，配合呼气，动作略停，目视右下方（图71）。

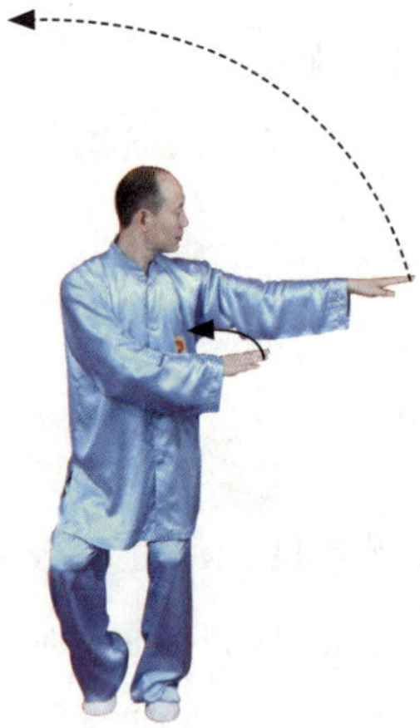

图70

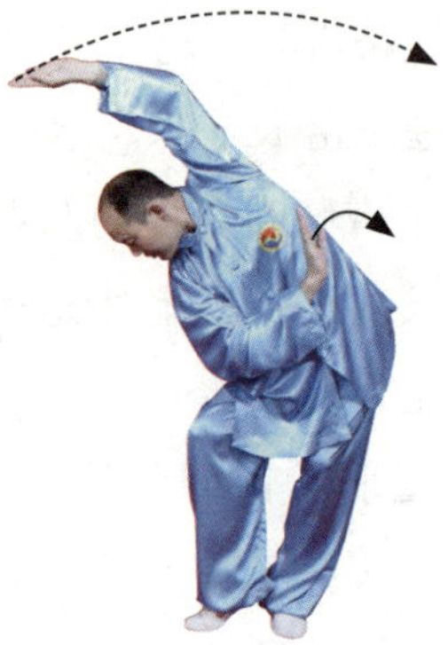

图71

动作三：从动作二最后的定式，按原来的动作路线，返回动作一（图72）。

动作四：右脚向右开步，略宽于肩，重心右移，右膝微屈，左脚收回至右脚内侧，左脚掌着地，成丁步；同时，两臂向下、向右摆，右臂摆至与肩同高，掌心向下，指尖向右；左臂摆至右下方，约垂线向右下方45°，两肘微屈，掌心向下，指尖向外；配合吸气，目视右手（图73）。

动作五：同动作二，唯左右相反（图74、图74背）。

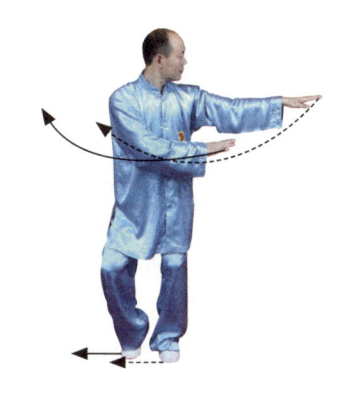

图72

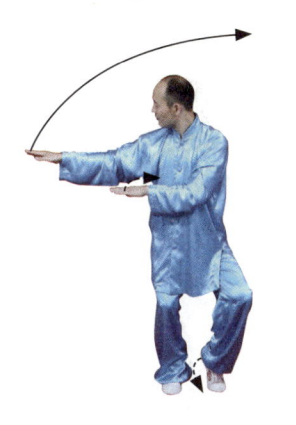

图73

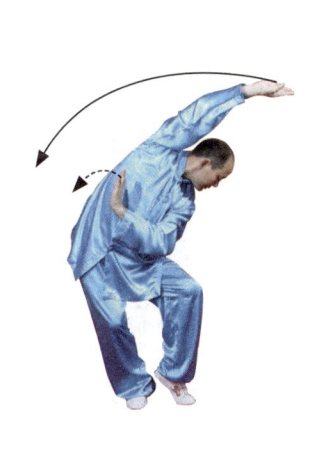

图74

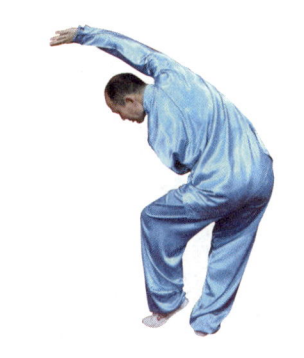

图74背

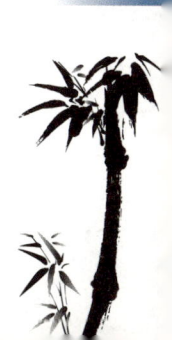

动作六：从动作五最后的定式，按原来的动作路线返回动作四（图75）。

动作七：同动作四，唯左右相反（图76）。

重复动作二至动作六1遍。

本式一左一右为1遍，共做2遍。

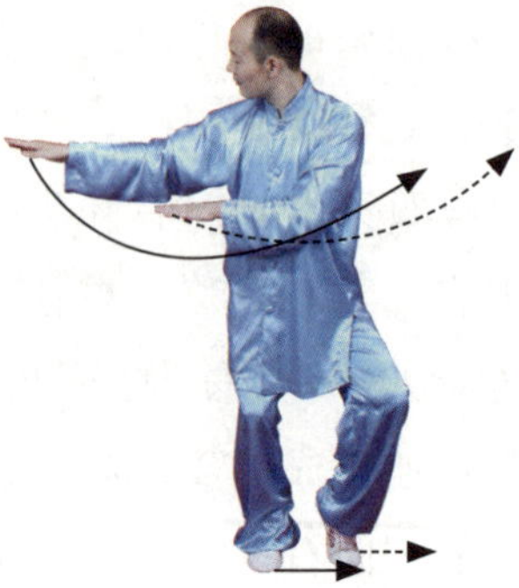

图75

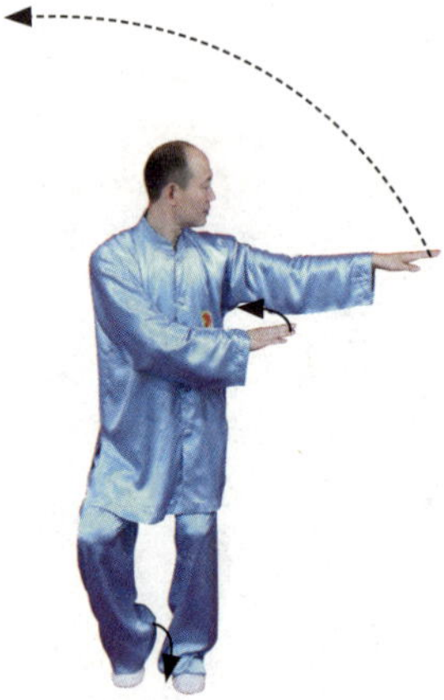

图76

接第2遍最后一动（图77）。左脚开步，两脚平行，稍宽于肩，两腿伸直；同时，左臂向下、向左、向上至侧平举，右臂至右侧平举，肘微屈，掌心向上，指尖向外（图78）。

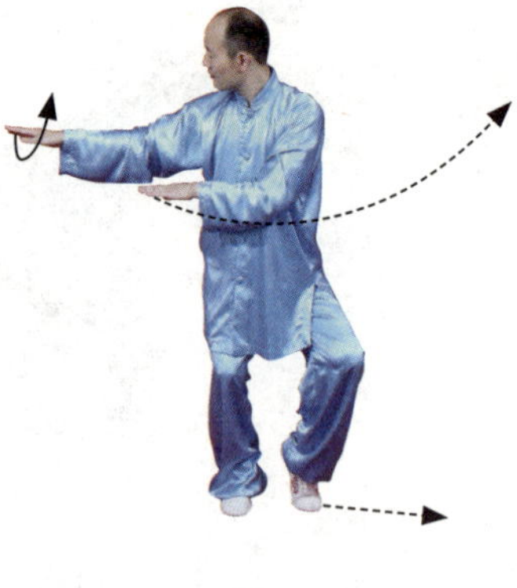

图77

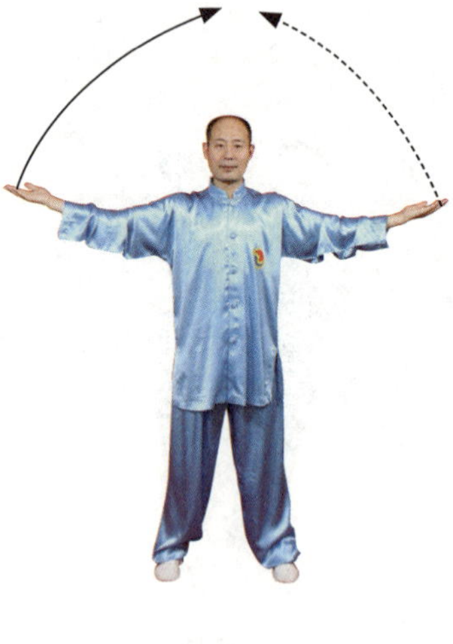

图78

随后，两臂向上环抱，指尖相对，相距约10厘米，掌心向下，手臂成弧形；配合吸气，目视前方（图79）。

然后，两腿屈膝约45°；同时，引气归元，两掌下按至腹前，与肚脐同高，相距约10厘米，指尖斜向相对；配合呼气，目视前下方（图80）。

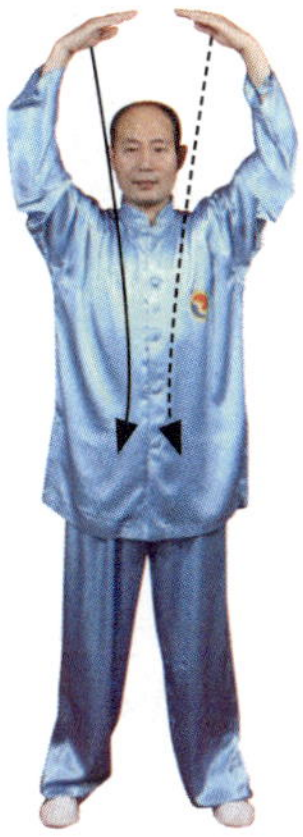

图79 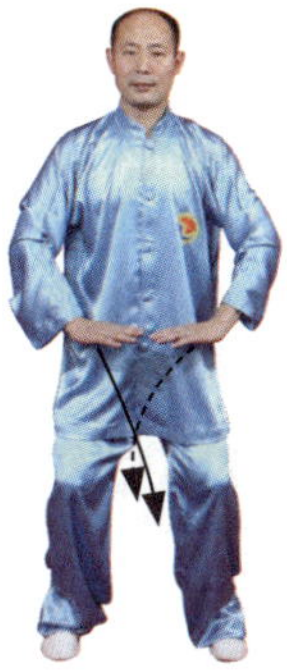　　　　　　图80

【注意事项】

1. 起脚及落脚时应轻起轻落，收髋提膝时，以腰带动。

2. 两臂向右或左上方旋转摆动时，从腰至胸，从肩至手节节引动，要求动作柔缓，飘逸。

3. 动作配合呼吸，手臂起时吸气，落时呼气。

4. 左右移步要平稳，动作幅度因人而异。

5. 上下动作相随、不脱节。

【功理作用】

1. 脊柱左右侧屈、伸展，增强脊柱关节周围韧带的伸展性、弹性和肌肉力量，以维护关节的稳定性。

2. 通过侧屈、侧伸和腿的外旋，有助于疏理肝气，宣发肺气。

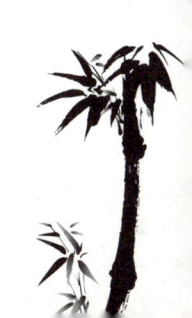

第六势 摆臀势

【技术要领】

动作一：接上式。两腿屈膝约45°不变，下颏回收，由头经颈椎、胸椎、腰椎、骶椎，从上向下逐节缓缓牵引前屈约45°；同时，两掌沿垂线下按至两膝之间，逐渐转指尖向下，掌背相靠，两肘微屈；目视两掌（图81）。

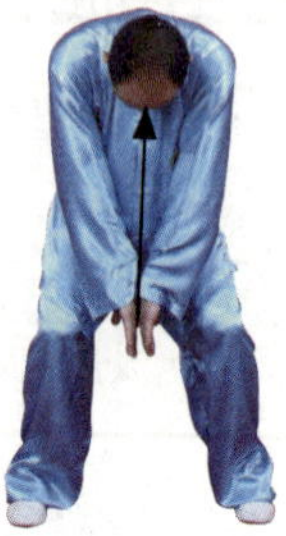

图81

动作二：两腿缓慢伸直，同时，由骶椎至腰椎、胸椎、颈椎、头，从下向上依次缓缓逐节伸直后成直立；两臂同时上提，两掌经前正中线提至胸前时，前臂成水平，指尖向下。动作不停，松肩坠肘，逐渐转指尖向上，转至胸前合掌，掌根与膻中穴同高，相距约10厘米，前臂约成水平；配合吸气，目视前下方（图82）。

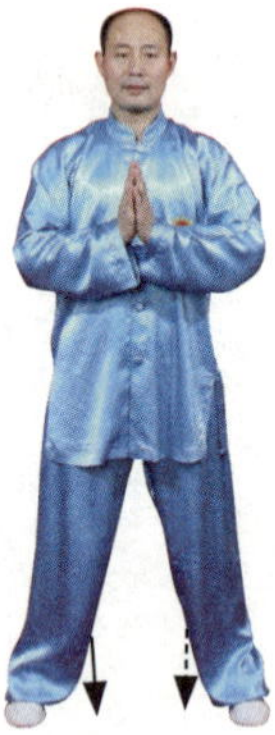

图82

动作三：两腿屈膝约45°，其他动作不变（图83）。

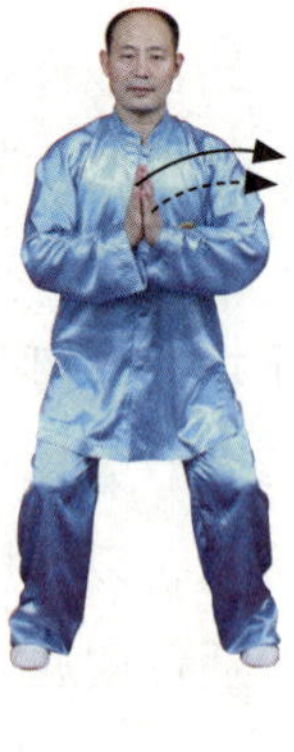

动作四：膝与脚尖相对，方向不变，保持头正颈直，臀部向左、左前方缓缓摆动；同时，两掌向左、左前方缓缓推出，两臂

图83

撑圆；配合呼气，动作略停，目视左前下方（图84、图84背）。

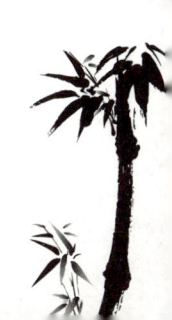

动作五：臀、臂放松还原至中正，同动作三（图85）。

动作六：同动作四，唯左右相反（图86、图86背）。

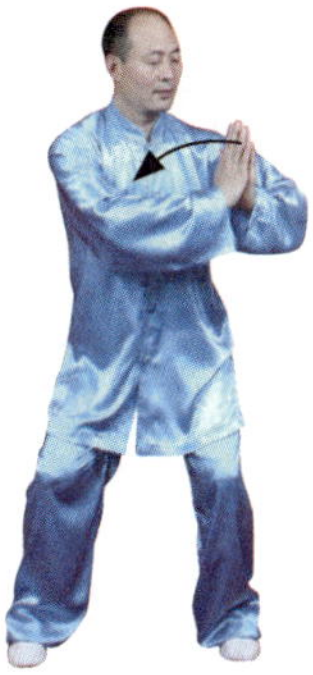

图84 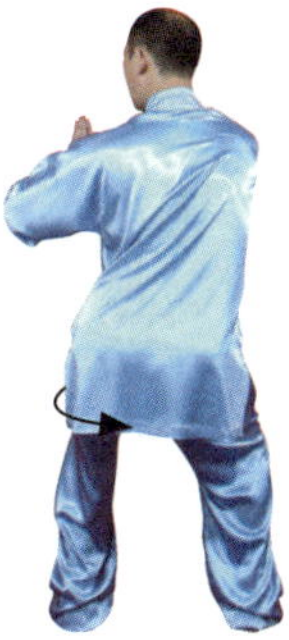　　　　　　　　　图84背

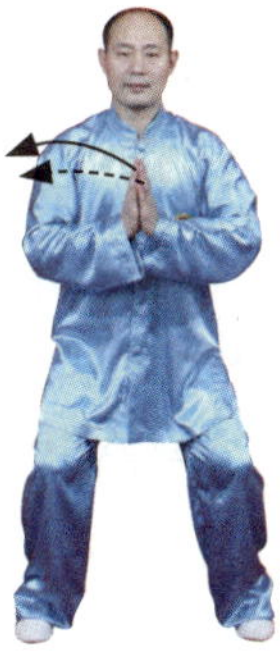

图85

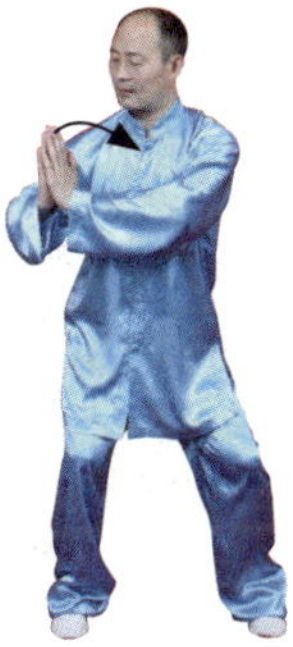

图86 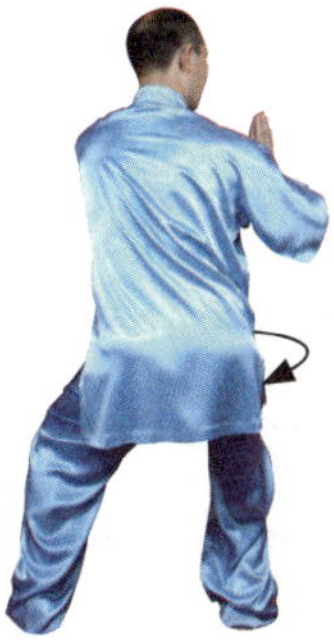　　　　　　　　　图86背

动作七：臀、臂放松还原至中正，同动作三（图87）。

重复动作四至动作七1遍。

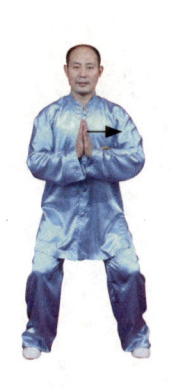

图87

动作八：膝与脚尖相对，方向不变，保持头正颈直，向左摆臀，同时，两掌以腕为轴，向左倾斜约45°，目视左前下方（图88、图88背）。动作不停，以尾椎为点，顺时针划平圆2圈；同时两掌以腕为轴，以中指尖为点，顺时针划平圆2圈，两掌划圆时，保持与垂线约45°；自然呼吸，目随划圈方向略微转视，至第2圈终点时，动作不停，尾椎及两掌向前弧线转正，目视前方（图89）。

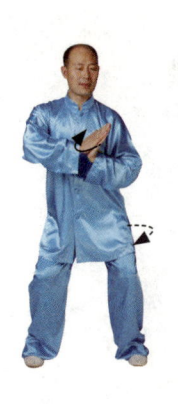

图88　　　　　　图88背　　　　　　图89

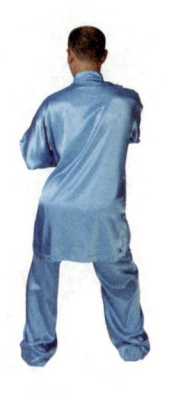

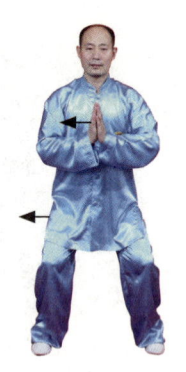

动作九：同动作八，唯左右相反（图90、图90背、图91）。
本式一左一右为1遍，做2遍；然后顺时针划2圈，逆时针划2圈。

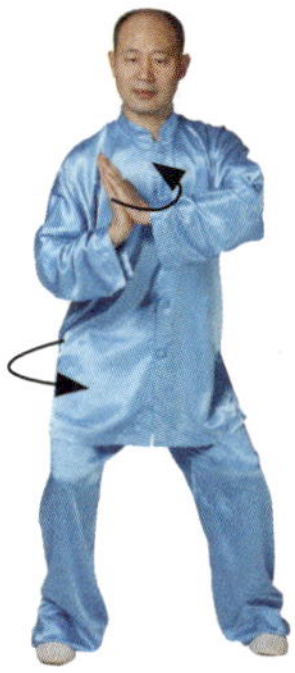

图90 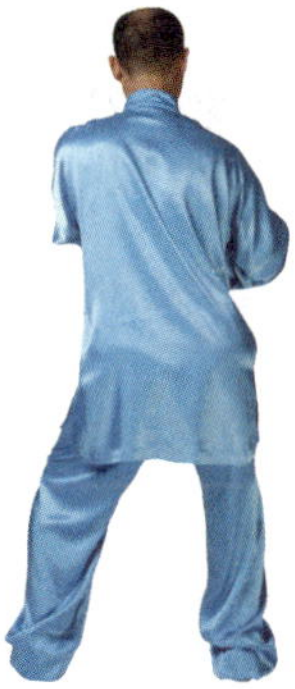　　　　　　　图90背 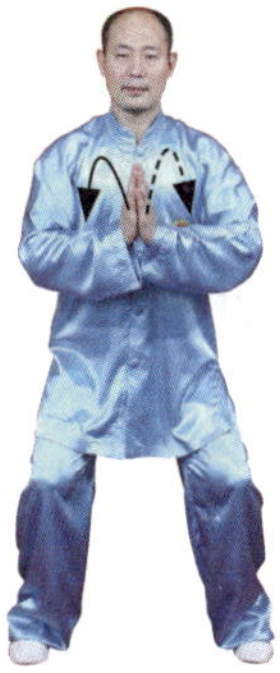　　　　　　　图91

动作十：逆时针划圈最后一动时，两掌从大拇指至小指依次分开，转掌心向上，指尖向前（图92），随后由小指至大拇指依次内收，旋腕，两掌从腋下向后穿至肩胛骨下，掌心向后，指尖向下，左右腕关节贴于脊柱两侧（图93、图93背）。

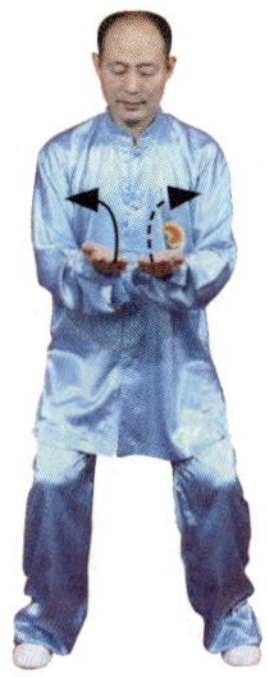

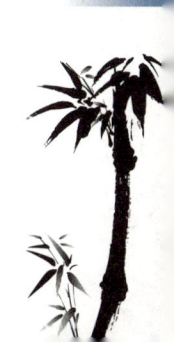

图92 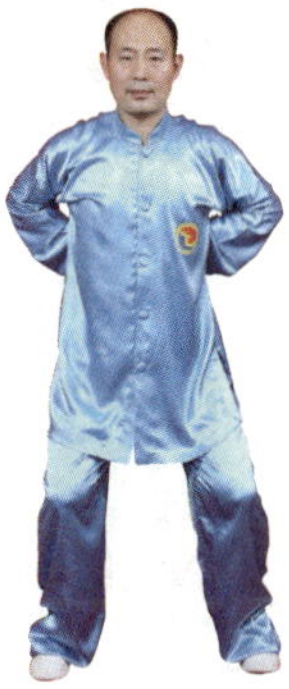　　　　　　　图93 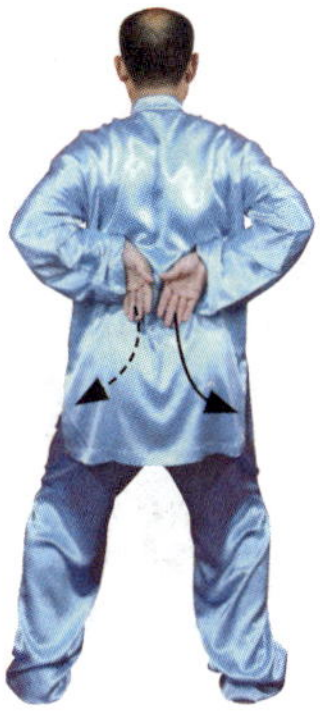　　　　　　　图93背

动作十一：两腿缓慢伸直；同时，两掌下推至环跳穴；配合吸气，目视前方（图94、图94背）。

随后，两臂逐渐外旋侧起，经侧平举（图95）。动作不停，向上环抱，指尖相对，相距约10厘米；目视前方（图96）。

然后，两腿屈膝约45°；同时，引气归元，两掌经体前下按，与肚脐同高，相距约10厘米，指尖斜相对，掌心向下，配合呼气，目视前下方（图97）。

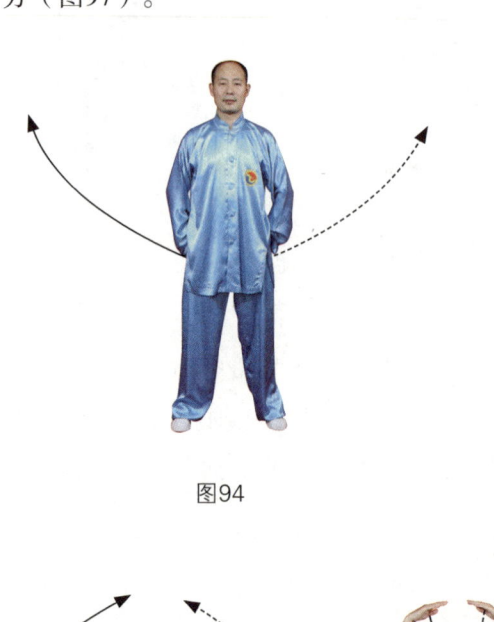

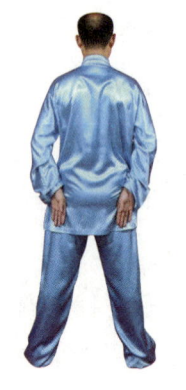

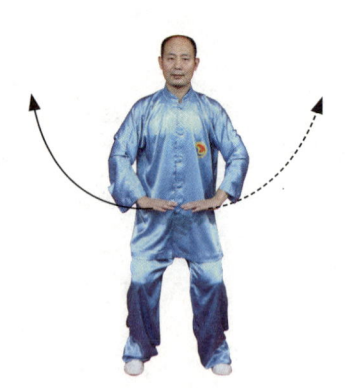

图94　　　　　　　　　图94背

图95　　　　　图96　　　　　图97

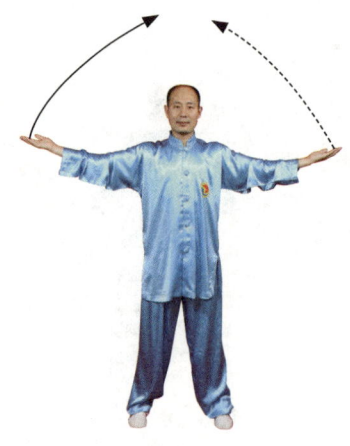

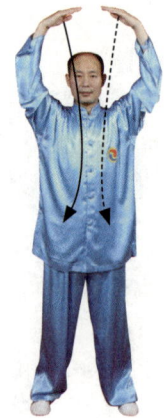

【注意事项】

1. 向左或向右摆臀时,以尾闾为着力点,腰、胸椎随势摆动,柔和缓慢,重心不左右移动。

2. 手与尾椎的方向一致,目随手走,视线经手注视前下方。

3. 摆臀时不要强拉硬拽。

4. 动作幅度由小到大,不可强求。

5. 合掌时,两掌之间成空心。

【功理作用】

1. 通过摆臀动作,以尾椎带动脊柱再带动四肢运动,对脊柱及内脏起到按摩作用,可内安脏腑,增强腰、髋关节的灵活性。

2. 合掌旋转,对肩、肘、腕及掌指关节可起到推摩和牵拉作用。

3. 调理任冲二脉及带脉,对腰、腿劳损有保健康复作用。

第七式 摩肋势

【技术要领】

动作一:接上式。两腿伸直;同时,两臂侧起至侧平举,掌心向下,指尖向外;配合吸气,目视前方(图98)。

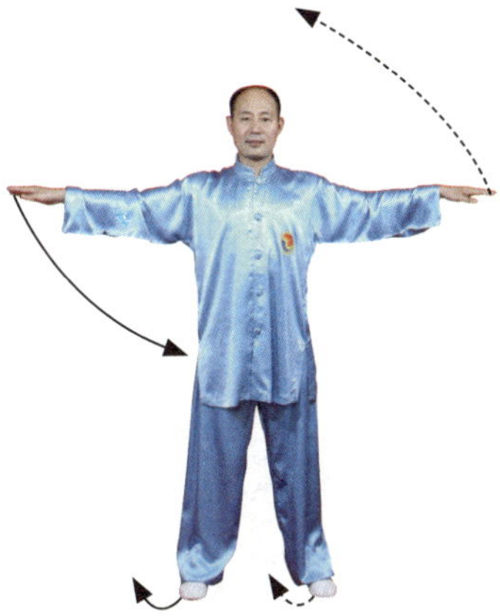

图98

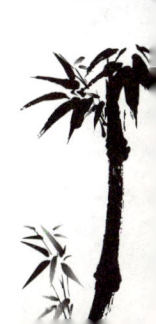

动作二：重心右移，左脚掌内扣约45°，随后重心左移，左腿微屈，右腿伸直，右脚掌趾跷起，以右脚跟为支点，外撇约90°；同时，身体右转约90°（图99）。动作不停，重心向后，向前俯身，带动两臂立圆抡臂，左臂向上、向前、向下至左掌心轻贴右脚尖，左指尖向前下方，左肘微屈，同时，右臂向下、向后、向上至后上举，右掌心向上，指尖向后上方，右肘微屈；配合呼气，动作略停，目视前下方（图100、图100背）。

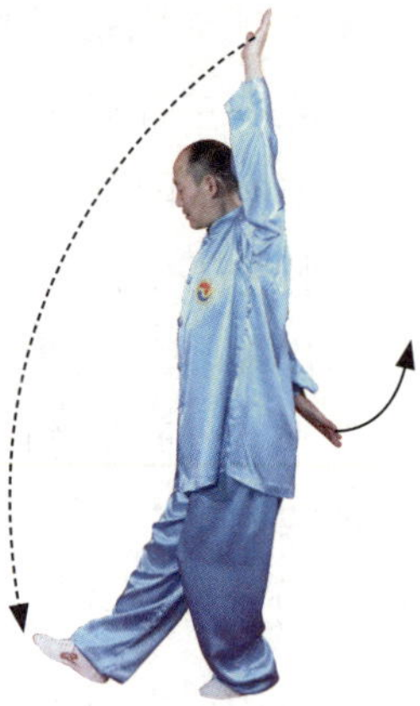

图99

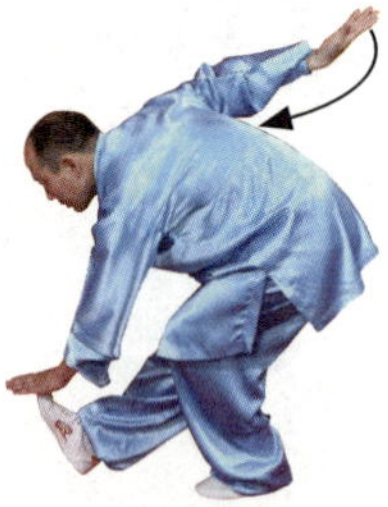

图100

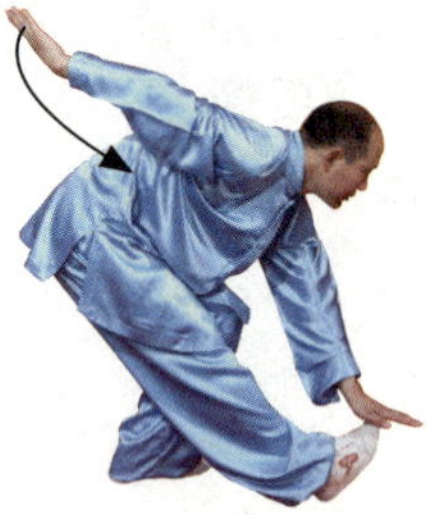

图100背

动作三：右臂屈肘，右掌收至右腋下，掌心向内，指尖向下（图101）。

随后，右脚向右后约30°退步，重心后移，成左虚步，同时，躯干直立，随之左旋；右掌根沿腋中线向下推摩，向下超过髋关节，随之，右手向前划弧上摆，摆至前正中线，与膻中穴同高，

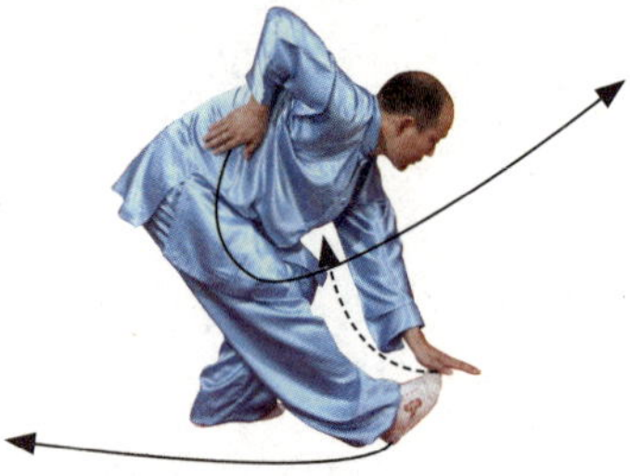

图101

300

右肘微屈，掌心向下，指尖向前；同时左掌经左髋外侧弧线上提，提至腋下，掌心向内，指尖向下；配合呼气，目视右手（图102）。

动作四：左脚向左后约30°退步，重心后移，成右虚步，同时，躯干右旋；左掌根沿腹中线向下推摩，向下超过髋关节，随之，左手向前划弧上摆，摆至前正中线，与膻中穴同高，左肘微屈，掌心向下，指尖向前；同时，右掌向下，经右髋外侧弧线上提，提至右腋下，掌心向内，指尖向下；配合呼气，目视左手（图103）。

动作五：同动作四，唯左右相反（图104）。

动作六：同动作四。参见图103。

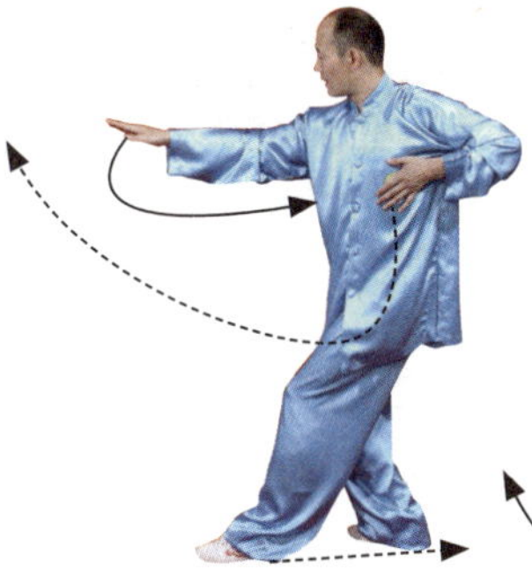

图102

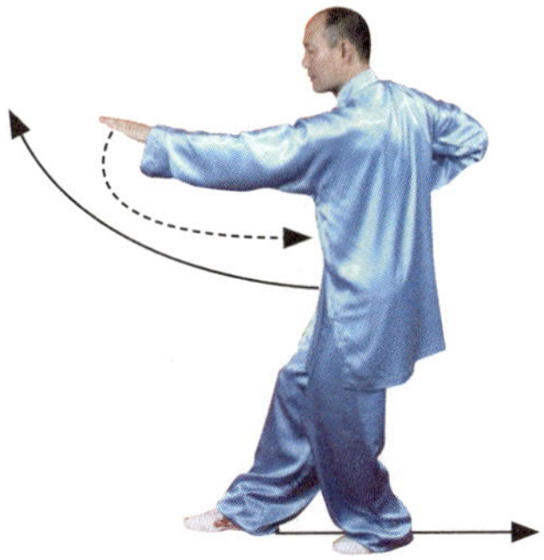

图103

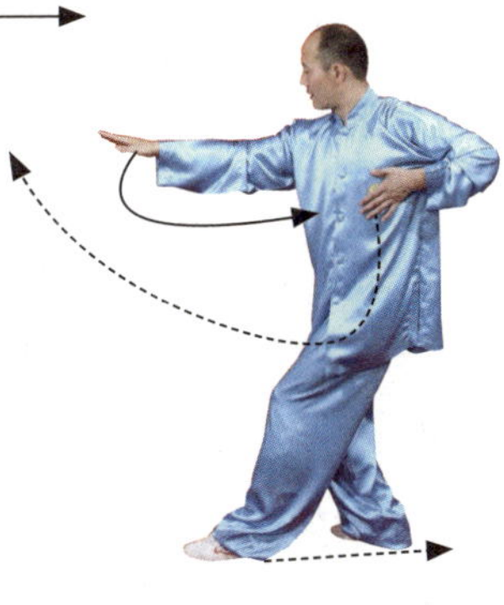

图104

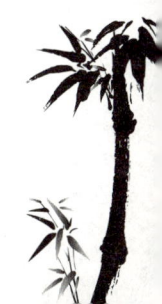

动作七：接第4次退步摩肋最后一动（图105）。左腿屈膝下蹲，右腿伸直，右脚掌趾离地跷起，重心向后，同时身体前俯；左掌下按，左掌心轻贴右脚尖，指尖向前；右臂向下，经右髋关节外侧弧线摆至后上方，成后上举，掌心向上，指尖向后上方；配合呼气，动作略停，目视前下方（图106）。

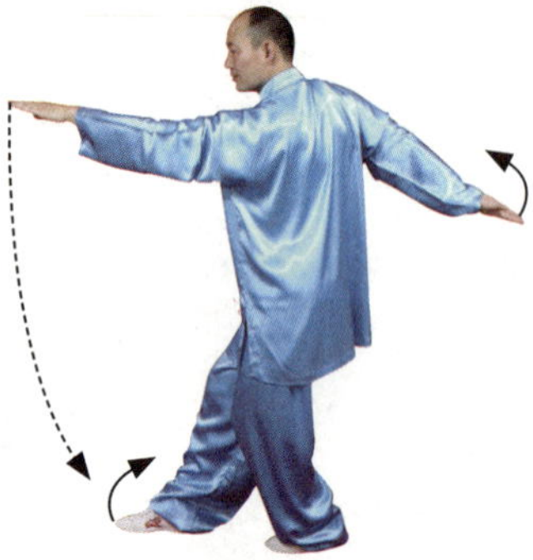

图105

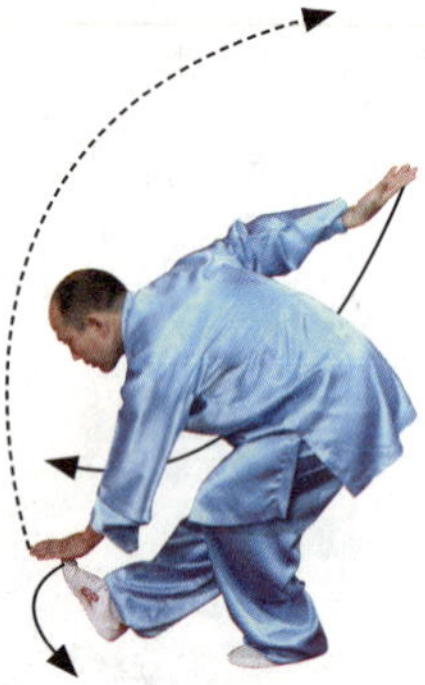

图106

动作八：起身，右脚掌内扣约135°。动作不停，重心右移，左脚掌趾跷起，外撇约135°，左腿伸直；身体左转约180°。动作不停，重心向后，俯身，带动左臂内旋，并向前、向上经头顶弧线向下、向后至后上举，掌心向上，指尖向后上方，肘微屈，带动右臂向下，从右向上经头顶向前、向下，右掌心轻贴左脚尖，指尖向前；配合呼气，动作略停，目视前下方（图107—图109）。

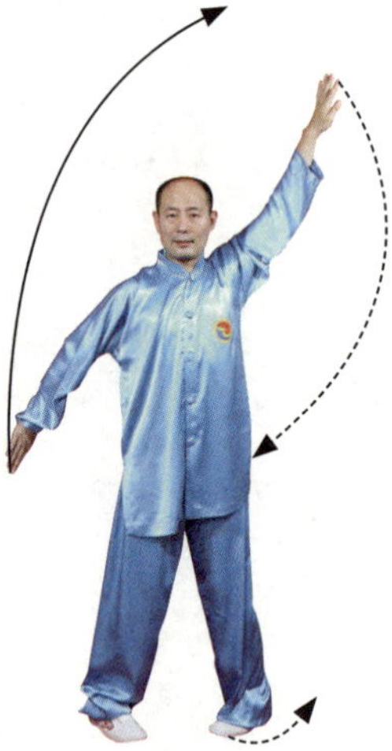

图107

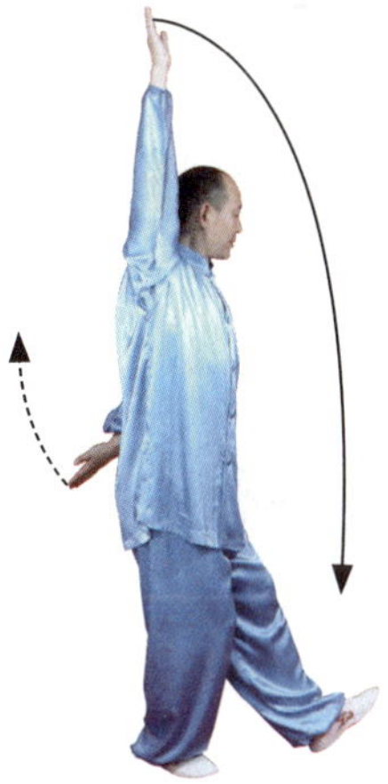

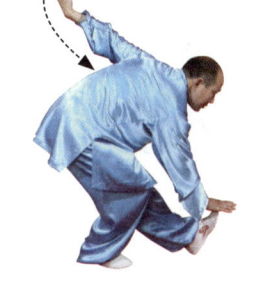

图108　　　　　　　　图109

　　动作九至动作十三：重复动作三至动作七，唯左右相反（图110—图115）。

　　本式左边退4步，4次摩肋，右边退4步，4次摩肋。

　　4次摩肋为1遍，左右各做1遍。

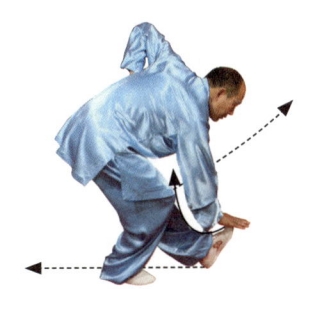

图110　　　　　　　　图110侧

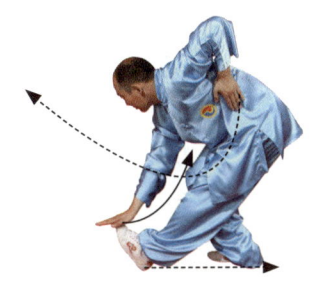

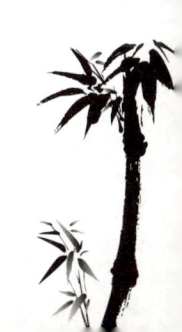

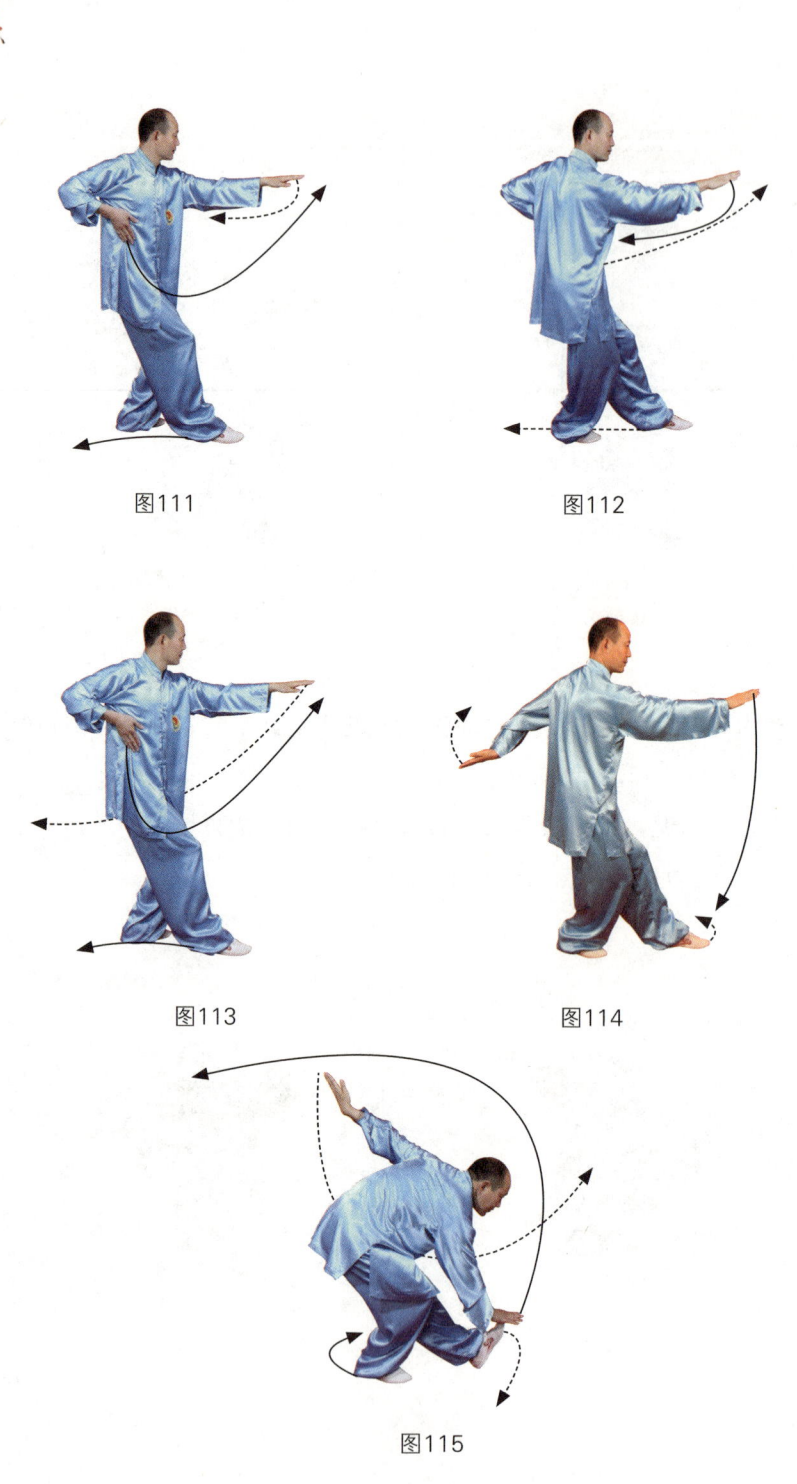

图111

图112

图113

图114

图115

动作十四：接动作十三最后一动（图115）。左脚掌内扣约90°，脚尖向前，随后重心稍左移，右脚跟内碾约45°，两脚平行，与肩同宽，两腿伸直；同时，起身向右转体约90°，身体中正，带动右臂内旋向前、向上，经头顶上方至右侧平举，掌心向上，指尖向外；左臂向下，从左向上至左侧平举，掌心向上，指尖向外；目视前方（图116）。

随后，两臂向上环抱，指尖相对，相距10厘米，掌心斜向下，手臂成弧形；配合吸气，目视前方（图117）。

然后，两腿屈膝约45°，同时，引气归元，两掌经体前下按，与肚脐同高，相距约10厘米，指尖斜相对，掌心向下；配合呼气，目视前下方（图118）。

图116

图117

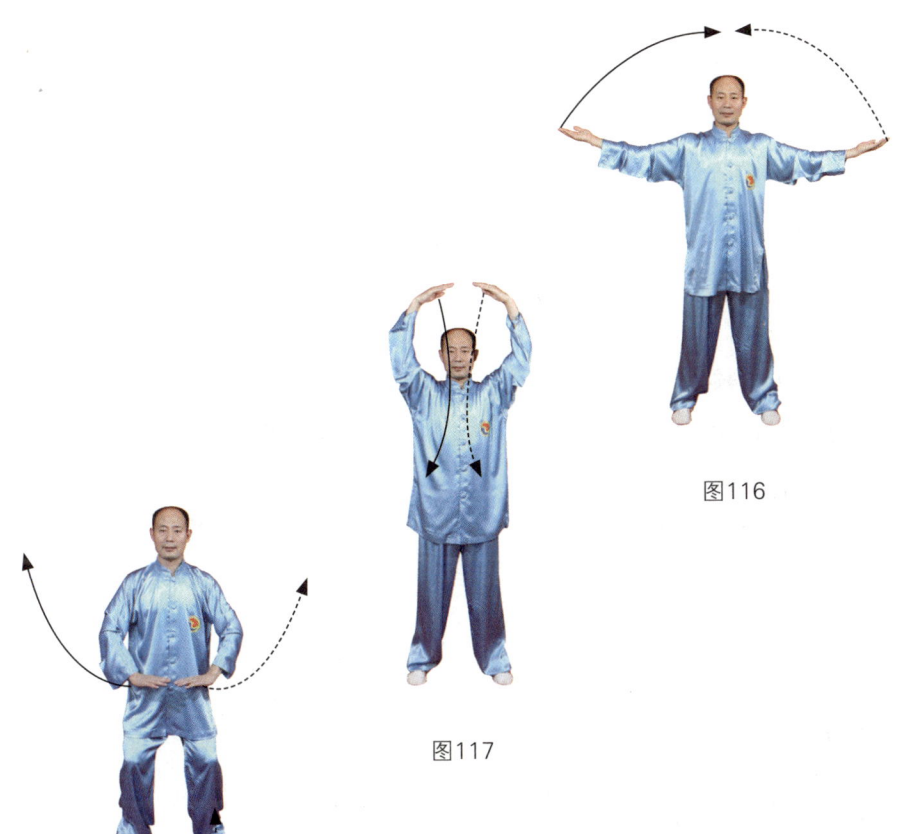

图118

【注意事项】

1. 以腰带动脊柱做左右旋转，牵引躯干两侧的胁肋部；同时，掌根从大包穴开始经腋中线向下摩运，推摩要顺达，节节贯穿，连绵不断，眼随手走，心平气和。

2. 摩肋时，下丹田之气引动腰，以腰带肩，以肩带臂，以臂带腕，形于手指，引气令和，动诸关节。

3. 本式要求身体的协调性较高，通过练习不易协调的动作，可提高身体的协调性。

4. 在开始教学和练习时，可把动作分解，如先练退步，再练站立姿势摩肋，然后再整体练习。

【功理作用】

1. 通过抡臂、攀足和腿的屈伸，可增强肩关节的灵活性和下肢的柔韧性。

2. 通过两手对两胁、大包穴的按摩及脊柱左右拧转，可促进肝的疏泄和脾的运化功能。

第八式 飞身势

【技术要领】

动作一：接上式。重心右移，右腿伸直独立，左腿屈膝提起，小腿自然下垂，脚尖向下；同时，两臂侧起，稍高于肩，肘微屈，掌心向下，指尖向外；配合吸气，目视前方（图119）。

动作二：右腿屈膝，左脚向左前方约30°上步，脚尖向前；同时，两臂向前下方

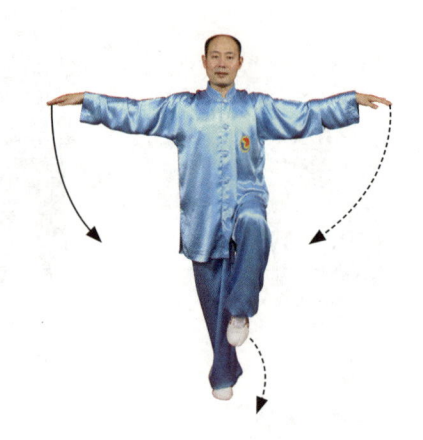

图119

划弧，两臂自然下落，左臂至左前方，右臂至右前方，肘微屈，两掌与肚脐同高，掌心向下，左手指尖向左前方，右手指尖向右前方；配合呼气，目视前下方（图120）。

动作三：重心左移，左腿伸直独立，右腿屈膝提起，小腿自然下垂，脚尖向下；同时，两臂侧起，稍高于肩，肘微屈，掌心向下；配合吸气，目视前方（图121）。

动作四：左腿屈膝，右脚向右前方约30°上步，脚尖向前；同时，两臂向前下方划弧，两掌自然下落，与肚脐同高，肘微屈，掌心向下，左手指尖向左前方，右手指尖向右前方；配合呼气，目视前下方（图122）。

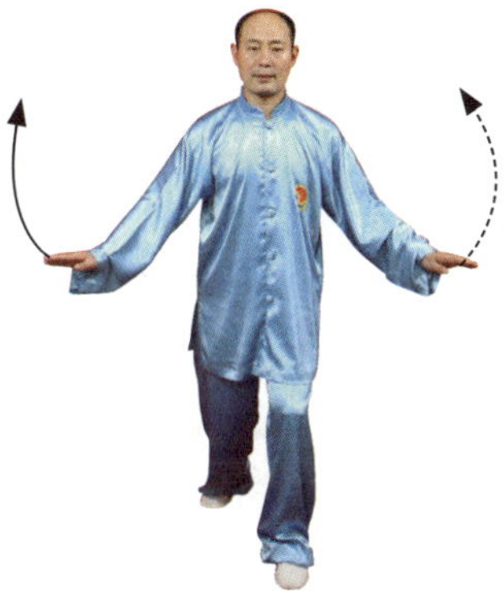

图120

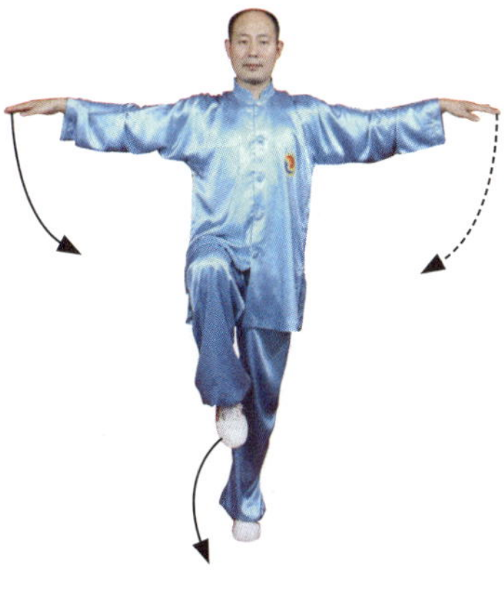

图121 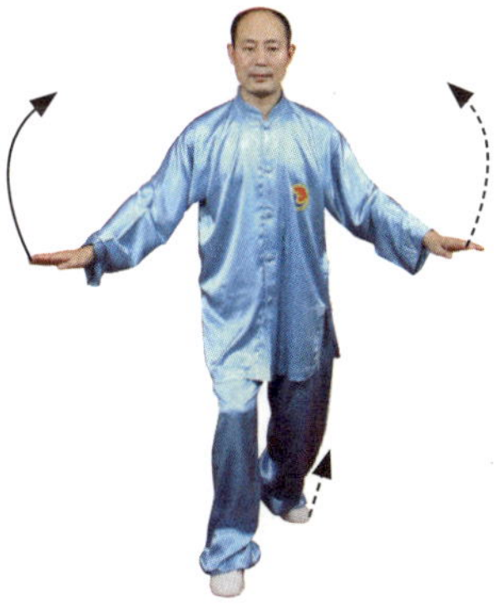　　　　　　　图122

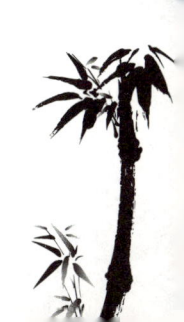

307

动作五：重复动作一至动作四1遍，唯第4步是右脚落在左脚内侧并步，两膝微屈（图123、图124）。

动作六：两腿缓慢伸直；同时左臂向前上方约45°划弧上举，左手举至前正中线，肘微屈，掌心斜向下，指尖向前上方；右臂向后下方约45°弧线下摆，右手摆至后中线，肘微屈，掌心斜向上，指尖向后下方；配合吸气，目视左手（图125）。

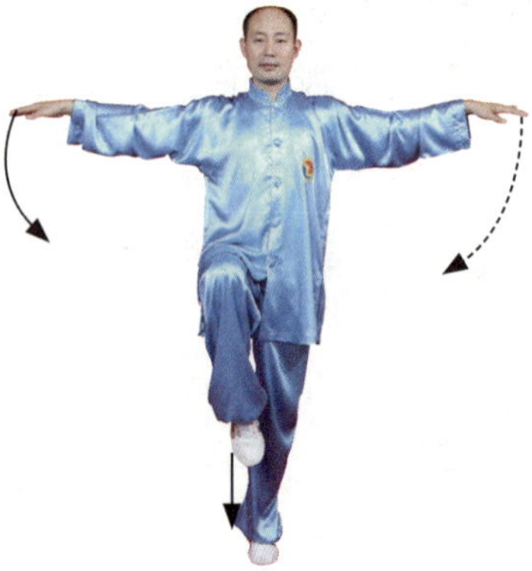

图123

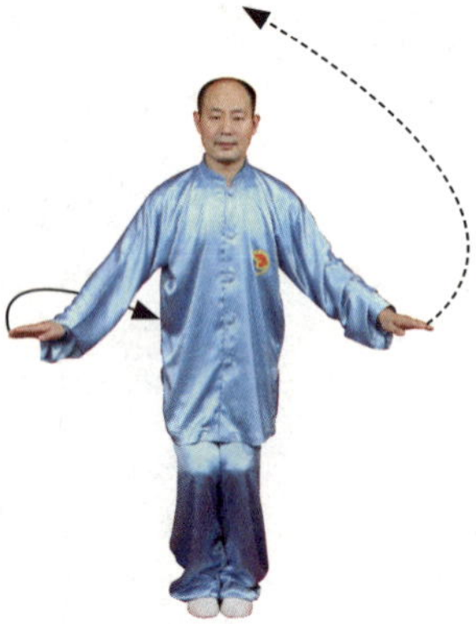

图124

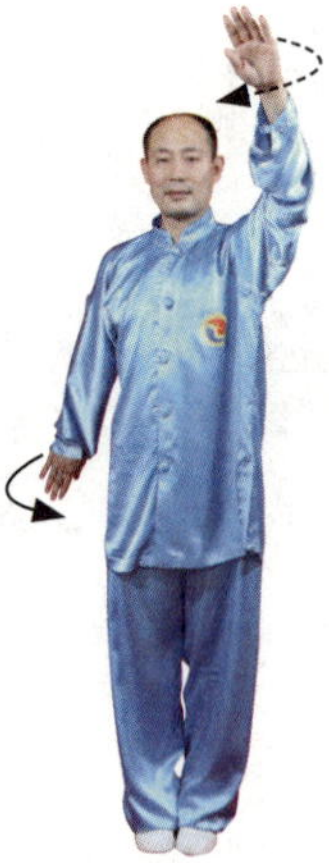

图125

动作七：两膝微屈，头向右平转，躯干向右回旋；同时，左臂外旋、右臂内旋，上臂与前臂之间约为120°角，左上臂保持水平线向上约45°，掌心向外，指尖向前上方，右上臂保持向后下方约45°，掌心向外，指尖向后下方；配合呼气，动作略停，经右转视左下方（图126）。

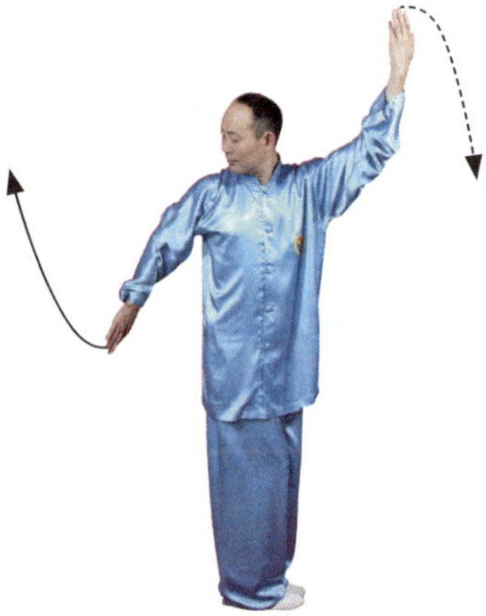

图126

动作八：两腿缓慢伸直；同时，肩、髋放松，带动左臂内旋，右臂外旋至侧平举，掌心向下，指尖向外；配合吸气，目视前方（图127）。

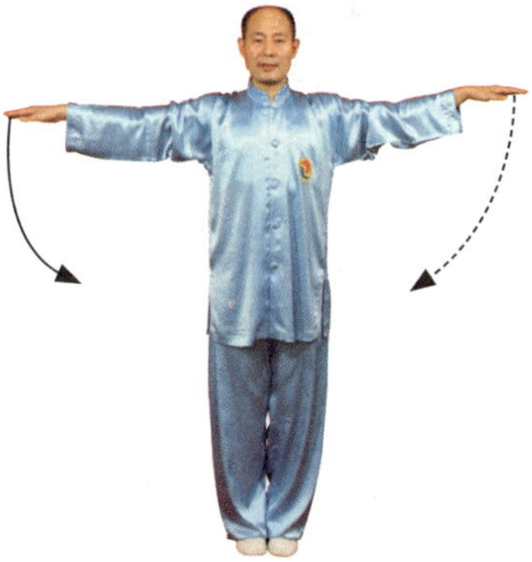

图127

动作九：两腿屈膝下蹲约30°；同时，松肩坠肘，两掌弧线下按，与肚脐同高，左、右掌按至左、右前下方，指尖方向与此对应；配合呼气，目视前下方（图128）。

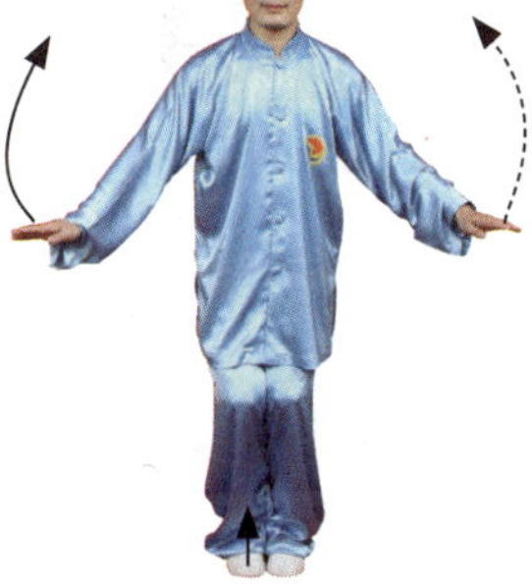

图128

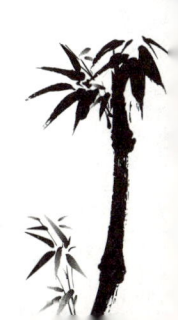

动作十：重复动作一至动作七，唯上步改为退步，且先退右脚（图129—图135）。

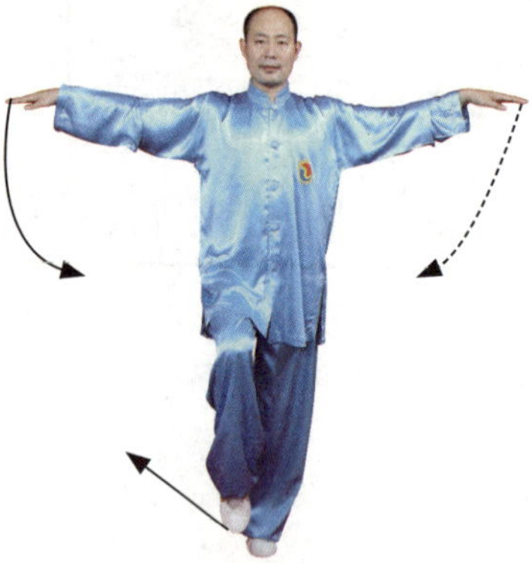

图129

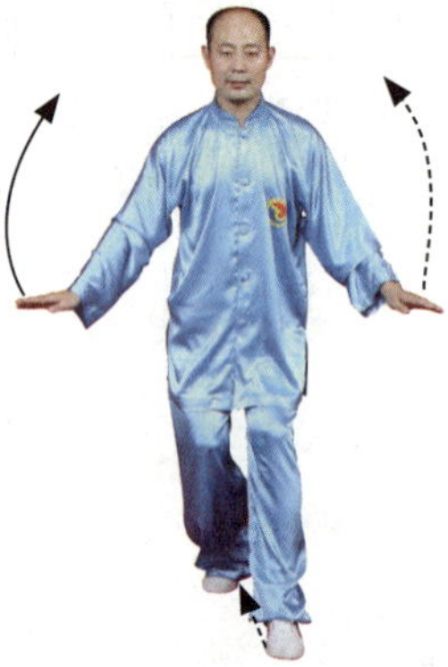

图130

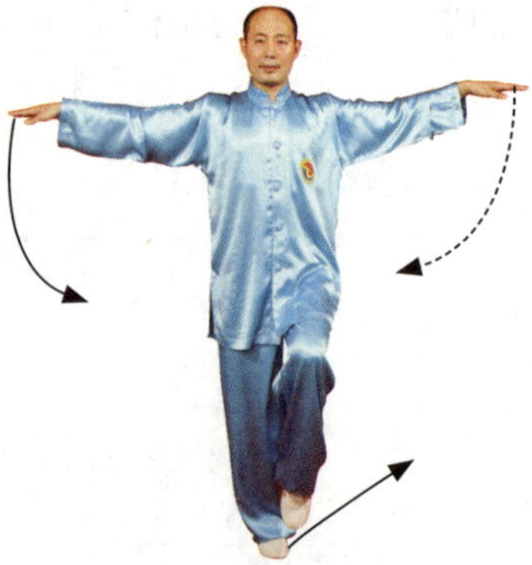

图131

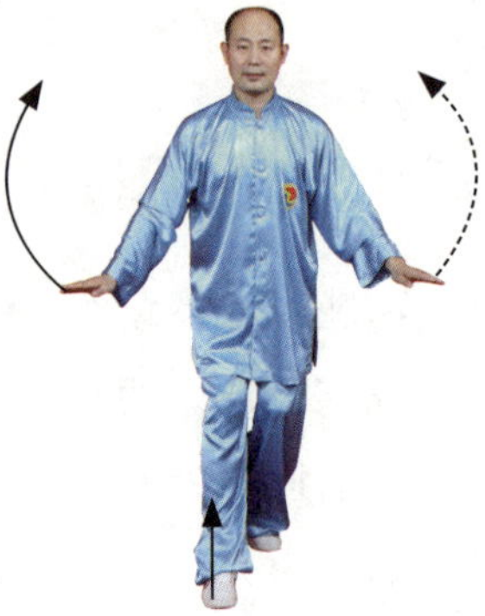

图132

图133

图134

图135

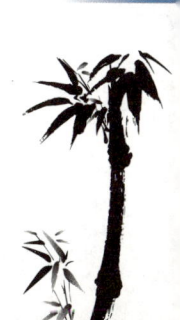

图136

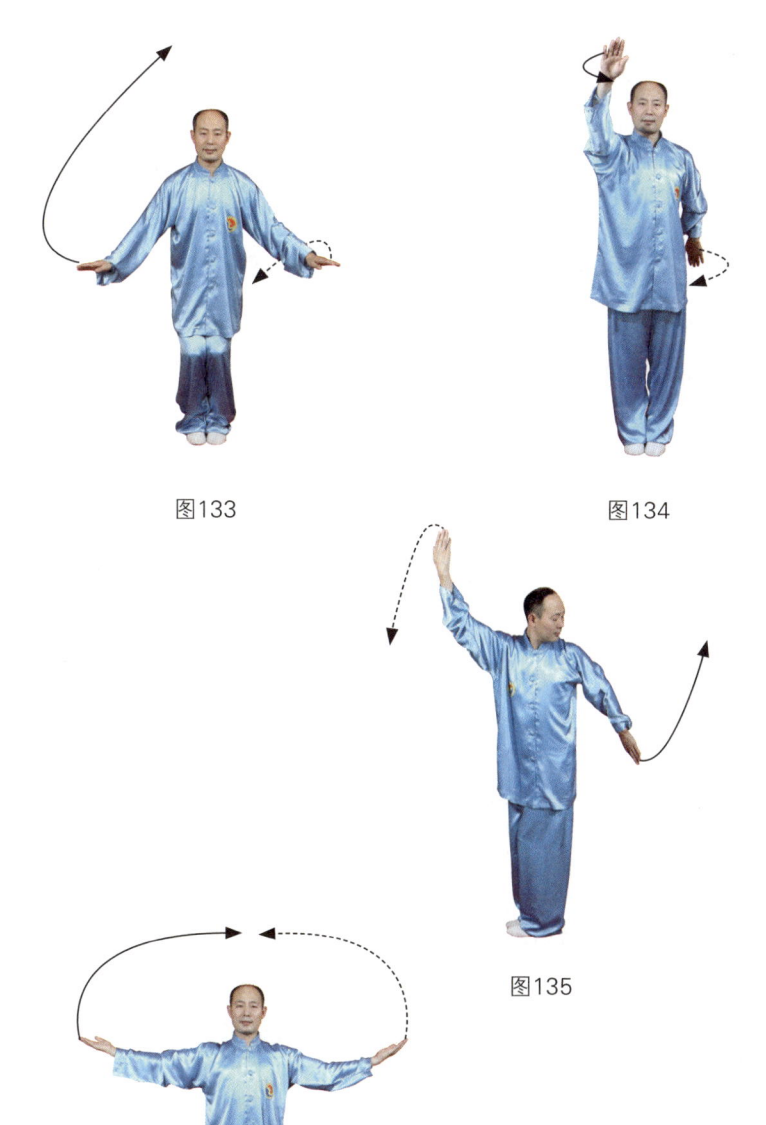

重复动作八，唯左右相反，两臂侧平举时，掌心向上（图136）。

本式上4步为1遍，退4步为1遍，前后各1遍。

【注意事项】

1. 在身体起伏、上步和退步时，脊柱在前后方向有小幅度蠕动，两臂划弧要连贯，轻松自然。

2. 两脚并拢后不移动，躯干充分向左或向右旋转时，两臂要上下牵拉旋转，要求松紧适宜，协调配合。

3. 旋转动作以脊柱为中心，头要平转，动作缓慢。

4. 转头、脊柱旋转要循序渐进，幅度由小到大。

5. 上步、退步要平稳，配合呼吸。

6. 松中有紧，紧中有松，松紧转换要缓慢。

【功理作用】

1. 通过两臂带动全身的气血升降；脊柱的前后蠕动和左右旋转，牵引三焦、任督二脉、带脉等周身的经络，起到理顺全身气血的作用，为收势做好准备。

2. 通过胸腹的上提和下落按摩内脏；脊柱旋转刺激中枢神经和神经根，牵引内脏，对脊柱的小关节有理筋整骨、通络活血作用。

收　势

【技术要领】

动作一：接上式。两臂向上环抱，指尖相对，相距10厘米，掌心斜向下；配合吸气，目视前方（图137）。

动作二：引气归元，两掌沿体前缓慢下按至与膈肌同高时，转掌心向内，两掌向下与肚脐同高，掌心与肚脐相距10厘米，掌心对下丹田，指尖斜相对，相距5厘米；配合呼气，

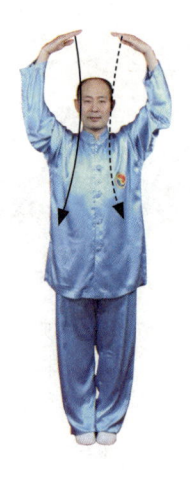

图137

目视前下方（图138）。

重复一至二动2遍。

上抱下按为1遍，共做3遍。

接第3遍最后一动（图139）。两臂放松，自然下落，两掌心轻贴腿外侧；自然呼吸，目视前方（图140）。

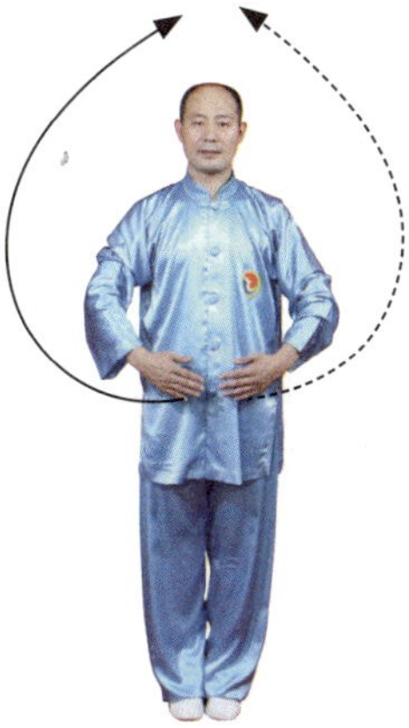

图138 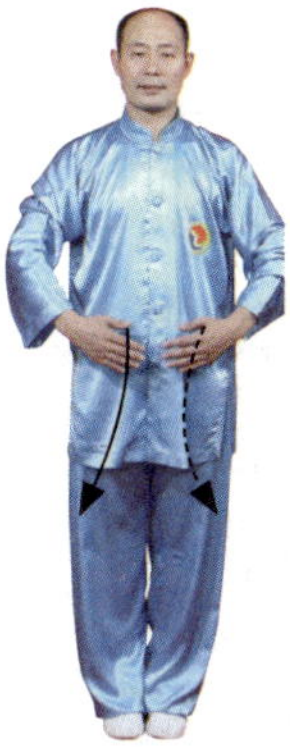　　　　　　图139 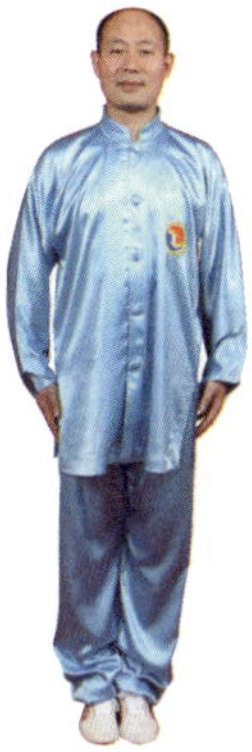　　　　　　图140

【注意事项】

1. 手臂环抱，引气归元时，以下丹田为中心，要有内敛之势，掌心对下丹田时，动作稍停。

2. 动作宜松、柔、自然流畅；心静体松，气定神敛。

3. 练功结束后，应做搓手、洗脸、叩齿、鸣天鼓、摩腹、拍打等放松动作。

4. 练功后应适当饮水。

【功理与作用】

收敛心神，引气归元。

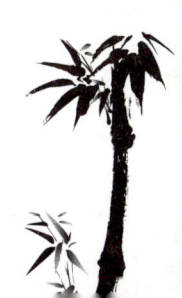

附录 穴位示意图

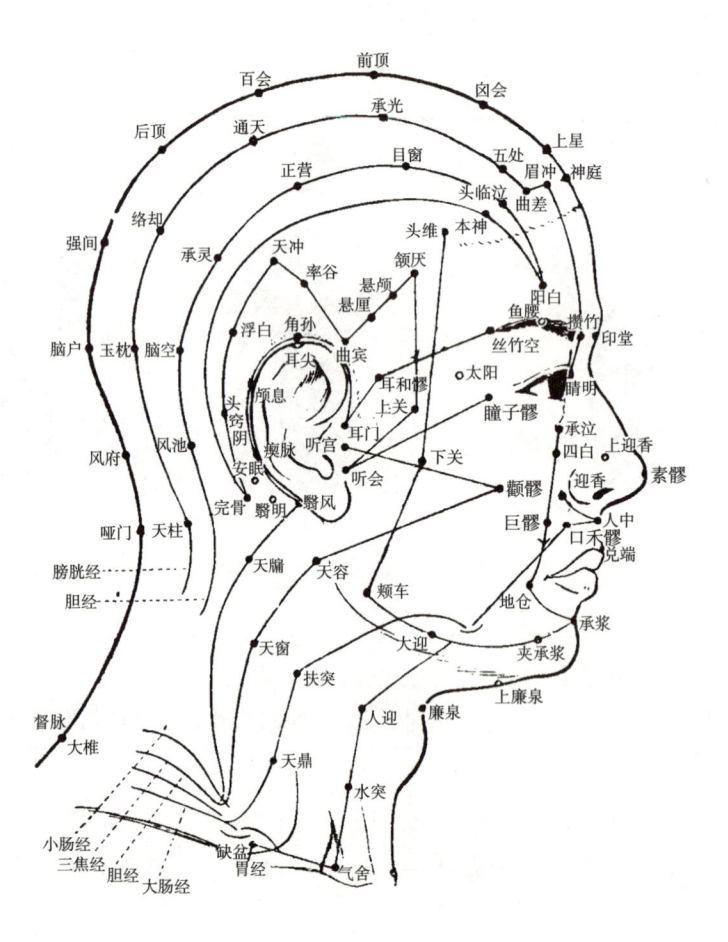

头面颈部穴示意图

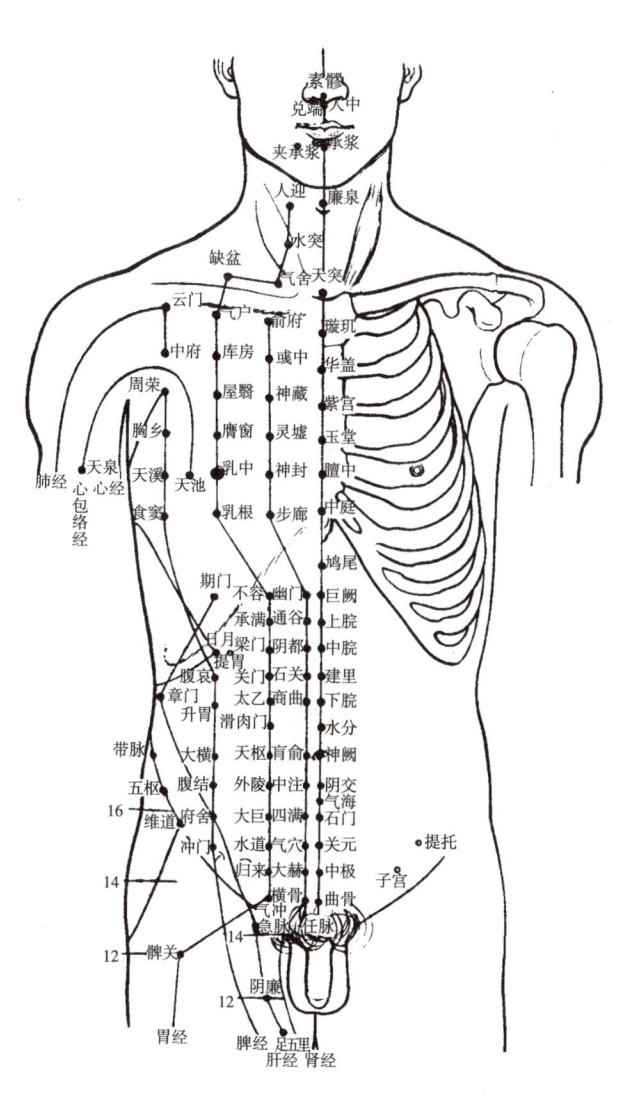

胸腹部穴（正面）示意图

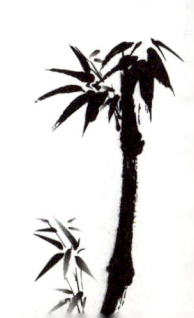

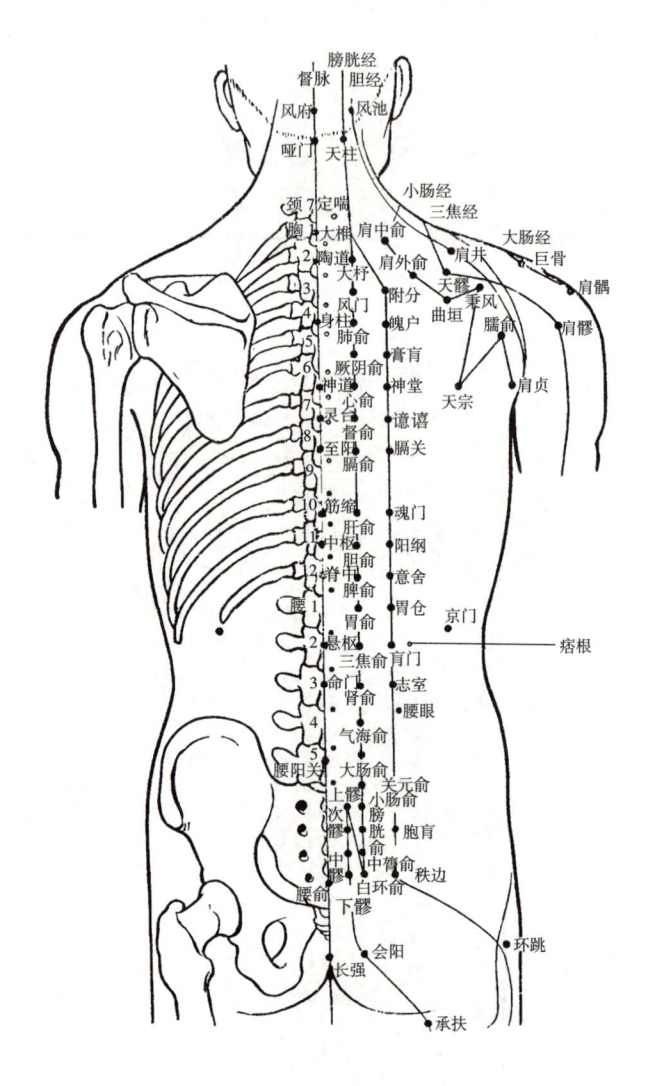

肩背腰骶部穴示意图

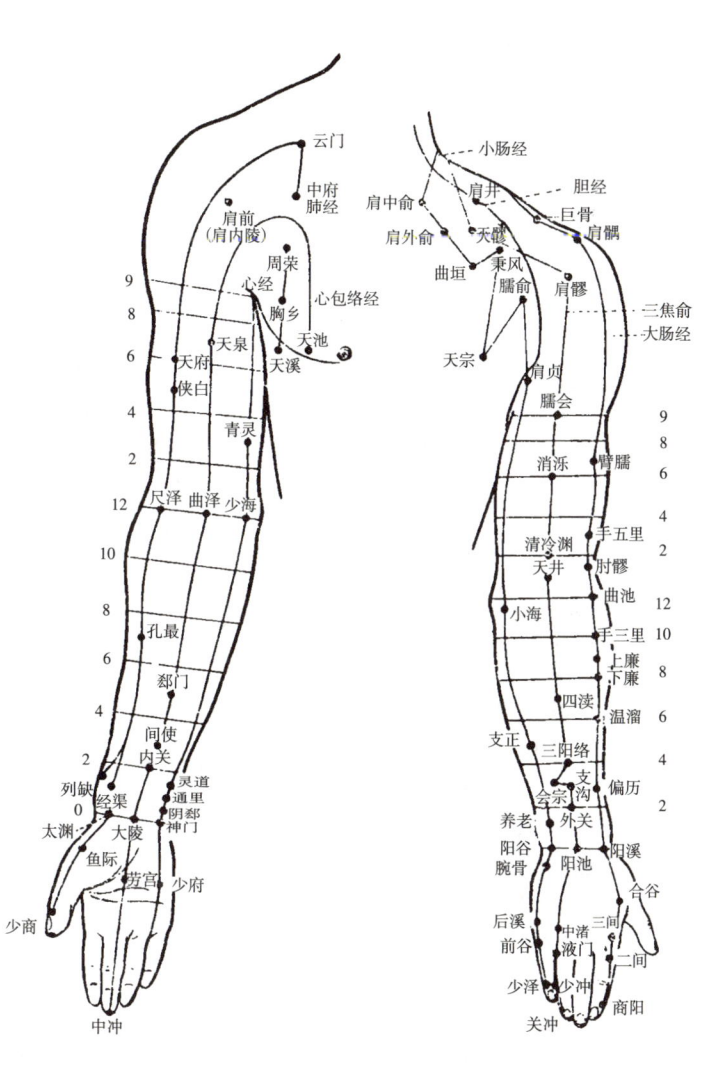

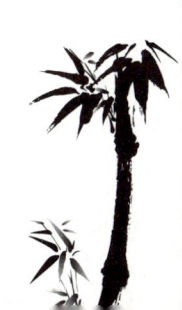

上肢掌侧面穴示意图　　上肢背侧面穴示意图

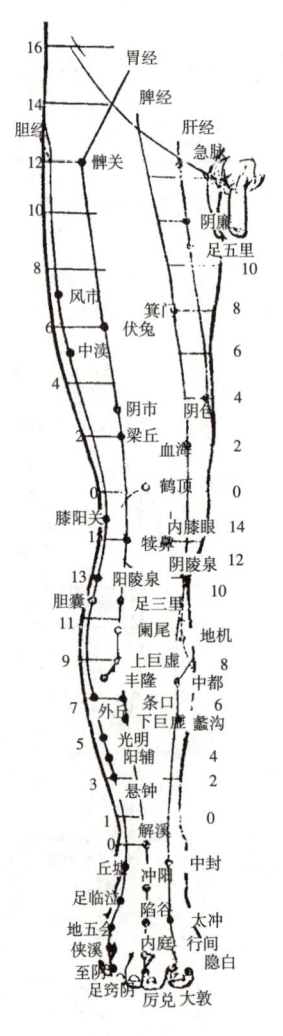

下肢前外侧面穴及
内侧面穴示意图

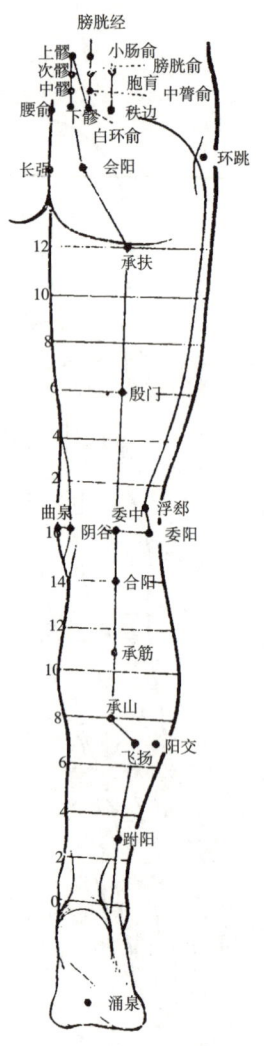

下肢后面穴示意图

图书在版编目（CIP）数据

健身气功：太极养生杖·导引养生功十二法·十二段锦·马王堆导引术·大舞 / 国家体育总局健身气功管理中心编. -- 北京：人民体育出版社, 2012(2021.4重印)
ISBN 978-7-5009-4261-0

Ⅰ.①健… Ⅱ.①国… Ⅲ.①气功—健身运动 Ⅳ.①R214

中国版本图书馆CIP数据核字(2021)第049867号

*

人民体育出版社出版发行
北京中科印刷有限公司印刷
新 华 书 店 经 销

*

787×960　16开本　21印张　284千字
2012年10月第1版　2021年4月第7次印刷
印数：16,001—19,000册

*

ISBN 978-7-5009-4261-0
定价：89.00元

社址：北京市东城区体育馆路8号（天坛公园东门）
电话：67151482（发行部）　　邮编：100061
传真：67151483　　　　　　　邮购：67118491
网址：www.sportspublish.cn

（购买本社图书，如遇有缺损页可与邮购部联系）